脑卒中后抑郁临床循证实用手册

主编　张春红　鲁　海

天津出版传媒集团
天津科技翻译出版有限公司

图书在版编目(CIP)数据

脑卒中后抑郁临床循证实用手册 / 张春红，鲁海主编 .—天津：天津科技翻译出版有限公司，2020.10

ISBN 978-7-5433-4053-4

Ⅰ.①脑… Ⅱ.①张… ②鲁… Ⅲ.①脑血管疾病－并发症－抑郁症－手册 Ⅳ.① R743.3-62 ② R749.4-62

中国版本图书馆 CIP 数据核字 (2020) 第 199005 号

出　　版：天津科技翻译出版有限公司
出 版 人：刘子媛
地　　址：天津市南开区白堤路 244 号
邮政编码：300192
电　　话：022-87894896
传　　真：022-87895650
网　　址：www. tsttpc. com
印　　刷：北京虎彩文化传播有限公司
发　　行：全国新华书店
版本记录：787 mm×1092 mm　16 开本　16.5 印张　350 千字
2020 年 10 月第 1 版　2020 年 10 月第 1 次印刷
定价：88.00 元

编委会名单

目录

绪　论

一、疾病选择——脑卒中后抑郁

脑卒中是一种突发性的脑血液循环障碍性疾病，全球每年大约有1500万新发病的脑卒中患者，其中80%为脑梗死，该疾病严重危害人类健康。脑卒中后患者生活不能自理，致残率高达50%，病死率高达20%。脑卒中作为主要的致死因素，其造成的躯体功能障碍和心理疾病给患者、家庭及社会带来了沉重负担。脑卒中后抑郁（post-stroke depression，PSD）是指发生于脑卒中后，表现为一系列抑郁症状和相应躯体症状的综合征，是脑卒中后常见且可治疗的并发症之一，如及时发现和治疗，将促进脑卒中后患者神经功能的恢复并帮助其回归社会。最近的流行病学资料显示，PSD在脑卒中后5年内的总体发生率为31%。PSD可以发生在脑卒中后急性期（<1个月）、中期（1~6个月）和恢复期（>6个月），发生率分别为33%、33%和34%。大量研究发现，PSD与脑卒中的不良预后密切相关，不仅可以导致患者住院时间延长、神经功能恢复障碍、独立生活能力丧失，甚至可能导致死亡率升高。早期识别、准确诊断和及时治疗具有十分重要的临床意义。

（一）脑卒中后抑郁的定义

脑卒中后抑郁是脑卒中后最常见的精神障碍，根据疾病分类学，PSD为抑郁的一种特殊类型，目前尚没有明确的概念和诊断标准。《国际疾病分类》（第10版）（ICD-10）将PSD归入"器质性精神障碍"，美国《精神障碍诊断与统计手册》（第5版）（DSM-Ⅴ）将其归入"其他躯体疾病所致抑郁障碍"，《中国精神障碍分类及诊断标准》（第3版）（CCMD-3）将其归入"脑血管病所致精神障碍"。

（二）脑卒中后抑郁的临床表现和发病机制

PSD临床表现较为复杂，有核心和非核心症状之分。其中，核心症状表现为情绪低落、兴趣丧失、精力减退且易疲乏，严重者有自杀倾向；非核心症状则包括体重减轻、失眠、紧张焦虑、自责及注意力不集中等。一项涉及14个关于PSD发病率研究的系统评价指出，9%~34%的患者于脑卒中后3~6个月达到抑郁发病高峰，脑卒中后1~3年仍有较高水平的患病风险，并且8%~22%的患者患有轻度抑郁。关于PSD发病机制的研究众多，虽然目前尚无定论，但观点可分为：①遗传机制。有研究显示，有抑郁的个人和（或）家族病史可能是PSD的危险因素之一。一项中国PSD患者的基因研究发现，5-HT受体2C基因（serotonin receptor 2C，HTR2C）与男性PSD强相关，表明HTR2C受体的基因变异可能是PSD的致病机制之一。②生物学机制。主要包括单胺类神经递质含量异常、下丘脑－垂体－肾上腺

（hypothalamus -pituitary-adrenal，HPA）轴功能亢进、炎症机制以及海马区神经元破坏等。③社会心理学机制。PSD的致病机制中，生物－心理－社会模式被广泛接受。脑卒中的突然发生，使患者日常生活自理能力降低，神经功能缺损，社会和经济环境发生改变，导致患者出现心理应激障碍，心理平衡失调，可能诱导PSD的发生发展。研究表明，创伤后应激障碍在脑卒中患者中非常常见，它与患者对脑卒中的主观感受相关，且伴随着抑郁或者焦虑症状，它的发生与PSD患者神经递质，如5-HT、NE等改变有关。

（三）脑卒中后抑郁的筛查、评估和临床诊断

PSD是脑卒中后常见症状，但我国临床医师往往会忽略这一症状，加之PSD的临床表现形式多样，不易被发现，导致众多潜在的PSD患者未得到及时有效的识别和治疗。因此，对PSD患者进行筛查、评估和诊断显得尤为重要。应对所有脑卒中患者进行多时间点筛查，除询问脑卒中的病史外，还应着重询问患者的心情、愉快感、自卑和自责、轻生想法、迟滞、激越、注意力、记忆力、睡眠、食欲、体重、乏力等内容。如果患者有明显风险的抑郁症状存在，则需要更多的时间对患者的抑郁程度进行严格评估，必要时应对照诊断标准进一步明确诊断。但重度PSD患者建议请精神科医师会诊或者转诊。

1.PSD的筛查

PSD可以发生在脑卒中急性期及康复期的任何阶段，常见于脑卒中后1年内，所有脑卒中后患者均应该考虑发生PSD的可能性。在筛查过程中，还应对PSD的风险因素进行评估，包括脑卒中后生存状态、功能依赖、认知损害、既往抑郁史、日常生活自理能力等，若有两个及以上的风险因素则容易发生PSD。由于评估PSD的最佳时间尚未确定，故PSD筛查建议在脑卒中后的多个不同阶段进行。特别是在病情反复（如急性加重或经久不愈）或治疗地点改变的时候（如从急性治疗地点到康复治疗地点，或在回归社会前），重复筛查是十分必要的。由于目前国内脑卒中患者数量非常庞大，故推荐对脑卒中患者使用一些简便易行的问卷，以筛选可能的抑郁患者，如采用“90秒四问题提问法”或者患者健康问卷-9项（patient health questionnaire，PHQ-9）量表。若“90秒四问题提问法”的回答均为阳性，或PHQ-9项量表的前两项（①做什么事都没兴趣、没意思；②感到心情低落、抑郁、失望）回答为阳性，则需要使用抑郁症状评估量表进一步评估抑郁严重程度。在实际临床工作中，临床医护人员也可根据患者的具体情况和医生的经验，针对性地采用“90秒四问题提问法”进行询问。

2.PSD量表评估

对于经以上筛查后阳性的脑卒中患者，须进一步进行抑郁量表的评估，以判断抑郁症状的严重程度，指导临床诊断和治疗。抑郁症状评估量表分他评量表和自评量表，他评量表包括汉密尔顿抑郁评分量表（Hamilton depression rating scale，HDRS）和蒙哥马利抑郁评定量表（Montgomery-Asberg depression rating scale，MADRS）等。自评量表包括Zung抑郁自评量表（Zung self-rating depression scale，SDS）和Beck抑郁自评量表（Beck depression inventory，BDI）等。

专家推荐量表包括：

（1）患者健康问卷-9项

PHQ-9是一种抑郁症状自评量表，用于抑郁症状的快速筛查和症状评估。量表共包含9项，对应DSM-Ⅳ中抑郁症的9项诊断标准。每项包含4种程度，每种程度分别对应0~3分，总分0~27分。评分5~9分提示轻度抑郁，评分10~14分提示中度抑郁，评分15~19分提示中至重度抑郁，评分20~27分提示重度抑郁。该量表的优点是简单易行，适用于各种临床环境，且具有较好的信度和效度。

（2）汉密尔顿抑郁评分量表

HDRS由Hamilton于1960年设计制订，是临床上应用最普遍的经典抑郁症状他评量表，适用于有抑郁症状的成年患者。原始量表有17项诊断标准，后更新有21项和24项版本，主要对7类因子进行评估：焦虑/躯体化、体重、认知障碍、阻滞、睡眠障碍、绝望感、日夜变化。HDRS 17项版本评分≤7分提示正常，评分8~17分提示可能有抑郁（轻度抑郁），评分18~24分提示肯定有抑郁（中度抑郁），评分>25分提示严重抑郁（重度抑郁）。据报道，HDRS的效度为0.65~0.90。

（3）Zung抑郁自评量表

SDS可用于门诊患者的初筛、情绪状态评定及调查等。该量表分四组特异性症状：精神性情感障碍、躯体性障碍、精神运动障碍和抑郁性心理障碍。量表共有20项，总分为80分。使用时将20项的总分乘以1.25，再取整数可得标准分。标准分在50分以下为无抑郁，标准分50~59分提示轻度抑郁，标准分60~69分提示中度抑郁，标准分在70分以上提示重度抑郁。

3.PSD诊断

经典抑郁症的诊断必须以结构化的精神病学诊断工具（例如，DMS-Ⅴ或者ICD-10）作为诊断标准，但是针对PSD，目前尚无统一的特异性诊断标准。所以在临床实践过程中，推荐症状学的诊断和抑郁评估量表的得分相结合的诊断模式。抑郁评估量表采用评分的分级标准，几乎所有量表均可分为轻度、中度、重度，用于描述抑郁的严重程度。另外，我们参考国内外的PSD结构化诊断标准，结合神经科、精神科相关领域专家的临床经验，总结了PSD的诊断标准，供神经科医师作为临床参考。推荐PSD诊断标准如下：

同时满足以下条件的患者，将诊断为PSD。

A. 至少出现以下3项症状（必须同时符合第1项或第2项症状中的一项），且症状持续1周以上。

①经常发生的情绪低落（自我表达或者被观察到）；②对日常活动丧失兴趣，无愉快感；③精力明显减退，无原因的持续疲乏感；④精神运动性迟滞或激越；⑤自我评价过低，自责或有内疚感，可达妄想程度；⑥缺乏决断力，联想困难或自觉思考能力显著下降；⑦反复出现轻生的念头，甚至有自杀企图或行为；⑧失眠、早醒，或者睡眠过多；⑨食欲不振或体重明显减轻。

B. 症状引起有临床意义上的痛苦，或导致社交、工作及其他重要功能方面的损害。

C. 既往有脑卒中病史，且多数发生在脑卒中后 1 年内。

D. 排除某种行为（如服药、吸毒、酗酒）或其他躯体疾病引起的精神障碍（例如，适应障碍伴抑郁心境，其应激源是一种严重的躯体疾病）。

E. 排除其他重大生活事件引起的精神障碍（如离异丧偶）。

备注：如果 A 项中，患者出现了 5 个以上的症状，且持续时间超过 2 周，我们可考虑为重度 PSD。

（四）脑卒中后抑郁的治疗

1.PSD 治疗总则

PSD 既与脑卒中后脑损害及伴随的认知损害、功能残疾、生活质量下降等有关，又与既往情感障碍病史、人格特征、应对方式、社会支持等社会心理因素有关，因此应综合运用心理、药物治疗和针灸、康复训练等多种治疗手段，以期达到最佳的治疗效果。在参照循证医学证据的同时，充分遵循个体化治疗的原则，并考虑风险因素及患者（家属）意愿等，选择治疗手段及治疗药物。应注意监控和评估治疗的依从性、疗效、不良反应及症状复发的可能性。PSD 患者如出现以下情况之一，建议请精神科医师会诊或转诊精神科治疗：①重度 PSD；②伴有自杀风险［自杀想法和（或）自杀行为］；③治疗效果不明显，如复发性抑郁、难治性抑郁或抑郁症状迁延难治等；④伴有精神病性症状。

2.PSD 心理治疗

所有脑卒中患者都应获得个体化的心理支持、健康教育等。研究表明，缺乏社会支持可能预示着 PSD 的持续时间延长。PSD 症状较轻且不伴认知与交流障碍者可考虑单一心理治疗，症状较重且严重影响脑卒中康复、日常生活及社会功能者以及心理治疗疗效不佳者，可考虑药物治疗和（或）联合心理治疗。认知行为治疗（cognitive-behavioral therapy，CBT）、动机性访谈和问题解决疗法（problem-solving therapy，PST）可用于用药依从性差、药物应答不良或不宜药物治疗的 PSD 患者，心理治疗当属首选。此外，其他辅助治疗手段，如音乐、放松训练、冥想、锻炼等也可尝试用于 PSD 患者。

3.PSD 药物治疗

药物治疗以缓解症状、提高生活质量和预防复发为目标。在个体化基础上，综合考虑风险因素（如癫痫、跌倒和谵妄）及药物的不良反应选择抗抑郁药物。治疗过程中，应监控和评估药物治疗的依从性、疗效、不良反应、症状的变化等。治疗剂量应个体化，初始剂量为最小推荐初始剂量的 1/4~1/2，缓慢增减；药物治疗要足量足疗程，在抑郁症状缓解后至少应维持治疗 4~6 个月，以预防复发。若药物正规治疗 4~6 周后抑郁症状无明显改善，考虑请精神科医师会诊。

PSD 西药抗抑郁药物主要包括：①选择性 5- 羟色胺再吸收抑制剂（selective serotonin reuptake inhibitor，SSRI），临床代表药物包括盐酸舍曲林、艾司西酞普兰、西酞普兰、盐酸氟西汀、氟伏沙明、盐酸帕罗西汀等；② 5- 羟色胺去甲肾上腺素再摄取抑制剂（serotonin-norepinephrine reuptake inhibitor，SNRI），临床代表药物有盐酸文拉法辛和盐酸度洛西汀等；

③ NE 及特异性 5-HT 能抗抑郁剂（noradrenergic and specific serotonergic antidepressant，NaSSA），临床代表药物为米氮平等；④三环类抗抑郁剂（tricyclic antidepressants，TCA），临床代表药物为盐酸阿米替林、丙咪嗪、氯米帕明、多塞平等；⑤ 5-HT2A 受体拮抗和选择性 5-HT 和去甲肾上腺素再摄取抑制剂，临床代表药物为曲唑酮；⑥氟哌噻吨和美利曲辛复方制剂，如黛力新等。

PSD 中药抗抑郁药物主要包括：①中药复方，基于中医辨证论治的中药复方，以多成分、多靶点、多效应、毒副作用小、协同作用强和整体调节为特点，在 PSD 治疗中具有独特优势，临床代表方剂为逍遥散、柴胡疏肝散、温胆汤、导痰汤、四逆散、甘麦大枣汤、酸枣仁汤等；②中药制剂，中成药是将中草药经加工制成各种不同剂型的中药制品，是中医药治病的主要应用方式之一，具有使用方便、疗效好、副作用小等优点，临床代表药物为乌灵胶囊、舒肝解郁胶囊、解郁安神胶囊、丹栀宁神胶囊等。

4.PSD 针灸治疗

PSD 针灸疗法主要包括：①手针疗法，传统徒手针刺作用于经络、腧穴，再以适量、适当、稳定的针刺手法起到“辨证论治”的作用，在国内常用，临床有毫针法（治神针法、通督针法、五行针法、子午流注针法、十三鬼穴针法、董氏奇穴针法等）、微针疗法（头针、眼针、耳针、腹针、腕踝针等）、芒针、三棱针刺络放血等；②电针疗法，作为现代针灸疗法的典型代表，由于电针可代替人进行较长时间的持续运针，且能比较客观地控制刺激量，在国外常用，临床不同频率的低频电针与高频电针均有使用；③灸法疗法，艾灸是以艾绒或者药物为主要灸材，借其温热刺激或药物作用，温通气血、升举阳气，调整一身气机，临床常用雀啄灸、隔姜灸、热敏灸等；④温针灸疗法，为针刺与艾灸结合，既达留针之目的，又通过施灸加热于针柄，借针体直达深部，更能提高疗效，临床治疗 PSD 较之药物，既无副作用，又缩短疗程，不失为一种理想的治疗方法。

5.PSD 其他治疗

临床治疗 PSD 还有音乐疗法、经颅磁刺激、高压氧治疗、康复训练、非侵入性刺激技术、侵入性刺激技术、运动疗法、推拿疗法等治疗方式。

PSD 的现代医学治疗中，口服西药抗抑郁药仍是主流，被认为是治疗的首选。除此之外，心理康复治疗及音乐疗法等也在临床中广泛使用（见图 1）。相关的系统评价结果表明，一定的认知行为心理治疗和支持性心理治疗可显著改善抑郁症状，促进康复。而中药、针灸、拔罐等传统医学疗法在 PSD 的防治中扮演着重要的角色，能充分发挥中医学辨证论治的优势，疗效确切且毒副作用小，患者依从性较好。此外，PSD 一般在脑卒中后 3~6 个月为高发期，1 年内的发病率均较高，故应早发现，早治疗。在采用针刺、药物干预措施的同时，应给予积极的心理和身体关怀。做好心理疏导和躯体康复工作，一方面有利于脑卒中后神经缺损症状的改善，同时可预防 PSD 的发生。

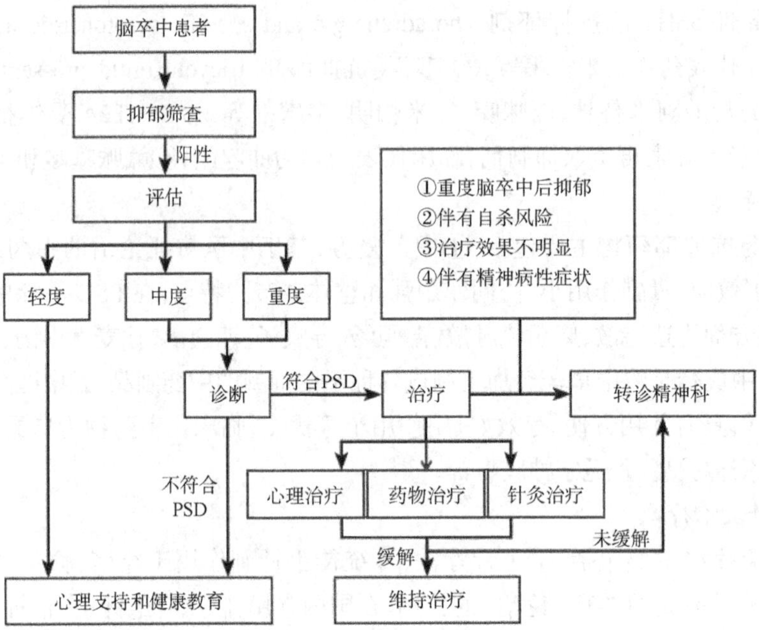

图 1 PSD 临床实践的参考流程图

二、方法学选择——循证医学

循证医学（evidence-based medicine，EBM）诞生于 20 世纪，其创始人之一、加拿大著名 EBM 专家 David Sackett 在他的著作 *Evidence-Based Medicine*：*How to practice and teach EBM* 中提出使用“循证医学”这个概念。EBM 作为一门新兴的学科，虽然仅有二十几年的发展历史，但以其独特的视角，科学的方法和跨学科、跨地域合作的创新模式，迅速传播到 150 多个国家和地区的卫生领域和医学教育各个方面、多个环节，成为 20 世纪医学领域最具影响力的创新和革命之一。EBM 的理念和方法普遍为国际医学界所接受，并日益成为临床医学的发展方向和未来模式。20 世纪 90 年代成立的 Cochrane 中心以及随后成立的 Cochrane 协作网，现已包括来自 120 余个国家的研究者、医药卫生人员、患者及对卫生保健感兴趣的人，发展成拥有 42 个 Cochrane 国家和地区中心的庞大网络，已制作 6000 篇系统评价全文，集中在 Cochrane 图书馆的 Cochrane 系统评价数据库（Cochrane Database of Systematic Reviews）发表，并不断更新，几乎涵盖了临床医学各个专业，其生产、储存、传播、更新医学诸领域防治效果的系统综述，极大地促进和规范了临床医疗实践和决策。2011 年，世界卫生组织（WHO）宣布 Cochrane 协作网获得世界卫生大会席位，并作为非政府组织与 WHO 正式建立战略合作伙伴关系。合作项目包括“WHO 生殖健康图书馆”“WHO 健康营养干预证据图书馆”“WHO 基本药物目录和临床指南制订”“WHO 国际临床试验注册平台”“患者与患者安全教育”等。这使 Cochrane 协作网能在国际大平台上更深入地影响研究证据的生产及转化方式，促进国际间的信息交换与资源共通，提供可靠的证据，确保高质量的知证决策，推动更好的医疗健康系统的建立。EBM 的核心思想是“任何医疗卫生方案、决策的确定都应遵循客观的临床科学研究产生的最佳证据”,从而制订出科学的预防对策和措施,达到预防疾病、促进健康和提高生命质量的目的。目前,在国外 EBM 越来越多地影响着临床实践,医师的临床决策也开始从基于过去的专家意见、临床经验,转向基于临床证据。例如,在英国、美国、澳大利亚等发达国家, EBM 已较普遍地应用于临床实践。EBM 与医学各个领域相结合,产生了循证保健(evidence-based health care)、循证诊断(evidence-based diagnosis)、循证决策(evidence-based decision-making)等许多分支领域。尤其是 EBM 与临床各专科的结合,产生了循证外科(evidence-based surgery)、循证内科(evidence-based internal medicine)、循证妇产科(evidence-based gynecology & obstetrics)、循证儿科(evidence-based pediatrics)、循证护理(evidence-based nursing)等循证医学的分支学科。因此,随着 EBM 的发展,其内容日益丰富,涵盖了病因学、诊断试验、治疗性临床试验、药物不良反应、疾病预后、临床经济学、卫生技术评估、临床决策分析等多个领域的研究评价。因此,随着 EBM 的普及,作为 21 世纪的临床医师,掌握学习现代 EBM 方法,在临床工作中遵循 EBM 理念是提高临床实践和决策能力的必由之路。

我国引入 EBM 的时间并不长, 1999 年获 Cochrane 协作网批准,中国 Cochrane 中心正式注册为 Cochrane 协作网的第 13 个国家中心。2001 年,中国循证医学中心在纽约中华医学基金会的资助下创办了《中国循证医学杂志》,是我国 EBM 发展的一个重要成果。2002 年,原国家卫生部同意“中国 EBM 中心作为非营利组织向有关部门申请登记注册,以利于中心进一步加强国际合作与交流,多渠道筹集资金,全面推动 EBM 在中国的普及、提高和发展”。2004—2007 年,教育部连续 4 年指定中国 EBM 中心举办教育部 EBM 师资培训班,为全国 25 个省市自治区的 35 所医学院校、17 所医院,培训 413 名骨干师资和后备力量。此外,教育部科技司在 2002、2007、2010 和 2012 年分 4 批建成 18 个 EBM 教育部网上合作研究中心分中心,遍布全国 15 个省市。2007 年, Cochrane 协作网资助 5.3 万英镑帮助提高中国随机对照试验和中医药系统评价方法学的发展。经过二十余年的发展,中国 EBM 已经成为 Cochrane 协作网(全球最重要的循证医学组织之一)贡献最大的 10 个国家之一,并在所有发展中国家的贡献中名列第一;中国临床试验注册中心的注册临床试验质量排在国际一级注册机构前列,并创造性地提出和构建了临床研究的全程质量控制体系;《中国循证医学杂志》是迄今被 Cochrane 方法学数据库在全球 3 万多种生物医学期刊中系统收录的唯一中文期刊;越来越多的中国的 EBM 专家更加广泛地参与到 WHO 等影响全球的卫生决策体系中。

中医学的理论体系形成于两千多年前的中国古代,EBM 诞生于 20 世纪,二者产生的时代背景及学术基础迥然不同,但中医学与 EBM 却有很深的渊源。中医学的临床实践是以个案为主,疗效评价也是基于个案的直观、宏观、主观的观察和描述,并结合归纳和推理,判断疗效;中医临床诊疗过程包含着个案疗效评价的内容,根据治疗前后的病证变化来评估治疗效果并调整用药,体现的是前后对照的思想。但个案疗效反映的是个别现象,治疗效果存在重复性较差的问题,导致研究结果的可靠性不能被广泛接受。临床试验的思想在古代典籍中也有体现。如宋代《本草图经》中记载了我国最早的临床对照试验方法:“欲试上党人参者，当使二人同走，一与人参含之，一不与，度走三五里许，其不含人参者，必大喘，含者气息自如者，其人参乃真也。”清晰地描述了一个前瞻性平行对照试验的设计、实施和评价，具有重要的指导意义。遗憾的是，临床试验的思路和方法在中医药发展进程中未得到重视和发扬。20世纪末WHO召开的传统医学大会提出，世界要以开放的头脑接受传统医药，而传统医药被广泛接受依赖于疗效的肯定，其中的关键环节在于研究方法的科学性。中医药临床疗效评价的关键问题是研究方法的科学性，提出建立完善公认的中医药评价方法技术体系的迫切性。如何促进EBM与中医药学在临床实践和科学研究的碰撞与融合是1999—2004年广泛讨论的热点问题。2006年，李廷谦团队评价了中医药临床随机对照试验质量，发现了一系列方法学和报告质量问题，在中医药界引起了强烈反响，对推动中医药循证评价实践和临床研究质量提升起到了促进作用。2007年，李幼平等专家提出并明确了循证中医药建设的四大举措：①在中国实施临床试验注册制度，创建中国临床试验注册与发表机制；②制订中医临床试验报告标准；③全面开展中医Cochrane系统评价，按照国际标准评价中医药疗效；④在中医从业人员中进行EBM教育，建立和推广能够被国际广泛接受的中医临床实践模式。这些举措在国家中医药管理局和各级学会的支持下，在实践中逐步得到落实，推动了中医药循证评价实践和方法学向前迈进。2016年，由天津中医药大学、中国EBM中心、意大利国立卫生研究院、中国Cochrane中心和中华中医药学会联合主办的“第一届循证中医药学国际论坛”在天津召开，提出了“循证中医药学”的概念，阐述其内涵和外延，明确了发展任务。经过近20年的碰撞融合，符合中医药理论和实践特点的循证评价技术方法不断发展，循证中医药学理论逐步形成，成为循证医学学科和研究领域的重要分支。

从华西医院成立中国EBM中心到“循证中医药学”架构的形成，EBM已经深入到不同领域的不同方面，近年来在多种疾病的EBM研究方面也取得了丰硕的成果。但是，我国的临床工作者大多数仍停留在检索文献和评估证据的水平，还没有掌握运用证据指导临床实践的技能和方法，在很大限度上仍然依靠局限的经验，由此带来的不必要检查和过度治疗不仅增加了患者的痛苦，还浪费了宝贵的卫生资源。中国作为一个发展中国家，卫生资源相对匮乏，在临床医学工作中克服上述问题显得更为重要和迫切。因此，加强临床工作者的EBM应用水平，是我国提高医疗服务水平的重要课题。

本书在EBM的理论方法指导下，基于现阶段高质量的中西医治疗PSD临床证据，科学、严谨地评价目前临床文献所报道的质量较高的PSD临床治疗方案，结合原发病脑卒中功能障碍的差异制订方案，同时全面权衡治疗方案的利弊，综合考虑中医的传承特性、中医药学自身特色等多方因素，推荐出科学、实用的中西医治疗PSD临床治疗方案，对于临床PSD诊疗有着较强的指导性。

三、证据分级标准选择——临床证据的检索及分级评价标准

临床实践要基于现有高质量的临床证据。高质量的证据因其合理的试验设计，能最大限度减少偏倚和误差，且科学、客观地显示试验的真实性和可靠性，为临床治疗提供有益的

信息和指导。本书全面收集了国内外中西医治疗 PSD 的临床文献,按照 EBM 证据等级进行逐级总结,提炼出较高质量的证据信息,并进行分析总结。

(1)临床证据的检索:针对 PSD 的中西医治疗,我们广泛检索国内外相关数据库,主要包括:国内的中国知网(CNKI 1978—2019 年)、中国生物医学文献数据库(CBM 1978—2019 年)、中文科技期刊数据库(VIP 1989—2019 年)、中国数字化期刊群(WF 1994—2012 年),其中中国知网中检索的文献包括会议论文和学位论文;国外的 Cochrane Library(1996—2019 年)、PubMed(1966—2019 年)、Embase(1966—2019 年)、Web of Science(1975—2019 年)等相关数据库。首先寻找相关高质量随机对照试验,国内追溯到 1978 年,国外追溯到 1966 年。我们是按照随机对照试验、观察性研究逐级检索,优先使用质量高、偏倚小的证据,具体检索策略按照 Cochrane Handbook 5.0 执行,检索日期截止到 2019 年 6 月 30 日。

(2)临床证据的异质性控制:①文献质量是否统一;② PSD 诊断标准是否统一;③ PSD 的严重程度是否统一;④样本量是否统一;⑤干预措施是否统一;⑥药物的剂量是否统一;⑦ HAMD-17 与 HAMD-24 量表是否对应统一;⑧病程、评价节点是否统一;⑨有效率判定标准是否统一。

(3)临床证据的分级评价标准:临床证据分级是按照论证强度将证据定性分成多个级别,并进一步定量评价证据利弊关系的一种方法。证据分级系统自从循证产生开始就不断变化和修正,从最初的"老五级"到"新五级""新九级"等分级体系,分级越来越多、越来越不易把握。而中医药临床证据主要分布在防治性研究领域,而且高级别证据缺乏、起步晚,低级别证据丰富、涵盖广。我们考虑中医药临床证据的实际情况,采用了杜元灏教授主编的《循证针灸治疗学》中改良版新五级分类法"改良的针灸临床证据分级标准",使其更适用于中医药临床文献的证据评价,具体证据评价信息见表 1。

表 1　改良的针灸临床证据分级标准

证据级别	研究类型:治疗或预防
1a	同质性 RCT 的 SR 或 Meta 分析
1b	多中心大样本的 RCT
1c	单个真正的高质量(Jadad 评分 5~6 分)的 RCT,且可信区间窄
2a	同质性队列研究的 SR、同质性较差的 RCT 的 SR 或 Meta 分析,较高质量的 RCT(Jadad 评分≥ 3 分)
2b	单个队列研究,Jadad 评分为 2 分的 RCT 及 Jadad 评分≥ 2 分的 SR
2c	仅提及 SR
3a	病例对照研究的 SR
3b	单个病例对照研究、非随机对照试验
4	病例系列观察;低质量的队列研究或病例对照研究
5	专家意见或经验

注:RCT,随机对照试验;SR,系统评论。

需要说明的是，改良的针灸临床证据分级标准需要配合改良的Jadad量表（见表2）进行质量评估。多中心随机对照试验在中医药领域研究意义重大，所以把具备合适样本量的多中心随机对照试验列为1b级证据；为了更好地区分RCT的质量等级，将单个真正高质量（Jadad评分5~6分）并且可信区间窄的RCT列为1c级证据；将较高质量（Jadad评分≥3分）的RCT列为2a级证据，而2b级证据为Jadad评分在2分的RCT，以及Jadad评分≥2分的SR；2c级证据为仅提及SR；病例对照研究的SR设为3a级；单个病例对照研究、非随机对照试验设为3b级证据。本书临床证据收集依据从高原则，依次从高质量向低质量筛选，当高质量证据不充分或不适宜时则考虑筛选下一级别证据，但最终筛选的证据级别应在2级及以上，以避免证据质量的级别过低影响方案的可靠性。上述界定是为了在执行该标准时有更好的操作性。

表2 Jadad量表

1. 随机分配序列的产生方法	2分	通过计算机产生的随机序列或随机数表产生的序列
	1分	试验提及随机分配，但产生随机序列的方法未予明确
	0分	半随机或准随机试验，指采用交替分配病例的方法，如入院顺序、出生日期单双数
2. 双盲法	2分	描述了实施双盲法的具体方法并且被认为是恰当的，如采用完全一致的安慰剂
	1分	试验仅提及采用双盲法
	0分	试验提及采用双盲法，但方法不恰当，如比较片剂与注射剂而未提及使用双盲法
3. 退出与失访	1分	对退出与失访的病例数和退出理由进行了详细的描述
	0分	没有提及退出与失访
4. 分配隐藏	1分	采用了分配隐藏
	0分	未采用分配隐藏

四、编写体例

在编写体例上，我们既参考了杜元灏教授主编的《循证针灸治疗学》的编写体例，又根据中西医治疗PSD临床证据自身的特点进行了创新，按不同的疗程对临床疗效、抑郁症状及脑卒中功能障碍评价以统一的格式进行论述。首先提炼出不同干预方案治疗PSD方案的推荐意见，再分别从如下几个方面进行介绍，即：临床疗效评价指标（有效率、平均总有效率）、抑郁状态评价指标（如HAMD-17、HAMD-24、SDS）、日常生活能力评价指标（如BI、FIM、ADL）及神经功能缺损症状评价指标（如NIHSS、MESSS、NDS）等。

1. 治疗方案的推荐意见

治疗方案的推荐意见是PSD循证治疗的最重要内容，对于抑郁状态改善的评定（临床疗效和抑郁症状评分）是推荐意见的主要内容，而对于脑卒中后功能障碍改善的评定只作为参考内容，不作为推荐意见的组成部分。推荐意见主要根据每个治疗方案的临床证据等级而制订。根据目前不同干预方案、不同疗程治疗PSD临床证据的实际情况，本书在制订推荐意见时做出以下规定：

（1）将证据按照Ⅰ级证据、Ⅱ级证据划分为两个大类，源于Ⅰ级证据的中西医治疗方案，均以“推荐以下方案可应用于 PSD 的治疗”来描述；源于Ⅱ级证据的中西医治疗方案，均以“建议以下方案可试用于 PSD 的治疗”来描述；而针对某两种治疗方案临床疗效或抑郁症状评分比较后无统计学差异的，则选择不推荐（或建议）（联合疗法对比单一疗法）或均推荐（或建议）（单一疗法对比单一疗法），通过措辞的强弱，体现出证据的强弱。

（2）根据Ⅰ级证据、Ⅱ级证据中各自划分的 3 个亚型证据（1a、1b、1c 及 2a、2b、2c），又进一步对推荐或建议意见的强度进行区分，凡来源于 a 级证据者，即以“强力推荐（或建议）某方案可应用（或试用）于 PSD 的治疗”来描述；源于 b 级证据者，以“较强推荐（或建议）某方案可应用（或试用）于 PSD 的治疗”来描述；源于 c 级证据者，以“弱度推荐（或建议）某方案可应用（或试用）于 PSD 的治疗”来描述。

（3）治疗方案的组成：主要治疗方案的名称、治疗原则、药物名称 / 药物组成 / 选穴、服用方法 / 操作方法、疗程等。

2. 临床疗效评价指标

临床疗效根据治疗后主要评价量表的减分率 [（治疗前积分 − 治疗后积分）÷ 治疗前积分 × 100%]、积分变化、《中医病证诊断疗效标准》或《中药新药临床疗效评价标准》实行四级评定标准，即痊愈、显效、进步（有效）、无效，进行治疗后病例临床疗效评价，报告 Meta 分析后的 Z 值、*P* 值、I^2 值、RR 值及 95% CI，同时报告治疗后的临床平均总有效率。

3. 抑郁状态评价指标

本书采用的抑郁状态评价量表为 HAMD-17、HAMD-24 及 SDS，收集不同量表不同疗程的评定积分，报告 Meta 分析后的 Z 值、*P* 值、I^2 值、MD 值及 95% CI；不适宜数据合并分析的，只报告治疗后量表积分情况及比较后 *P* 值，无量表积分的应给出 *P* 值。

4. 日常生活能力评价指标

本书采用的日常生活能力评价量表为 BI、FIM、ADL 等量表。

其中 BI 量表的评定标准为：BI 评分 0 分，没有独立能力；BI 评分≤ 40 分，重度功能障碍；BI 评分 41~60 分，中度功能障碍；BI 评分 61~99 分，轻度功能障碍；BI 评分 100 分，生活自理。得分越高，日常生活能力越好。

FIM 量表的满分为 126 分（运动功能评分 91 分，认知功能评分 35 分），最低分 18 分，评定标准为：126 分，完全独立；108~125 分，基本独立；90~107 分，有条件的独立或极轻度依赖；72~89 分，轻度依赖；54~71 分，中度依赖；36~53 分，重度依赖；19~35 分，极重度依赖；≤ 18 分，完全依赖。

ADL 量表的评定标准：总分 <16 分，完全正常；>16 分，不同程度功能下降，最高分 64 分。单项分 1 分正常，2~4 分功能下降，凡有 2 项或 2 项以上≥ 3 分或总分≥ 22 分，提示有明显的功能障碍。

收集不同量表不同疗程的评定积分，报告 Meta 分析后的 Z 值、*P* 值、I^2 值、MD 值及 95% CI；不适宜数据合并分析的，只报告治疗后量表积分情况及比较后 *P* 值，无量表积分的应给出 *P* 值。

5. 神经功能缺损症状评价指标

本书采用的神经功能缺损症状评价量表为NIHSS、MESSS、NDS等量表。

其中NIHSS量表总分42分，评价标准：0~5分为轻度，6~15分为中度，>15分为重度，总得分越高，神经功能缺损症状越重。

MESSS量表总分45分，评价标准：0~15分为轻度，16~30分为中度，31~45分为重度，总得分越高，神经功能缺损症状越重。

NDS量表评价标准：最低分0分，单侧的最高分140分，双侧的最高分280分，分数越高，神经功能缺损症状越严重。

收集不同量表不同疗程的评定积分，报告Meta分析后的Z值、*P*值、I^2值、MD值及95% CI；不适宜数据合并分析的，只报告治疗后量表积分情况及比较后*P*值，无量表积分的应给出*P*值。

6. 其他评价指标

例如，焦虑状态评价指标、睡眠状态评价指标等。

7. 治疗流程与推荐方案

本次选择的对照组为设计合理的中西医治疗方案，采用RevMan 5.3软件评价方案疗效结局指标的效应量（RR值，MD值）是否差异具有统计学意义。在方案的实施方面，我们注重临床治疗的普适性和实用性，优先推荐易操作、患者依从性高的治疗方案，同时我们充分考虑中医药临床治疗的多样性，推荐不同中医药干预措施的治疗方案。对于每一个治疗方案，在每个推荐方案后均标识其证据强度。1a级证据支持的优势方案，在疗效说明中以“疗效肯定优于对照组”描述；1b级、1c级证据支持的方案，均以“疗效很可能优于对照组”描述；2a级证据支持的方案以“疗效可能优于对照组”描述；2b级、2c级证据支持的方案则以“疗效或许优于对照组”描述。

另外，对于中西医治疗PSD方案的疗效进行定量的分析说明。疗效是临床的核心问题，也是医生、患者、卫生行政部门最为关心的问题。治疗的临床结局是临床决策必须考虑的重要因素，是决策取向的基础。因此，当告诉患者治疗有效时，同时还应指明在什么结局指标上有效，有效的定义和范围是哪些。我们对治疗方案的治疗效果进行定量分析和说明，可以帮助医生和患者做出更准确、更理性的决定。内容包括描述临床痊愈率、临床总有效率等总体疗效情况，列举出具有显著疗效（优于常规对照疗法）的特征性结局指标，通过对结局指标效应量（RR值，MD值）的评价，比较试验组与对照组经干预措施后的治疗效果。总之，对疗效结果进一步细化分析，提供更多的定量信息，可以给临床医生提供参考依据。

五、总结

中医学和现代医学都是研究生命现象、揭示生命本质的医学生命科学体系。传统医学以疾病和医生为中心，认为只需要掌握疾病的发病机制和病理生理学原理即足以指导临床实践。EBM则以患者为中心，积累经验和掌握疾病的机制是必要的，但是系统的最佳证据才能作为指导临床实践的依据，诚如其主要创始人David Sackett给予的最初定义为“有意识地、明确地、审慎地利用当前的最佳证据，制订有关的诊疗决策方案”。根据这一定义，要求临床医师认真、明确和合理应用现有最好的证据来决定具体患者的治疗方案，做出准确的诊断，选择最佳的治疗方法，争取最好的效果和预后。但是，随着 EBM 研究的不断深化，EBM 的最新定义为“慎重、准确和明智地应用目前可获取的最佳研究证据，同时结合临床医师个人的专业技能和长期临床经验，考虑患者的价值观和意愿，完美地将三者结合在一起，制订出具体的治疗方案”。从最新的 EBM 定义可以看出，EBM 要求临床医师既要努力寻找和获取最佳的研究证据，又要结合个人的专业知识以及临床工作经验；既要遵循医疗实践的规律和需要，又要根据“患者至上”的原则，尊重患者的个人意愿和实际可能性，综合以上三方面的情况后再做出治疗的决策。因此，EBM 的核心思想是在医疗决策中将临床证据、个人经验与患者的实际状况和意愿三者相结合，即最佳的研究证据、临床经验和患者的意见是实施循证医学的三要素。这对于我们在临床实践中如何正确地应用证据提出了更高的要求。

众所周知，产生于西方的循证临床证据方法学在提炼和评价大量证据群时，主要考虑西药干预人体的效应特点，强调严格的随机对照试验，把大样本、多中心随机对照试验或根据严格随机对照试验合并形成的系统评价 /Meta 分析作为最高级别证据。中医药学在几千年的医疗实践中积累了丰富的经验，疗效确切。如何应用循证医学的理念和方法，科学评价和归纳中医药临床实践中形成的丰富而宝贵的经验，是近年来国内中医药界正在思考和探索的问题。中医药要走向世界，就要以高质量的临床证据作为支撑，而在这方面我们还有很多欠缺。中医药临床试验的主体开展在中国，所以中医药临床实践者迫切需要一个能够整合国内外所有中医药的较高质量临床研究，围绕中医药临床中常见的重要问题，科学回答中医药疗法防治某个具体疾病是否有效、结果如何、与其他干预措施的比较，以及具体中药、针法、穴位的选择等。因此，总结中医药临床证据，建立数据库势在必行。

本书的编写得到了国家中医药管理局 2014 年度中医药行业科研专项（中医）项目“调神开窍针刺法防治脑卒中后抑郁的疗效评价及推广研究”课题的支持，同时也凝聚了项目课题组 14 个合作研究单位的心血。本书适用于西医、中医、中西医结合专业的临床医生、研究生以及教学、科研工作者，具有广泛的读者和社会需求。相信本书的出版，将为中西医临床工作者治疗 PSD 提供医疗实践和临床决策的循证证据，促进国内 PSD 循证医学研究的发展。鉴于作者专业水平、临床经验有限，书中难免有不妥之处，恳请广大读者不吝指正，提出宝贵意见。

上篇　中医疗法

第一章 针灸疗法

第一节 单一针灸疗法

针灸学是在中医基础理论的指导下研究经络、腧穴及刺灸方法，运用针灸防治疾病的一门古老而经典的学科，具有适应证广、疗效显著、应用方便、经济安全等优点。针灸疗法作为中医的经典特色疗法，在脑卒中后并发抑郁的临床治疗上取得了良好的效果，且具有不良反应少和患者治疗依从性好等优点，在改善抑郁症状、睡眠障碍等方面均有良好疗效，同时针灸也是脑卒中后肢体偏瘫的治疗方法。因此，对于 PSD 患者，使用针灸治疗既能改善患者抑郁症状，又能治疗患者肢体活动障碍、语言障碍、吞咽障碍等脑卒中后常见症状。

“凡刺之法，必先本于神”，针刺治疗疾病是以气血为物质基础，以经络为媒介，以神为主导，来调节人体自身气血阴阳平衡，祛邪扶正。脑卒中后抑郁属中医“中风”“郁证”合病，郁证属神志病范畴，故针刺治疗脑卒中后抑郁常以调神为大法，经络多选取督脉和膀胱经，选取督脉经穴以通督调神，选膀胱经腧穴以调整五脏气血阴阳。腧穴以百会穴、内关穴、神门穴、四神聪、印堂穴、神庭穴、水沟穴等为高频选穴，选穴部位集中在头颈部。针灸治疗方式以手针、电针最为常见，微针针刺系统包括：腹针、颅缝针刺、头皮针、耳针、舌针，亦有研究表明，配合艾灸、放血等疗法效果更佳。团队通过循证医学评价及证据等级分析发现，以醒脑解郁为治疗原则，选穴百会、神庭、内关、神门、印堂、四神聪、双侧合谷、双侧太冲进行电针操作可作为强烈推荐方案治疗脑卒中后抑郁。临床治疗方案的选择亦应结合患者的实际情况，有畏针者亦可选取耳穴按压作为治疗方案。

本章选取针灸为主要治疗方法，对比针刺与常用的西药抗抑郁药、针刺与神经内科常规治疗、灸法与心理疏导，以及不同针刺种类与形式等，从临床疗效及症状评分角度评价针灸治疗脑卒中后抑郁的临床优势，并制订合理的推荐治疗方案，供临床参考选用。

一、电针疗法

（一）电针对比 SSRI 类抗抑郁药及常规针刺治疗方案

★推荐意见：

（1）与盐酸氟西汀对比，疗程为 4 周则强烈推荐电针应用于 PSD 的治疗，疗程为 6 周或 8 周则盐酸氟西汀、电针均可应用于 PSD 的治疗。

（2）与盐酸舍曲林对比，疗程为 4 周则强烈推荐电针应用于 PSD 的治疗。

（3）与常规针刺对比，疗程为 4 周则强烈推荐电针应用于 PSD 的治疗。

治疗原则:醒脑解郁。

药物名称:百忧解(盐酸氟西汀)、左洛复(盐酸舍曲林)。

选穴:百会、神庭、内关、神门、印堂、四神聪、合谷(双侧)、太冲(双侧)等。

操作方法:电针疏密波1~100Hz,每周每穴5~6次,每次20~30分钟。

疗程:4~8周。

1. 电针与盐酸氟西汀

指标1:临床疗效评价指标

治疗4周后,电针治疗PSD疗效肯定优于盐酸氟西汀(Z=2.01, *P*=0.04)(I^2=4%, RR=1.11, 95% CI: 1.00~1.23),试验组与对照组平均临床总有效率分别为86.82%和78.04%。——1a级证据

治疗6周后,电针治疗PSD与盐酸氟西汀相比,临床总有效率差异无统计学意义(Z=1.88,*P*=0.06)(I^2=0%,RR=1.08,95% CI:1.00~1.16),试验组与对照组平均临床总有效率分别为87.87%和79.94%。——1a级证据

治疗8周后,电针治疗PSD与盐酸氟西汀相比,临床总有效率差异无统计学意义(Z=1.82,*P*=0.07)(I^2=0%,RR=1.11,95% CI:0.99~1.23),试验组与对照组平均临床总有效率分别为90.31%和84.44%。——1a级证据

指标2:抑郁状态评价指标

· HAMD-17

治疗2周后,电针组HAMD-17项评分肯定优于盐酸氟西汀组(Z=10.37, *P*<0.000 01)(I^2=0%,MD=-4.87,95% CI:-5.79~-3.75)。——1a级证据

治疗4周后,电针组HAMD-17项评分可能优于盐酸氟西汀组(Z=2.78, *P*=0.005)(I^2=79%,MD=-1.86,95% CI:-3.16~-0.55)。——2a级证据

治疗8周后,电针组与盐酸氟西汀组HAMD-17项评分相比,差异无统计学意义(Z=0.43,*P*=0.47)(I^2=47%,MD=-0.19,95% CI:-1.06~0.68)。——1a级证据

指标3:日常生活能力评价指标

· BI

治疗4周后,电针组与盐酸氟西汀组BI评分相比,差异无统计学意义(Z=1.44,*P*=0.15)(I^2=0%,MD=2.37,95% CI:-0.87~6.27)。——1a级证据

治疗8周后,电针组BI评分为(56.88±16.39)分,或许优于盐酸氟西汀组(57.23±19.13)分(*P*<0.05)。——2b级证据

2. 电针与盐酸舍曲林

指标1:临床疗效评价指标

治疗4周后,电针治疗PSD临床疗效肯定优于盐酸舍曲林(Z=2.40, *P*=0.02)(I^2=0%, RR=1.14, 95% CI: 1.02~1.27),试验组与对照组平均临床总有效率分别为93.33%和84%。——1a级证据

指标 2:抑郁状态评价指标

· HAMD-17

治疗 2 周后,电针组 HAMD-17 项评分可能优于盐酸舍曲林组(Z=20.52, P<0.000 01)(I^2=99%,MD=4.09,95% CI:3.70~4.40)。——2a 级证据

3. 电针与常规针刺

指标 1:临床疗效评价指标

治疗 4 周后,电针治疗 PSD 临床疗效肯定优于常规针刺组(Z=4.12, P<0.000 1)(I^2=0%,RR=1.44,95% CI:1.21~1.71),试验组与对照组临床平均总有效率分别为 88.95% 和 61.30%。——1a 级证据

指标 2:抑郁状态评价指标

· HAMD-17

治疗 2 周后,电针组 HAMD-17 项评分为(14.04 ± 1.47)分,或许优于常规针刺组(13.32 ± 1.32)分(P<0.05)。——2b 级证据

治疗 4 周后,电针组 HAMD-17 项评分可能优于常规针刺组(Z=2.32, P=0.02)(I^2=91%,MD=−4.52,95% CI:−8.35~−0.70)。——2a 级证据

(二)眼区电针疗法治疗方案

★推荐意见:

与常规针刺对比,疗程为 4 周则强烈建议眼区电针试用于 PSD 的治疗。

治疗原则:调整阴阳气血,疏肝解郁。

选穴:眼区、心区、肝区、脾区、肾区。

操作方法:针刺心区、肝区、脾区、肾区,将电针负极接在肝区,电针正极接在心区,选用密波,强度以患者能耐受为度,留针 40 分钟。

疗程:4 周。

眼区电针与常规针刺

指标 1:临床疗效评价指标

治疗 4 周后,眼区电针疗法治疗 PSD 可能优于常规针刺,试验组与对照组临床总有效率分别为 93.3% 和 73.3%(P<0.05)。——2a 级证据

指标 2:抑郁状态评价指标

· HAMD-17

治疗 4 周后,眼区电针疗法组 HAMD-17 项评分为(9.70 ± 3.68)分,可能优于常规针刺组(16.20 ± 5.95)分(P<0.05)。——2a 级证据

二、手针疗法

（一）董氏怪三针治疗方案

★推荐意见：

与盐酸帕罗西汀对比，疗程为 4 周则强烈建议董氏怪三针试用于 PSD 的治疗。

治疗原则：益精填髓、疏肝行气、养心安神。

选穴：正会、鼻翼（左侧）、次白（双侧）。

操作方法：正会穴向后平刺 0.5 寸，将针轻微刺入穴位即可，切忌提插捻转；次白穴采用垂直皮肤针刺深 0.5 寸；鼻翼穴平刺 2~3 分，每次留针 30 分钟，每日每穴 1 次，每周 5 次。

疗程：4 周。

董氏怪三针与盐酸帕罗西汀

指标 1：临床疗效评价指标

治疗 4 周后，董氏怪三针治疗 PSD 临床疗效可能优于盐酸帕罗西汀，试验组与对照组总有效率分别为 95.9% 和 81.2%（$P<0.01$）。——2a 级证据

指标 2：抑郁状态评价指标

· HAMD-24

治疗 4 周后，董氏怪三针组 HAMD-24 项评分为（13.95 ± 1.32）分，可能优于盐酸帕罗西汀组（19.25 ± 2.67）分（$P<0.01$）。——2a 级证据

（二）腹背阴阳配穴针刺治疗方案

★推荐意见：

与头皮针对比，疗程为 4 周则较强建议腹背阴阳配穴针刺试用于 PSD 的治疗。

治疗原则：疏肝解郁、健脾益气、固本培元、调畅气机为主。

选穴：肝俞、脾俞、肾俞、京门、期门、章门（患侧）。

操作方法：针刺得气后，采用平补平泻法。肝俞、脾俞向内斜刺 0.5~1 寸，肾俞直刺 1~1.5 寸，京门、期门、章门向外斜刺 0.5~1 寸，针刺得气后，行提插捻转补泻法，强度以患者有酸麻胀感且能耐受为度，留针 30 分钟。每日每穴 1 次，每周 3~6 次。

疗程：4 周。

腹背阴阳配穴针刺与头皮针

指标 1：临床疗效评价指标

治疗 4 周后，腹背阴阳配穴针刺治疗 PSD 临床疗效或许优于头皮针，试验组与对照组总有效率分别为 90.28% 和 79.17%（$P<0.05$）。——2b 级证据

指标 2：抑郁状态评价指标

· HAMD-17

治疗 2 周后，腹背阴阳配穴针刺组 HAMD-17 项评分为（15.27 ± 6.88）分，与头皮针组

（16.84±7.15）分相比，差异无统计学意义（$P>0.05$）。——2b 级证据

治疗 4 周后，腹背阴阳配穴针刺组 HAMD-17 项评分为（11.84±6.23）分，或许优于头皮针组（14.88±7.10）分（$P<0.01$）。——2b 级证据

（三）体针治疗方案

★**推荐意见：**

（1）与盐酸氟西汀对比，疗程为 4 周或 8 周则强烈推荐体针应用于 PSD 的治疗，疗程为 5 周则较强建议体针、盐酸氟西汀均可试用于 PSD 的治疗，疗程为 6 周则强烈推荐体针、盐酸氟西汀均可应用于 PSD 的治疗。

（2）与盐酸帕罗西汀对比，疗程为 4 周则强烈推荐体针应用于 PSD 的治疗。

（3）与草酸艾司西酞普兰对比，疗程为 4 周则强烈建议体针试用于 PSD 的治疗，疗程为 8 周则草酸艾司西酞普兰、体针均可试用于 PSD 的治疗。

（4）与氢溴酸西酞普兰对比，疗程为 3 周则较强建议体针试用于 PSD 的治疗，疗程为 4 周则氢溴酸西酞普兰、体针均可试用于 PSD 的治疗。

（5）与盐酸舍曲林对比，疗程为 4 周则盐酸舍曲林、体针均可试用于 PSD 的治疗，疗程为 12 周则较强建议盐酸舍曲林、体针均可试用于 PSD 的治疗。

（6）与盐酸度洛西汀对比，疗程为 4 周则弱度建议体针、盐酸度洛西汀试用于 PSD 的治疗。

（7）与三环类抗抑郁药对比，疗程为 4 周则强烈推荐体针应用于 PSD 的治疗。

（8）与盐酸阿米替林对比，疗程为 4 周则较强建议体针试用于 PSD 的治疗。

（9）与氟哌噻吨美利曲辛对比，疗程为 4 周则强烈建议氟哌噻吨美利曲辛、体针均可试用于 PSD 的治疗。

（10）与体针对比，疗程为 4 周则强烈不推荐盐酸氟西汀联合盐酸多塞平试用于 PSD 的治疗。

（11）与常规体针对比，疗程为 2 周、6 周或 8 周则强烈建议调神类针法试用于 PSD 的治疗，疗程为 3 周则较强建议调神类针法试用于 PSD 的治疗，疗程为 4 周则强烈推荐调神类针法应用于 PSD 的治疗。

（12）与常规体针联合盐酸舍曲林对比，疗程为 4 周则强烈推荐调神类针法应用于 PSD 的治疗；与常规体针联合盐酸氟西汀对比，疗程为 8 周则较强建议调神类针法试用于 PSD 的治疗。

（13）与神经内科常规治疗对比，疗程为 1 周则较强建议体针试用于 PSD 的治疗，疗程为 4 周则强烈建议体针试用于 PSD 的治疗，疗程为 8 周则弱度建议体针试用于 PSD 的治疗。

治疗原则：通调督任、醒神解郁。

选穴：百会、四神聪、神庭、水沟、三阴交、内关、太冲、神门等为主穴，心俞、肝俞、脾俞、印堂、太溪、膻中、血海、足三里等为配穴。

操作方法:患者采取仰卧位,先刺双侧内关,直刺0.5~1.0寸,采用捻转提插结合泻法;继刺水沟,向鼻中隔方向斜刺0.3~0.5寸,用重雀啄法至眼球湿润或流泪为度;再刺三阴交,与皮肤呈45°角沿胫骨内侧缘斜刺,进针1.0~1.5寸,用提插补法,使患者下肢抽动3次为度,其余穴位按照常规针刺方法行刺,每次留针15分钟~1小时,部分头部穴位留针6~9小时,每日每穴1~2次,每周3~6次。

疗程:2~8周。

1. 体针与盐酸氟西汀

指标1:临床疗效评价指标

治疗4周后,体针治疗PSD临床疗效肯定优于盐酸氟西汀(Z=2.66, P=0.008)(I^2=0%, RR=1.05, 95% CI: 1.01~1.09),试验组与对照组平均总有效率分别为89.01%和82.65%。——1a级证据

治疗5周后,体针治疗PSD临床疗效与盐酸氟西汀相比,差异无统计学意义,试验组与对照组总有效率分别为86.36%和81.82%(P>0.05)。——2b级证据

治疗6周后,体针治疗PSD临床疗效与盐酸氟西汀相比,差异无统计学意义(Z=1.73, P=0.08)(I^2=18%, RR=1.11, 95% CI: 0.99~1.24),试验组与对照组平均总有效率分别为82.66%和72.51%。——1a级证据

治疗8周后,体针治疗PSD临床疗效肯定优于盐酸氟西汀(Z=5.30, P<0.000 01)(I^2=50%,RR=1.18,95% CI: 1.11~1.26),试验组与对照组平均总有效率分别为91.86%和77.42%。——1a级证据

指标2:抑郁状态评价指标

· HAMD-17

治疗2周后,体针组HAMD-17项评分与盐酸氟西汀组相比,差异无统计学意义(Z=1.72,P=0.09)(I^2=78%,MD=-2.40,95% CI:-5.14~0.34)。——2a级证据

治疗4周后,体针组HAMD-17项评分可能优于盐酸氟西汀组(Z=3.81, P=0.000 1)(I^2=89%,MD=-3.10,95% CI:-4.70~-1.50)。——2a级证据

治疗5周后,体针组HAMD-17项评分为(7.62±2.15)分,与盐酸氟西汀组(7.73±2.23)分相比,差异无统计学意义(P>0.05)。——2b级证据

治疗6周后,体针组HAMD-17项评分与盐酸氟西汀组相比,差异无统计学意义(Z=0.31,P=0.75)(I^2=0%,MD=-0.44,95% CI:-1.37~-0.97)。——1a级证据

治疗8周后,体针组HAMD-17项评分可能优于盐酸氟西汀组(Z=8.80, P<0.000 01)(I^2=67%,MD=-3.13,95% CI:-3.83~-2.43)。——2a级证据

治疗12周后,体针组HAMD-17项评分为(8.50±3.50)分,与盐酸氟西汀组(9.30±4.10)分相比,差异无统计学意义(P>0.05)。——2a级证据

· HAMD-24

治疗2周后,体针组HAMD-24项评分与盐酸氟西汀组相比,差异无统计学意义(Z=1.15,P=0.25)(I^2=78%,MD=-1.62,95% CI:-4.38~1.14)。——2a级证据

治疗 4 周后，体针组 HAMD-24 项评分可能优于盐酸氟西汀组（Z=2.10，P=0.04）（I^2=80%，MD=−1.43，95% CI：−2.59~−0.09）。——2a 级证据

治疗 6 周后，体针组 HAMD-24 项评分为（20.41 ± 5.31）分，与盐酸氟西汀组（18.28 ± 4.32）分相比，差异无统计学意义（P>0.05）。——2a 级证据

治疗 8 周后，体针组 HAMD-24 项评分肯定优于盐酸氟西汀组（Z=8.09，P<0.000 01）（I^2=0%，MD=−4.30，95% CI：−5.34~−3.26）。——1a 级证据

· SDS

治疗 4 周后，体针组 SDS 评分为（46.80 ± 9.96）分，与盐酸氟西汀组（45.72 ± 7.33）分相比，差异无统计学意义（P>0.05）。——2c 级证据

指标 3：日常生活能力评价指标

· BI

治疗 2 周后，体针组 BI 评分为（42.37 ± 10.93）分，或许优于盐酸氟西汀组（33.40 ± 7.28）分（P<0.01）。——2b 级证据

治疗 4 周后，体针组 BI 评分可能优于盐酸氟西汀组（Z=4.82，P<0.000 01）（I^2=85%，MD=9.41，95% CI：5.59~13.24）。——2a 级证据

治疗 8 周后，体针组 BI 评分可能优于盐酸氟西汀组（Z=5.00，P<0.000 01）（I^2=62%，MD=8.54，95% CI：5.19~11.88）。——2a 级证据

指标 4：神经功能缺损症状评价指标

· MESSS

治疗 2 周后，体针组 MESSS 评分为（37.87 ± 9.43）分，或许优于盐酸氟西汀组（39.50 ± 7.76）分（P<0.05）。——2b 级证据

治疗 4 周后，体针组 MESSS 评分可能优于盐酸氟西汀组（Z=2.82，P=0.005）（I^2=92%，MD=−8.14，95% CI：−13.79~−2.49）。——2a 级证据

治疗 8 周后，体针组 MESSS 评分为（6.79 ± 2.46）分，或许优于盐酸氟西汀组（10.28 ± 2.74）分（P<0.01）。——2b 级证据

· NIHSS

治疗 4 周后，体针组 NIHSS 评分可能优于盐酸氟西汀组（Z=5.99，P<0.000 01）（I^2=55%，MD=−3.26，95% CI：−4.32~−2.19）。——2a 级证据

治疗 8 周后，体针组 NIHSS 评分可能优于盐酸氟西汀组（Z=21.28，P<0.000 01）（I^2=73%，MD=−2.52，95% CI：−2.75~−2.29）。——2a 级证据

2. 体针与盐酸帕罗西汀

指标 1：临床疗效评价指标

治疗 4 周后，体针治疗 PSD 临床疗效肯定优于盐酸帕罗西汀（Z=3.62，P=0.000 3）（I^2=0%，RR=1.29，95% CI：1.12~1.47），试验组与对照组平均总有效率分别为 92.93% 和 71.72%。——1a 级证据

指标 2：抑郁状态评价指标

· HAMD-17

治疗 4 周后，体针组 HAMD-17 项评分为（12.14 ± 2.69）分，或许优于盐酸帕罗西汀组（21.46 ± 2.86）分（P<0.05）。——2b 级证据

· HAMD-24

治疗 2 周后，体针组 HAMD-24 项评分肯定优于盐酸帕罗西汀组（Z=4.94，P<0.000 01）（I^2=0%，MD=-3.29，95% CI：-4.60~-1.98）。——1a 级证据

治疗 4 周后，体针组 HAMD-24 项评分可能优于盐酸帕罗西汀组（Z=2.81，P=0.005）（I^2=96%，MD=-5.85，95% CI：-9.93~-1.77）。——2a 级证据

3. 体针与草酸艾司西酞普兰

指标 1：临床疗效评价指标

治疗 4 周后，体针治疗 PSD 临床疗效可能优于草酸艾司西酞普兰，试验组与对照组总有效率分别为 94.00% 和 88.00%（P<0.05）。——2a 级证据

治疗 8 周后，体针治疗 PSD 临床疗效与草酸艾司西酞普兰相比，差异无统计学意义（Z=0.53，P=0.60）（I^2=82%，RR=1.06，95% CI：0.85~1.32），试验组与对照组平均总有效率分别为 97.01% 和 90.77%。——2a 级证据

指标 2：抑郁状态评价指标

· HAMD-17

治疗 4 周后，体针组 HAMD-17 项评分肯定优于草酸艾司西酞普兰组（Z=3.77，P=0.000 2）（I^2=0%，MD=-1.23，95% CI：-1.86~-0.59）。——1a 级证据

治疗 8 周后，体针组 HAMD-17 项评分与草酸艾司西酞普兰组相比，差异无统计学意义（Z=1.71，P=0.09）（I^2=92%，MD=-1.80，95% CI：-3.86~0.27）。——2a 级证据

· HAMD-24

治疗 4 周后，体针组 HAMD-24 项评分为（17.67 ± 8.27）分，可能优于草酸艾司西酞普兰组（23.09 ± 9.16）分（P<0.05）。——2a 级证据

指标 3：日常生活能力评价指标

· BI

治疗 4 周后，体针组 BI 评分可能优于草酸艾司西酞普兰组（Z=2.68，P=0.007）（I^2=80%，MD=7.97，95% CI：2.13~13.81）。——2a 级证据

治疗 8 周后，体针组 BI 评分与草酸艾司西酞普兰组相比，差异无统计学意义（Z=1.73，P=0.08）（I^2=0%，MD=1.93，95% CI：-0.26~4.13）。——1a 级证据

· FMA

治疗 8 周后，体针组 FMA 评分为（61.22 ± 8.09）分，或许优于草酸艾司西酞普兰组（56.13 ± 6.58）分（P<0.05）。——2b 级证据

4. 体针与氢溴酸西酞普兰

指标 1:临床疗效评价指标

治疗 3 周后,体针治疗 PSD 临床疗效或许优于氢溴酸西酞普兰,试验组与对照组总有效率分别为 89.54% 和 73.27%($P<0.05$)。——2b 级证据

治疗 4 周后,体针治疗 PSD 临床疗效与氢溴酸西酞普兰相比,差异无统计学意义($P>0.05$),试验组与对照组临床总有效率分别为 93.33% 和 90.00%。——2a 级证据

指标 2:抑郁状态评价指标

· HAMD-17

治疗 3 周后,体针组 HAMD-17 项评分为(12.34 ± 7.96)分,或许优于氢溴酸西酞普兰组(15.67 ± 8.17)分($P<0.05$)。——2b 级证据

治疗 4 周后,体针组 HAMD-17 项评分为(16.93 ± 3.01)分,与氢溴酸西酞普兰组(18.02 ± 2.43)分相比,差异无统计学意义($P>0.05$)。——2a 级证据

指标 3:日常生活能力评价指标

· BI

治疗 4 周后,体针组 BI 评分为(55.23 ± 6.12)分,可能优于氢溴酸西酞普兰组(46.88 ± 4.40)分($P<0.05$)。——2a 级证据

· ADL

治疗 3 周后,体针组 BI 评分为(62.21 ± 28.74)分,或许优于氢溴酸西酞普兰组(48.57 ± 26.78)分($P<0.01$)。——2b 级证据

指标 4:神经功能缺损症状评价指标

· NIHSS

治疗 3 周后,体针组 NIHSS 评分为(8.63 ± 5.81)分,或许优于氢溴酸西酞普兰组(10.83 ± 5.48)分($P<0.05$)。——2b 级证据

5. 体针与盐酸舍曲林

指标 1:临床疗效评价指标

治疗 4 周后,体针治疗 PSD 临床疗效与盐酸舍曲林相比,差异无统计学意义,试验组与对照组总有效率分别为 90.0% 和 93.30%($P>0.05$)。——2a 级证据

治疗 12 周后,体针治疗 PSD 临床疗效可能优于盐酸舍曲林,试验组与对照组总有效率分别为 77.5% 和 62.5%($P<0.01$)。——2a 级证据

指标 2:抑郁状态评价指标

· HAMD-24

治疗 4 周后,体针组 HAMD-24 项评分为(12.78 ± 3.87)分,与盐酸舍曲林组(13.32 ± 3.66)分相比,差异无统计学意义($P>0.05$)。——2a 级证据

治疗 12 周后,体针组 HAMD-24 项评分为(14.78 ± 2.56)分,可能优于盐酸舍曲林组(15.35 ± 2.76)分($P<0.01$)。——2a 级证据

指标 3：日常生活能力评价指标

· BI

治疗 12 周后，体针组 BI 评分为（79.93 ± 4.81）分，可能优于盐酸舍曲林组（78.29 ± 5.04）分（P<0.05）。——2a 级证据

指标 4：神经功能缺损症状评价指标

· NIHSS

治疗 12 周后，体针组 NIHSS 评分为（9.73 ± 2.78）分，可能优于盐酸舍曲林组（10.93 ± 2.78）分（P<0.01）。——2a 级证据

6. 体针与盐酸度洛西汀

指标 1：抑郁状态评价指标

· HAMD-24

治疗 4 周后，体针组 HAMD-24 项评分为（12.13 ± 2.25）分，与盐酸度洛西汀组（13.20 ± 2.87）分相比，差异无统计学意义（P>0.05）。——2c 级证据

指标 2：日常生活能力评价指标

· MBI

治疗 4 周后，体针组 MBI 评分为（69.97 ± 3.26）分，或许优于盐酸度洛西汀组（64.20 ± 3.07）分（P<0.05）。——2c 级证据

7. 体针与三环类抗抑郁药

指标 1：临床疗效评价指标

治疗 4 周后，体针治疗 PSD 临床疗效肯定优于三环类抗抑郁药（Z=1.94，P=0.05）（I^2=0%，RR=1.11，95% CI：1.00~1.24），试验组与对照组平均总有效率分别为 91.43% 和 82.00%。——1a 级证据

（1）体针与盐酸阿米替林

指标 1：临床疗效评价指标

治疗 4 周后，体针治疗 PSD 临床疗效或许优于盐酸阿米替林，试验组与对照组总有效率分别为 93.3% 和 80.0%（P<0.05）。——2b 级证据

指标 2：抑郁状态评价指标

· HAMD-24

治疗 4 周后，体针组 HAMD-24 项评分为（17.67 ± 8.27）分，或许优于盐酸阿米替林组（23.09 ± 9.16）分（P<0.05）。——2b 级证据

（2）体针与氟哌噻吨美利曲辛

指标 1：临床疗效评价指标

治疗 4 周后，体针治疗 PSD 临床疗效与氟哌噻吨美利曲辛相比，差异无统计学意义，试验组与对照组总有效率分别为 88.89% 和 85.00%（P>0.05）。——2a 级证据

8. 体针与盐酸氟西汀联合盐酸多塞平

指标 1：临床疗效评价指标

治疗 4 周后，体针治疗 PSD 临床疗效与盐酸氟西汀联合盐酸多塞平相比，差异无统计学意义，试验组与对照组总有效率分别为 86.7% 和 80.0%（$P>0.05$）。——2c 级证据

指标 2：抑郁状态评价指标

· HAMD-17

治疗 4 周后，体针组 HAMD-17 项评分为（11.4±2.2）分，与盐酸氟西汀联合盐酸多塞平组（10.1±2.6）分相比，差异无统计学意义（$P>0.05$）。——2c 级证据

9. 体针（调神类针法）与常规体针

指标 1：临床疗效评价指标

治疗 2 周后，调神类针法治疗 PSD 临床疗效可能优于常规体针，试验组与对照组总有效率分别为 93.3% 和 80.0%（$P<0.05$）。——2a 级证据

治疗 3 周后，调神类针法治疗 PSD 临床疗效或许优于常规体针，试验组与对照组总有效率分别为 94.74% 和 55.26%（$P<0.01$）。——2b 级证据

治疗 4 周后，调神类针法治疗 PSD 临床疗效肯定优于常规体针（Z=2.11，$P=0.03$）（$I^2=0\%$，RR=1.19，95% CI：1.01~1.40），试验组与对照组平均总有效率分别为 90.00% 和 75.00%。——1a 级证据

治疗 6 周后，调神类针法治疗 PSD 临床疗效可能优于常规体针，试验组与对照组平均总有效率分别为 56.7% 和 30.0%（$P<0.05$）。——2a 级证据

治疗 8 周后，调神类针法治疗 PSD 临床疗效可能优于常规体针，试验组与对照组总有效率分别为 95.6% 和 80.0%（$P<0.05$）。——2a 级证据

指标 2：抑郁状态评价指标

· HAMD-17

治疗 2 周后，调神类针法组 HAMD-17 项评分与常规体针组相比，差异无统计学意义（Z=0.91，$P=0.36$）（$I^2=85\%$，MD=-1.90，95% CI：-6.00~2.20）。——2a 级证据

治疗 3 周后，调神类针法组 HAMD-17 项评分与常规体针组相比，差异无统计学意义（Z=0.86，$P=0.39$）（$I^2=94\%$，MD=-2.78，95% CI：-9.08~3.52）。——2a 级证据

治疗 4 周后，调神类针法组 HAMD-17 项评分为（10.03±1.18）分，或许优于常规体针组（11.89±3.84）分（$P<0.05$）。——2c 级证据

治疗 6 周后，调神类针法组 HAMD-17 项评分为（11.17±4.42）分，可能优于常规体针组（12.73±3.78）分（$P<0.05$）。——2a 级证据

· HAMD-24

治疗 4 周后，调神类针法组 HAMD-24 项评分肯定优于常规体针组（Z=3.29，$P=0.001$）（$I^2=0\%$，MD=-3.52，95% CI：-5.62~-1.43）。——1a 级证据

治疗 8 周后，调神类针法组 HAMD-24 项评分为（6.25±3.76）分，可能优于常规体针组（9.32±5.06）分（$P<0.01$）。——2a 级证据

· SDS

治疗 4 周后，调神类针法组 SDS 评分为（40.5 ± 6.51）分，可能优于常规体针组（44.62 ± 8.94）分（$P<0.05$）。——2a 级证据

指标 3：日常生活能力评价指标

· BI

治疗 6 周后，调神类针法组 BI 评分为（41.43 ± 25.80）分，可能优于常规体针组（39.20 ± 22.09）分（$P<0.05$）。——2a 级证据

治疗 8 周后，调神类针法组 BI 评分为（69.22 ± 7.05）分，可能优于常规体针组（55.68 ± 6.21）分（$P<0.01$）。——2a 级证据

· ADL

治疗 3 周后，调神类针法组 ADL 评分为（94.6 ± 11.4）分，或许优于常规体针组（87.9 ± 13.6）分（$P<0.01$）。——2b 级证据

治疗 4 周后，调神类针法组 ADL 评分为（68.83 ± 19.72）分，可能优于常规体针组（66.8 ± 14.84）分（$P<0.05$）。——2a 级证据

指标 4：神经功能缺损症状评价指标

· MESSS

治疗 4 周后，调神类针法组 MESSS 评分为（14.8 ± 10.68）分，可能优于常规体针组（19.5 ± 11.08）分（$P<0.05$）。——2a 级证据

· NIHSS

治疗 4 周后，调神类针法组 NIHSS 评分为（9.08 ± 2.15）分，可能优于常规体针组（10.85 ± 4.31）分（$P<0.05$）。——2a 级证据

10. 体针（调神类针刺法）与常规体针联合盐酸舍曲林 / 盐酸氟西汀

指标 1：临床疗效评价指标

治疗 4 周后，体针治疗 PSD 临床疗效肯定优于常规体针联合盐酸舍曲林（Z=2.18，P=0.03）（I^2=28%，RR=4.10，95% CI：1.15~14.56），试验组与对照组平均总有效率分别为 91.67% 和 73.81%。——1a 级证据

治疗 8 周后，体针治疗 PSD 临床疗效或许优于常规体针联合盐酸氟西汀，试验组与对照组总有效率分别为 89.3% 和 76.0%（$P<0.05$）。——2b 级证据

指标 2：抑郁状态评价指标

· HAMD-17

治疗 4 周后，体针组 HAMD-17 项评分为（12.52 ± 1.50）分，可能优于常规体针联合盐酸舍曲林组（20.33 ± 2.45）分（$P<0.05$）。——2a 级证据

· HAMD-24

治疗 4 周后，体针组 HAMD-24 项评分为（9.54 ± 3.72）分，可能优于常规体针联合盐酸舍曲林组（17.30 ± 3.50）分（$P<0.05$）。——2a 级证据

治疗 8 周后，体针组 HAMD-24 项评分为（10.2 ± 3.1）分，或许优于常规体针联合盐酸

氟西汀组（14.9±4.8）分（$P<0.05$）。——2b 级证据

11. 体针与神经内科常规治疗

指标 1：抑郁状态评价指标

· HAMD-17

治疗 8 周后，体针组 HAMD-17 项评分为（9.4±5.6）分，或许优于神经内科常规治疗组（12.6±6.1）分（$P<0.05$）。——2c 级证据

· HAMD-24

治疗 1 周后，体针组 HAMD-24 项评分为（38.1±9.2）分，或许优于神经内科常规治疗组（41.3±8.9）分（$P<0.01$）。——2b 级证据

治疗 4 周后，体针组 HAMD-24 项评分与神经内科常规治疗组相比，差异无统计学意义（$Z=1.88$，$P=0.06$）（$I^2=94\%$，MD=-7.79，95% CI：-15.92~0.33）。——2a 级证据

· SDS

治疗 4 周后，体针组 SDS 评分为（46.80±10.35）分，或许优于神经内科常规治疗组（49.72±7.34）分（$P<0.05$）。——2b 级证据

指标 2：日常生活能力评价指标

· BI

治疗 4 周后，体针组 BI 评分为（75.6±13.1）分，或许优于神经内科常规治疗组（63.0±11.3）分（$P<0.05$）。——2c 级证据

指标 3：神经功能缺损症状评价指标

· MESSS

治疗 1 周后，体针组 MESSS 评分为（22.2±7.0）分，或许优于神经内科常规治疗组（24.7±6.6）分（$P<0.01$）。——2b 级证据

治疗 4 周后，体针组 MESSS 评分为（16.2±6.3）分，或许优于神经内科常规治疗组（22.4±5.7）分（$P<0.01$）。——2b 级证据

· CSS

治疗 4 周后，体针组 CSS 评分为（10.59±1.64）分，或许优于神经内科常规治疗组（13.27±1.68）分（$P<0.05$）。——2b 级证据

（四）头部矩阵针法治疗方案

★推荐意见：

与常规头针对比，疗程为 8 周则较强建议头部矩阵针法试用于 PSD 的治疗。

治疗原则：醒神开窍解郁为主。

选穴：四神聪、风池（双侧）、头颞穴（双侧）（太阳穴后 1 寸与耳尖平行处）。

操作方法：针刺四神聪时针尖向百会穴方向斜刺，刺头颞穴时针尖朝向耳尖斜刺入 1.5 寸，其余穴位以常规方法针刺，每日每穴 1 次，每次留针 30 分钟，每周 6 次。

疗程：8 周。

头部矩阵针法与常规头针

指标 1：临床疗效评价指标

治疗 8 周后，头部矩阵针法治疗 PSD 临床疗效或许优于常规头针治疗，试验组与对照组总有效率分别为 93.33% 和 83.33%（$P<0.05$）。——2b 级证据

指标 2：抑郁状态评价指标

· HAMD-17

治疗 8 周后，头针组 HAMD-17 项评分为（11.15±2.2）分，或许优于常规头针组（17.32±2.6）分（$P<0.05$）。——2b 级证据

· SDS

治疗 8 周后，头针组 SDS 评分为（41.28±9.06）分，或许优于常规头针组（61.32±10.18）分（$P<0.05$）。——2b 级证据

（五）方氏头针治疗方案

★推荐意见：

疗程为 8 周则盐酸文拉法辛、方氏头针均可应用于 PSD 的治疗。

治疗原则：醒神开窍解郁为主。

选穴：“思维”穴、书写穴、伏象头部、伏脏上焦。

操作方法：患者取坐位或卧位，常规皮肤消毒后，进针施以飞针法（以拇指及示指、中指持针，小臂带动手腕，迅速垂直刺至颅骨骨膜，以听到“啪”的声音为佳），行针施以重压震颤法（以拇指及示指、中指紧持针身，施针者集中意念运气于此三指，持续增大指尖的握力直至产生剧烈抖动，同时手腕用力持针下压），每穴行针 30 秒，每次留针 30 分钟，每日每穴 1 次，每周 5 次。

疗程：大于 8 周。

方氏头针与盐酸文拉法辛

指标 1：临床疗效评价指标

治疗 8 周后，方氏头针治疗 PSD 临床疗效与盐酸文拉法辛相比，差异无统计学意义，试验组与对照组总有效率分别为 83.9% 和 82.0%（$P>0.05$）。——2a 级证据

指标 2：抑郁状态评价指标

· HAMD-17

治疗 8 周后，头针组 HAMD-17 项评分为（11.9±7.87）分，与常规头针组（10.7±8.16）分相比，差异无统计学意义（$P>0.05$）。——2a 级证据

（六）常规头针治疗方案

★推荐意见：

（1）与体针、神经内科常规治疗对比，疗程为 3 周、4 周或 8 周则强烈建议常规头针试用于 PSD 的治疗。

（2）与盐酸舍曲林对比，疗程为6周则较强建议常规头针可试用于PSD的治疗。

（3）与盐酸氟西汀对比，疗程为4周则强烈推荐常规头针应用于PSD的治疗，疗程为7周则盐酸氟西汀、体针均可应用于PSD的治疗，疗程为8周则强烈建议常规头针试用于PSD的治疗。

治疗原则：醒神开窍，疏肝解郁为主。

选穴：神庭、囟会、曲差、本神、百会、太阳、上星、头维、四神聪、风池、印堂为主。

操作方法：针刺每次留针15分钟~9小时，每日每穴1~2次，每周3~6次。

疗程：3~8周。

1. 头针与体针

指标1：临床疗效评价指标

治疗3周后，头针治疗PSD临床疗效可能优于体针，试验组与对照组总有效率分别为88.6%和62.9%（$P<0.05$）。——2a级证据

治疗4周后，头针治疗PSD临床疗效可能优于体针，试验组与对照组总有效率分别为91.2%和58.8%（$P<0.05$）。——2a级证据

指标2：抑郁状态评价指标

· HAMD-17

治疗3周后，头针组HAMD-17项评分为（10.2±2.11）分，可能优于体针组（17.9±2.64）分（$P<0.01$）。——2a级证据

治疗4周后，头针组HAMD-17项评分为（11.5±2.54）分，可能优于体针组（15.4±2.27）分（$P<0.05$）。——2a级证据

2. 头针与神经内科常规治疗

指标1：临床疗效评价指标

治疗8周后，头针治疗PSD临床疗效可能优于神经内科常规治疗，试验组与对照组总有效率分别为78.3%和60.9%（$P<0.05$）。——2a级证据

指标2：抑郁状态评价指标

· HAMD-24

治疗8周后，头针组HAMD-24项评分为（15.35±3.45）分，可能优于神经内科常规治疗组（17.74±3.64）分（$P<0.05$）。——2a级证据

指标3：日常生活能力评价指标

· BI

治疗8周后，头针组BI评分为（69.13±6.68）分，可能优于神经内科常规治疗组（64.13±9.01）分（$P<0.05$）。——2a级证据

3. 头针与盐酸舍曲林

指标1：临床疗效评价指标

治疗6周后，头针治疗PSD临床疗效或许优于盐酸舍曲林，试验组与对照组总有效率分别为93.3%和76.7%（$P<0.05$）。——2b级证据

指标 2:抑郁状态评价指标

· HAMD-17

治疗 6 周后,头针组 HAMD-17 项评分为(8.78±7.22)分,或许优于常规头针组(14.11±8.54)分($P<0.05$)。——2b 级证据

4. 头针与盐酸氟西汀

指标 1:临床疗效评价指标

治疗 4 周后,头针治疗 PSD 临床疗效肯定优于盐酸氟西汀($Z=2.10$, $P=0.04$)($I^2=0\%$, RR=1.21,95% CI:1.01~1.45),试验组与对照组平均总有效率分别为 86.67% 和 71.67%。——1a 级证据

治疗 7 周后,头针治疗 PSD 临床疗效与盐酸氟西汀相比,差异无统计学意义,试验组与对照组总有效率分别为 86.67% 和 83.33%($P>0.05$)。——2c 级证据

治疗 8 周后,头针治疗 PSD 临床疗效可能优于盐酸氟西汀,试验组与对照组总有效率分别为 96.67% 和 83.33%($P<0.01$)。——2a 级证据

指标 2:抑郁状态评价指标

· HAMD-17

治疗 4 周后,头针组 HAMD-17 项评分与盐酸氟西汀组相比,差异无统计学意义($Z=1.11$, $P=0.27$)($I^2=97\%$, MD=-3.86,95% CI:-10.65~2.93)。——2a 级证据

· SDS

治疗 4 周后,头针组 SDS 评分为(32.57±2.65)分,可能优于盐酸氟西汀组(41.26±3.32)分($P<0.05$)。——2a 级证据

治疗 8 周后,头针组 SDS 评分为(29.41±3.12)分,可能优于盐酸氟西汀组(38.78±3.61)分($P<0.05$)。——2a 级证据

指标 3:日常生活能力评价指标

· BI

治疗 4 周后,头针组 BI 评分为(53.14±7.23)分,可能优于盐酸氟西汀组(35.17±6.38)分($P<0.05$)。——2a 级证据

指标 4:神经功能缺损症状评价指标

· MESSS

治疗 4 周后,头针组 MESSS 评分为(26.87±5.96)分,可能优于盐酸氟西汀组(36.67±7.33)分($P<0.05$)。——2a 级证据

(七)智三针治疗方案

★推荐意见:

(1)与盐酸氟西汀对比,疗程为 4 周则较强建议智三针试用于 PSD 的治疗。

(2)与常规针刺对比,疗程为 6 周则较强建议智三针试用于 PSD 的治疗。

治疗原则:醒脑解郁。

药物名称：百忧解（盐酸氟西汀）。

选穴：本神（双侧）、神庭。

操作方法：取智三针（双侧本神、神庭），肝气郁结则加双侧太冲、内关；心脾两虚则加双侧公孙、内关。每次治疗须根据临床症状选用，留针 30 分钟，15 分钟行针 1 次。每日每穴 1 次，每周 5 次，4 周为 1 个疗程，共 4 个疗程。

疗程：4 周。

1. 智三针与盐酸氟西汀

指标 1：临床疗效评价指标

治疗 4 周后，智三针治疗 PSD 临床疗效或许优于盐酸氟西汀，试验组与对照组临床总有效率分别为 88.33% 和 78.89%（$P<0.05$）。——2b 级证据

指标 2：抑郁状态评价指标

· HAMD-17

治疗 4 周后，电针组 HAMD-17 项评分为（11.9 ± 4.3）分，或许优于盐酸氟西汀组（15.7 ± 6.5）分（$P<0.05$）。——2b 级证据

2. 智三针与常规针刺

指标 1：临床疗效评价指标

治疗 6 周后，智三针治疗 PSD 临床疗效或许优于常规针刺，试验组与对照组临床总有效率分别为 87.1% 和 60%（$P<0.01$）。——2b 级证据

指标 2：抑郁状态评价指标

· HAMD-17

治疗 4 周后，智三针组 HAMD-17 项评分为（18.31 ± 6.03）分，或许优于常规针刺组（19.08 ± 7.45）分（$P<0.01$）。——2b 级证据

治疗 6 周后，智三针组 HAMD-17 项评分为（13.96 ± 5.83）分，或许优于常规针刺组（14.46 ± 6.22）分（$P<0.01$）。——2b 级证据

治疗 8 周后，智三针组 HAMD-17 项评分为（10.05 ± 3.05）分，或许优于常规针刺组（11.05 ± 2.68）分（$P<0.01$）。——2b 级证据

（八）薄氏腹针治疗方案

★推荐意见：

疗程为 4 周则薄氏腹针、常规针刺均可试用于 PSD 的治疗。

治疗原则：引气归元为主。

选穴：中脘、下脘、关元、气海、滑肉门（双侧）、外陵（双侧），上风湿点（右 / 患侧）、上风湿外点（患侧）、下风湿点（患侧）、下风湿下点（患侧）。

操作方法：常规消毒，腹部进针时避开毛孔、血管，施针轻缓，一般采用只捻转、不提插，或轻捻转、慢提插的手法，不要求患者有酸、麻、胀感。中脘、下脘、气海、关元、上风湿点（右）均深刺；滑肉门、外陵均中刺。每日每穴 1 次，每次留针 30 分钟。

疗程:大于 4 周。

薄氏腹针与常规针刺

指标 1:临床疗效评价指标

治疗 4 周后,薄氏腹针治疗 PSD 临床疗效与常规针刺组相比,差异无统计学意义,试验组与对照组总有效率分别为 87.88% 和 87.50%($P>0.05$)。——2a 级证据

指标 2:抑郁状态评价指标

· HAMD-17

治疗 4 周后,薄氏腹针组 HAMD-17 项评分为(14.36 ± 3.55)分,与常规针刺组(15.12 ± 4.00)分相比,差异无统计学意义($P>0.05$)。——2a 级证据

指标 3:神经功能缺损症状评价指标

· NDS

治疗 4 周后,薄氏腹针组 NDS 评分为(20.12 ± 3.16)分,可能优于常规针刺组(20.05 ± 3.42)分,差异无统计学意义($P>0.05$)。——2a 级证据

(九)常规腹针治疗方案

★推荐意见:

疗程为 2 周、4 周或 6 周则常规腹针、电针均可试用于 PSD 的治疗。

治疗原则:健脾疏肝解郁为主。

选穴:中脘、下脘、关元、滑肉门、外陵、大横。

操作方法:患者取仰卧位,各穴均为直刺,其深度为穿过皮下,在肌层之上,位于脂肪层。快进针,只捻转、不提插,无须有得气的感觉,每次留针 30 分钟,每 2 日 1 次。

疗程:大于 6 周。

常规腹针与电针

指标:抑郁状态评价指标

· HAMD-24

治疗 2 周后,腹针组 HAMD-24 项评分为(21.82 ± 5.13)分,与电针组(22.36 ± 7.13)分相比,差异无统计学意义($P>0.05$)。——2b 级证据

治疗 4 周后,腹针组 HAMD-24 项评分为(16.25 ± 6.92)分,与电针组(17.13 ± 5.22)分相比,差异无统计学意义($P>0.05$)。——2b 级证据

治疗 6 周后,腹针组 HAMD-24 项评分为(10.82 ± 6.05)分,与电针组(11.56 ± 5.11)分相比,差异无统计学意义($P>0.05$)。——2b 级证据

(十)颅缝刺法治疗方案

★推荐意见:

与盐酸氟西汀对比,疗程为 4 周则较强建议颅缝刺法试用于 PSD 的治疗。

治疗原则:开窍解郁。

选穴：冠状缝、矢状缝、人字缝、额颞缝。

操作方法：用0.2%浓度的碘附对头皮表面进行消毒，于上述部位与头皮呈15°角时快速进针1.0~1.3寸至帽状腱膜下，上下捻转每分钟160次左右，以有酸、胀、麻感为度，每隔5分钟捻转1次，留针50分钟。每日每穴1次，1周为1个疗程，共4个疗程。

疗程：4周。

颅缝刺法与盐酸氟西汀

指标1：临床疗效评价指标

治疗4周后，颅缝刺法组临床疗效有效率为96.88%，或许优于盐酸氟西汀组有效率87.50%（$P<0.05$）。——2b级证据

指标2：抑郁状态评价指标

· HAMD-17

治疗4周后，颅缝刺法组HAMD-17项评分为（9.06±3.53）分，或许优于盐酸氟西汀组（11.94±4.87）分（$P<0.05$）。——2b级证据

（十一）头电针治疗方案

★推荐意见：

与常规体针针刺对比，疗程为6周则较强建议头电针试用于PSD的治疗。

治疗原则：开窍解郁。

选穴：顶中线、额中线、额旁1线（双侧）。

操作方法：上述穴位针刺得气后连接电针仪，留针30分钟。

疗程：6周。

头电针与常规体针针刺

指标1：临床疗效评价指标

治疗6周后，头电针治疗PSD临床疗效有效率为91.83%，或许优于常规体针针刺有效率61.36%（$P<0.05$）。——2b级证据

指标2：抑郁状态评价指标

· HAMD-17

治疗6周后，头电针组HAMD-17项评分为（8.55±1.73）分，或许优于常规体针组（15.04±2.33）分（$P<0.01$）。——2b级证据

（十二）舌针疗法治疗方案

★推荐意见：

与常规针刺对比，疗程为3周则强烈建议舌针疗法试用于PSD的治疗。

治疗原则：调整阴阳平衡。

选穴：舌根、舌尖、舌中央、舌四畔、金津、玉液。

操作方法：主要采用点刺法。

疗程:3~8 周。

舌针与常规针刺

指标 1:临床疗效评价指标

治疗 3 周后,舌针疗法治疗 PSD 的临床有效率为 90%,可能优于常规针刺有效率 70%($P<0.05$)。——2a 级证据

指标 2:抑郁状态评价指标

· HAMD-17

治疗 2 周后,舌针疗法组 HAMD-17 项评分为(16.76 ± 6.32)分,可能优于常规针刺组(21.82 ± 7.38)分($P<0.05$)。——2a 级证据

治疗 4 周后,舌针疗法组 HAMD-17 项评分为(11.96 ± 5.38)分,可能优于常规针刺组(17.26 ± 4.05)分($P<0.05$)。——2a 级证据

治疗 8 周后,舌针疗法组 HAMD-17 项评分为(7.41 ± 3.29)分,可能优于常规针刺组(13.24 ± 3.12)分($P<0.05$)。——2a 级证据

(十三)耳穴疗法治疗方案

★推荐意见:

与盐酸氟西汀对比,疗程为 2 周、4 周或 8 周则较强建议耳穴疗法试用于 PSD 的治疗。

治疗原则:醒脑解郁。

选穴:耳穴神门、脑、内分泌,耳背肾、肝。

操作方法:每日每穴按压 5 次,每次 5 分钟。

疗程:8 周。

耳针与盐酸氟西汀

指标 1:抑郁状态评价指标

· HAMD-17

治疗 2 周后,耳穴疗法组 HAMD-17 项评分为(18.85 ± 4.10)分,或许优于盐酸氟西汀组(19.85 ± 4.12)分($P<0.01$)。——2b 级证据

治疗 4 周后,耳穴疗法组 HAMD-17 项评分为(18.02 ± 3.40)分,或许优于盐酸氟西汀组(19.71 ± 2.93)分($P<0.01$)。——2b 级证据

治疗 8 周后,耳穴疗法组 HAMD-17 项评分为(10.30 ± 2.74)分,或许优于盐酸氟西汀组(12.70 ± 3.53)分($P<0.01$)。——2b 级证据

指标 2:日常生活能力评价指标

· BI

治疗 2 周后,耳穴疗法组 BI 评分为(50.86 ± 15.03)分,或许优于盐酸氟西汀组(49.50 ± 13.66)分($P<0.01$)。——2b 级证据

治疗 4 周后,耳穴疗法组 BI 评分为(56.93 ± 14.23)分,或许优于盐酸氟西汀组(52.34 ± 14.25)分($P<0.01$)。——2b 级证据

治疗 8 周后，耳穴疗法组 BI 评分为（65.60 ± 12.45）分，或许优于盐酸氟西汀组（56.10 ± 13.44）分（$P<0.01$）。——2b 级证据

三、温针灸疗法

温针灸治疗方案

★推荐意见：

与常规针刺、盐酸氟西汀对比，疗程为 4 周则较强建议温针灸试用于 PSD 的治疗。

治疗原则：温阳疏肝解郁。

选穴：肺俞、心俞、肝俞、脾俞、肾俞。

操作方法：于肺俞、心俞、肝俞、脾俞、肾俞行温针灸，每日每穴 1 次，每次 30 分钟。

疗程：3~6 周。

1. 温针灸与常规针刺

指标 1：临床疗效评价指标

治疗 4 周后，温针灸治疗 PSD 的临床有效率为 95.7%，或许优于常规针刺组的 86.4%（$P<0.05$）。——2b 级证据

指标 2：抑郁状态评价指标

· HAMD-17

治疗 3 周后，温针灸组 HAMD-17 项评分肯定优于常规针刺组（Z=2.15，P=0.03）（I^2=0%，MD=-1.87，95% CI：-3.57~-0.16）。——1a 级证据

2. 温针灸与盐酸氟西汀

指标：临床疗效评价指标

治疗 4 周后，温针灸治疗 PSD 临床有效率为 90%，或许优于盐酸氟西汀组的 80%（$P<0.05$）。——2b 级证据

四、艾灸疗法

艾灸治疗方案

★推荐意见：

与常规治疗对比，疗程为 8 周则较强建议艾灸试用于 PSD 的治疗。

治疗原则：温阳开窍解郁。

选穴：百会、大椎、风池、太冲。

操作方法：采用艾条温和灸，取穴百会、大椎、风池、太冲。痰浊则加丰隆；血瘀则加曲池、膈俞；气虚则加足三里、气海。每穴留针 20 分钟，每日每穴 1 次。

疗程：8 周。

艾灸与常规治疗

指标 1：临床疗效评价指标

治疗 8 周后，艾灸治疗 PSD 的临床疗效有效率为 82.5%，或许优于常规试验组的 59.5%（P<0.05）。——2b 级证据

指标 2：抑郁状态评价指标

· HAMD-17

治疗 6 周后，艾灸组 HAMD-17 项评分为（14.47 ± 3.85）分，或许优于常规试验组（18.75 ± 2.77）分（P<0.01）。——2b 级证据

治疗 8 周后，艾灸组 HAMD-17 项评分为（11.75 ± 2.65）分，或许优于常规试验组（14.65 ± 3.31）分（P<0.01）。——2b 级证据

五、放血疗法

十二井穴放血疗法

★推荐意见：

疗程为 6 周则盐酸帕罗西汀、十二井穴放血疗法均可应用于 PSD 的治疗。

治疗原则：开窍解郁。

选穴：十二井。

操作方法：常规消毒后，以 0.45mm × 16mm 一次性无菌注射针头在十二井穴点刺，放血 10~20 滴。隔日 1 次，每周每穴 3 次。

疗程：4~6 周。

十二井穴放血与盐酸帕罗西汀

指标 1：临床疗效评价指标

治疗 6 周后，十二井穴放血疗法治疗 PSD 临床疗效与盐酸帕罗西汀相比，差异无统计学意义（Z=1.78，P=0.08）（I^2=18%，RR=1.19，95% CI：0.98~1.44），试验组与对照组临床平均总有效率分别为 94.13% 和 84.34%。——1a 级证据

指标 2：抑郁状态评价指标

· HAMD-17

治疗 4 周后，十二井穴放血组 HAMD-17 项评分为（6.30 ± 3.60）分，或许优于盐酸帕罗西汀组（15.60 ± 4.00）分（P<0.01）。——2b 级证据

指标 3：日常生活能力评价指标

· BI

治疗 4 周后，十二井穴放血组 BI 评分为（76.80 ± 16.40）分，或许优于盐酸帕罗西汀组（63.60 ± 15.20）分（P<0.01）。——2b 级证据

第二节 针刺联合疗法

在针刺疗法的基础上，联合运用药物（西药、中药）以达到增强临床疗效的目的。临床针刺疗法常选用电针、手针等方式，西药包括 SSRI 类抗抑郁药、氟哌噻吨美利曲辛等，中药常选用疏肝解郁类、疏肝活血通络类、化痰解郁类等药物。在联合运用针灸疗法和药物的临床实践中，疗效往往优于单一使用西药抗抑郁药物，但缺乏循证医学证据支持。

本章节选取针刺联合常用西药抗抑郁药物或中药为主要治疗方法，对比针刺联合常用的西药抗抑郁药、针刺联合中药与常用西药抗抑郁药物，从临床疗效及症状评分角度评价针刺联合常用西药抗抑郁药物或针刺联合中药治疗 PSD 的临床优势，并制订合理的治疗方案，供临床参考选用。

一、针刺联合西药抗抑郁药

（一）电针结合 SSRI 类抗抑郁药治疗方案

★推荐意见：

与 SSRI 类抗抑郁药对比，疗程为 4 周则强烈不推荐 SSRI 类抗抑郁药联合电针应用于 PSD 的治疗，疗程为 6 周则强烈推荐电针结合 SSRI 类抗抑郁药应用于 PSD 的治疗。

治疗原则：醒脑开窍、调神解郁、疏通气血；利用针和电的双重刺激作用，激发、调整经络之气。

选穴：百会、膻中、内关、神门、太冲、风池、神庭等。

操作方法：将穴位连接电子针疗仪，采用疏密波形、频率 2~100 Hz、强度 0.1~1.0 mA 的电流刺激穴位，强度以患者能耐受为度，留针 30 分钟。

药物组成：盐酸氟西汀或盐酸帕罗西汀。

服用方法：约 20mg，每日 1 次。

疗程：4~6 周。

电针联合 SSRI 类抗抑郁药与 SSRI 类抗抑郁药

指标 1：临床疗效评价指标

治疗 4 周后，电针结合 SSRI 类西药治疗 PSD 临床疗效与 SSRI 类西药（盐酸氟西汀、盐酸帕罗西汀）相比，差异无统计学意义（Z=1.88，*P*=0.06）（I^2=0%，RR=1.16，95% CI：0.99~1.36），试验组与对照组平均总有效率分别为 87.01% 和 75%。——1a 级证据

治疗 6 周后，电针结合 SSRI 类西药治疗 PSD 临床疗效肯定优于 SSRI 类西药（盐酸氟西汀、盐酸帕罗西汀）（Z=2.54，*P*=0.01）（I^2=0%，RR=1.22，95% CI：1.05~1.43），试验组与对照组平均总有效率分别为 88.75% 和 72.5%。——1a 级证据

指标 2:抑郁状态评价指标

- HAMD-17

治疗 4 周后,电针结合 SSRI 类西药组 HAMD-17 项评分可能优于 SSRI 类西药组(Z=7.75,P<0.000 01)(I^2=57%,MD=-2.97,95% CI:-3.72~-2.22)。——2a 级证据

治疗 6 周后,电针结合 SSRI 类西药组 HAMD-17 项评分可能优于 SSRI 类西药组(Z=3.67,P=0.000 2)(I^2=98%,MD=-1.61,95% CI:-2.48~-0.75)。——2a 级证据

(二)针刺结合 SSRI 类抗抑郁药治疗方案

★推荐意见:

与 SSRI 类抗抑郁药对比,疗程为 4 周、6 周或 8 周则强力推荐针刺结合 SSRI 类抗抑郁药应用于 PSD 的治疗。

治疗原则:开窍启闭,健脑宁神;疏通气血,养心安神;通督健脑,健脾益肾养肝;醒脑开窍,调神解郁,疏通经络,通调脏腑。

选穴:四神聪、百会、水沟、内关、印堂、三阴交、太冲、完骨、风池、天柱、委中、尺泽、极泉等。

操作方法:患者取仰卧位,使用 75% 浓度的乙醇常规消毒皮肤后进针,采用华佗牌毫针(0.25mm × 40mm),人中向鼻中隔方向斜刺 0.3~0.5 寸,用雀啄泻法以患者能耐受为度;针尖向下平刺印堂 0.3~0.5 寸,用捻转泻法施针 1~2 分钟;针尖向前平刺百会 0.5~0.8 寸,用平补平泻手法施针 1~2 分钟;四神聪向百会方向斜刺 0.5~0.8 寸,用捻转补法施针 1 分钟;内关用泻法,均以局部产生酸、麻、肿、胀感得气为宜。每日每穴 1 次,每周 5 次,留针 30 分钟。

药物组成:盐酸氟西汀、盐酸舍曲林或草酸艾司西酞普兰。

服用方法:约 20mg,每日 1 次。

疗程:4~8 周。

针刺联合 SSRI 类抗抑郁药与 SSRI 类抗抑郁药

指标 1:临床疗效评价指标

治疗 4 周后,针刺结合 SSRI 类西药治疗 PSD 临床疗效肯定优于 SSRI 类西药(盐酸氟西汀、盐酸舍曲林、草酸艾司西酞普兰)(Z=4.37,P<0.000 1)(I^2=0%,RR=1.28,95% CI:1.15~1.43),试验组与对照组平均总有效率分别为 92.26% 和 72.53%。——1a 级证据

治疗 6 周后,针刺结合 SSRI 类西药治疗 PSD 临床疗效肯定优于 SSRI 类西药(盐酸氟西汀、盐酸舍曲林、草酸艾司西酞普兰)(Z=4.16,P<0.000 1)(I^2=0%,RR=1.18,95% CI:1.09~1.28),试验组与对照组平均总有效率分别为 90.22% 和 76.44%。——1a 级证据

治疗 8 周后,针刺结合 SSRI 类西药治疗 PSD 临床疗效肯定优于 SSRI 类西药(盐酸氟西汀、盐酸舍曲林、草酸艾司西酞普兰)(Z=3.71,P=0.000 2)(I^2=0%,RR=1.25,95% CI:1.11~1.40),试验组与对照组平均总有效率分别为 91.19% 和 73.38%。——1a 级证据

指标 2:抑郁状态评价指标

· HAMD-17

治疗 4 周后,针刺结合 SSRI 类西药组 HAMD-17 项评分可能优于 SSRI 类西药组($Z=9.88$,$P<0.000\ 01$)($I^2=67\%$,$MD=-4.50$,95% CI:$-5.39\sim-3.60$)。——2a 级证据

治疗 6 周后,针刺结合 SSRI 类西药组 HAMD-17 项评分可能优于 SSRI 类西药组($Z=18.12$,$P<0.000\ 01$)($I^2=94\%$,$MD=-3.02$,95% CI:$-3.35\sim-2.69$)。——2a 级证据

治疗 8 周后,针刺结合 SSRI 类西药组 HAMD-17 项评分可能优于 SSRI 类西药组($Z=11.07$,$P<0.000\ 01$)($I^2=78\%$,$MD=-3.84$,95% CI:$-4.52\sim-3.16$)。——2a 级证据

指标 3:日常生活能力评价指标

· BI

治疗 4 周后,针刺结合 SSRI 类西药组 BI 项评分可能优于 SSRI 类西药组($Z=9.17$,$P<0.000\ 01$)($I^2=96\%$,$MD=22.65$,95% CI:$18.34\sim26.95$)。——2a 级证据

(三)针刺结合氟哌噻吨美利曲辛治疗方案

★推荐意见:

与氟哌噻吨美利曲辛对比,疗程为 4 周则强烈推荐针刺结合氟哌噻吨美利曲辛应用于 PSD 的治疗。

治疗原则:活血化瘀、开郁安神,通窍提神醒脑,补气养血、平衡阴阳。

选穴:百会、印堂、神庭、内关、神门、四神聪、合谷、太冲、三阴交等。

操作方法:内关采用泻法,百会、神庭、神门、四神聪、合谷、太冲、三阴交行补法,其他穴位使用毫针,采用平补平泻法,每日每穴 1 次,留针 30 分钟。

药物名称:氟哌噻吨美利曲辛(黛力新)。

服用方法:黛力新每片含氟哌噻吨 0.5mg 和美利曲辛 10mg,每日早晨、中午各 1 片口服。

疗程:4 周。

针刺联合氟哌噻吨美利曲辛与氟哌噻吨美利曲辛

指标 1:临床疗效评价指标

治疗 4 周后,针刺结合氟哌噻吨美利曲辛(黛力新)治疗 PSD 临床疗效肯定优于单纯氟哌噻吨美利曲辛(黛力新)($Z=3.91$,$P<0.000\ 1$)($I^2=0\%$,$RR=1.18$,95% CI: $1.09\sim1.29$),试验组与对照组平均总有效率分别为 94.31% 和 79.64%。——1a 级证据

指标 2:抑郁状态评价指标

· HAMD-17

治疗 4 周后,针刺结合氟哌噻吨美利曲辛(黛力新)HAMD-17 项评分可能优于单纯氟哌噻吨美利曲辛(黛力新)($Z=20.57$,$P<0.000\ 01$)($I^2=87\%$,$MD=-4.34$,95% CI: $-4.76\sim-3.93$)。——2a 级证据

指标 3:日常生活能力评价指标

· BI

治疗 4 周后,针刺结合氟哌噻吨美利曲辛(黛力新)BI 评分肯定优于单纯氟哌噻吨美利曲辛片(黛力新)(Z=21.68, P<0.000 01)(I^2=0%, MD=17.46, 95% CI: 15.88~19.04)。——1a 级证据

二、针刺联合中药抗抑郁药

(一)针刺结合疏肝解郁类中药方剂治疗方案

★推荐意见:

与单纯 SSRI 类抗抑郁药(盐酸氟西汀、盐酸舍曲林、草酸艾司西酞普兰)对比,疗程为 4 周则强烈推荐针刺结合疏肝解郁类中药方剂应用于 PSD 的治疗,疗程为 6 周则强烈建议针刺结合疏肝解郁类中药方剂试用于 PSD 的治疗,疗程为 8 周则较强建议针刺结合疏肝解郁类中药方剂试用于 PSD 的治疗。

治疗原则:疏肝解郁,调和气血,养心安神。

选穴:百会、四神聪、神庭、内关、神门、气海、三阴交、太冲。

操作方法:患者取仰卧位,使用 75% 浓度的乙醇常规消毒皮肤后进针,用华佗牌毫针(0.25mm × 40mm),先针刺主穴,取双侧内关穴,进针 1~1. 5 寸,施捻转提插泻法;继刺人中,向鼻中隔方向针刺 0. 3~0. 5 寸,施雀啄泻法,至眼球湿润或流泪为度,上星沿头皮刺向百会,施捻转泻法;印堂平刺 0. 3~0. 5 寸,施提插泻法;百会沿头皮针刺 0. 5~1 寸,施捻转补法,随证取穴均以补虚泻实为原则施以针刺手法。每日每穴 1 次,每周 5 次,留针 30 分钟。

中药组成:柴胡 20g,白芍 20g,枳壳 10g,郁金 15g,石菖蒲 15g,远志 15g,炒枣仁 30g,黄芪 60g,丹参 30g,甘草 6g。

服用方法:每日 1 剂,水煎温服,早、晚各 1 次。

西药组成:盐酸氟西汀、盐酸舍曲林、草酸艾司西酞普兰。

服用方法:约 20mg,每日 1 次。

疗程:4~8 周。

针刺联合疏肝解郁类中药方剂与 SSRI 类抗抑郁药

指标 1:临床疗效评价指标

治疗 4 周后,针刺结合疏肝解郁类中药方剂治疗 PSD 临床疗效肯定优于单纯 SSRI 类西药(盐酸氟西汀、盐酸舍曲林、草酸艾司西酞普兰)(Z=3.47, P=0.000 5)(I^2=0%, RR=1.22, 95% CI:1.09~1.37),试验组与对照组平均总有效率分别为 88.38% 和 72.25%。——1a 级证据

治疗 6 周后,针刺结合疏肝解类中药方剂治疗 PSD 临床疗效可能优于单纯 SSRI 类西药(盐酸氟西汀、盐酸舍曲林、草酸艾司西酞普兰)(Z=3.68, P=0.000 2)(I^2=67%, RR=1.20, 95% CI:1.09~1.32),试验组与对照组平均总有效率分别为 90% 和 75%。——2a 级证据

治疗 8 周后,试验组为丹栀逍遥散结合针刺的临床总有效率 91.70%,或许优于对照组

为盐酸帕罗西汀（赛乐特）的 77.80%（$P<0.05$）。——2b 级证据

指标 2：抑郁状态评价指标

· HAMD-17

治疗 4 周后，针刺结合疏肝解郁类中药方剂 HAMD-17 项评分可能优于 SSRI 类西药组（$Z=22.46$，$P<0.000\ 01$）（$I^2=93\%$，$MD=-6.86$，95% CI：-7.46~-6.27）。——2a 级证据

治疗 6 周后，针刺结合疏肝解郁类中药方剂 HAMD-17 项评分与 SSRI 类西药组相比，差异无统计学意义（$Z=0.12$，$P=0.90$）（$I^2=63\%$，$MD=-0.08$，95% CI：-1.48~1.31）。——2a 级证据

指标 3：神经功能缺损症状评价指标

· NIHSS

治疗 8 周后，试验组（丹栀逍遥散联合针刺）NIHSS 评分为（8.22 ± 4.46）分，或许优于对照组（盐酸帕罗西汀）评分（14.68 ± 5.67）分（$P<0.05$）。——2b 级证据

（二）针刺结合疏肝通络类中药方剂治疗方案

★推荐意见：

与盐酸阿米替林对比，疗程为 8 周则较强建议针刺联合疏肝通络类中药方剂试用于 PSD 的治疗。

治疗原则：疏肝解郁，通经活络。

选穴：百会、合谷、委中、尺泽、极泉、天柱、完骨、风池、三阴交、水沟、内关。

操作方法：提插捻转泻法针刺内关 1 分钟，以雀啄泻法针刺水沟 1 分钟，以提插补法针刺三阴交 1 分钟，以捻转补法针刺天柱、完骨、风池 1 分钟，以提插泻法针刺委中、尺泽、极泉 1 分钟，其余穴位针刺后均留针 30 分钟，每日每穴 1 次。

中药组成：

疏肝通络汤处方：丹参、茯苓、赤芍、酸枣仁各 15g，郁金、当归各 12g，降香、石菖蒲、远志、法半夏、柴胡各 10g，炙甘草 6g，水蛭 5g，灵芝、全蝎各 3g，蜈蚣 3 条。随症加减，便秘者加肉苁蓉、火麻仁；气虚者加黄芪、党参；食滞者加焦麦芽、焦山楂、焦神曲、炒莱菔子；火郁者加栀子、黄连；失眠者加合欢皮、夜交藤；头晕者加石决明、钩藤。

服用方法：每日 1 剂，水煎取汁 300mL，早、晚分 2 次服用。

西药组成：盐酸阿米替林。

服用方法：口服，每日 3 次，每次 12.5~25mg。

疗程：8 周。

针刺联合疏肝通络类中药方剂与盐酸阿米替林

指标 1：临床疗效评价指标

治疗 8 周后，针刺法结合疏肝通络类中药方剂治疗 PSD 的临床总有效率为 91.67%，或许优于盐酸阿米替林的 76.67%（$P=0.007$）。——2b 级证据

指标 2:抑郁状态评价指标

· HAMD-17

治疗 8 周后,针刺结合疏肝通络类中药方剂组 HAMD-17 项评分为(6.11 ± 2.24)分,或许优于盐酸阿米替林组的(12.35 ± 2.40)分(P=0.000)。——2b 级证据

(三)针刺结合疏肝活血通络类中药方剂治疗方案

★推荐意见:

与单纯 SSRI 类抗抑郁药(盐酸氟西汀、盐酸舍曲林)对比,疗程为 6 周则强烈不推荐针刺结合疏肝活血通络类中药方剂应用于 PSD 的治疗。

治疗原则:疏肝解郁、通经活络。

选穴:百会、四神聪、印堂、内关、神门、足三里、太冲等。

操作方法:患者取仰卧位,常规消毒针刺部位,百会、四神聪、印堂平刺 0. 5~0.8 寸;内关、神门、足三里、太冲等穴直刺深度根据患者自身情况适当调节,以患者有轻微跳动感,施针处出现酸、麻、胀等感觉为度,每日每穴 1 次,每次留针 30 分钟。

中药组成:柴胡 15g,川芎 10g,枳实 10g,郁金 12g,当归 10g,青皮 10g,白芍 10g,白术 15g,茯苓 15g,莪术 10g,红花 10g,桃仁 10g,合欢花 15g,甘草 6g。

服用方法:每日 1 剂,水煎 2 次取汁 500mL,早、晚分 2 次温服。

西药组成:盐酸氟西汀、盐酸舍曲林。

服用方法:约 20mg,每日 1 次。

疗程:6~8 周。

针刺结合疏肝活血通络类中药方剂与 SSRI 类抗抑郁药

指标 1:临床疗效评价指标

治疗 6 周后,针刺结合疏肝活血通络类中药方剂治疗 PSD 临床疗效与单纯 SSRI 类西药(盐酸氟西汀、盐酸舍曲林)相比,差异无统计学意义(Z=1.61, P=0.11)(I^2=0%, RR=1.11, 95% CI:0.98~1.27),试验组与对照组平均总有效率分别为 90.66% 和 81.33%。——1a 级证据

指标 2:抑郁状态评价指标

· HAMD-17

治疗 6 周后,针刺结合疏肝活血通络类中药方剂 HAMD-17 项评分可能优于单纯 SSRI 类西药组(Z=18.11,P<0.000 01)(I^2=99%,MD=−5.64,95% CI :−6.26~−5.03)。——2a 级证据

(四)针刺结合化痰解郁类中药方剂治疗方案

★推荐意见:

与单纯 SSRI 类抗抑郁药(盐酸氟西汀、盐酸帕罗西汀)对比,疗程为 6 周则强烈不推荐针刺结合化痰解郁类中药方剂应用于 PSD 的治疗。

治疗原则:化痰理气、疏肝解郁。

选穴:百会、水沟、印堂、内关、外关、委中、足三里、三阴交、行间。

操作方法：患者取仰卧位，使用75%浓度的乙醇常规消毒后进针，用华佗牌毫针（0.25mm×40mm），印堂平刺0.3~0.5寸，施提插泻法；百会沿头皮针刺0.5~1寸，施捻转补法，随证取穴均以补虚泻实为原则施以针刺手法。每日每穴1次，每周6次，留针30分钟。

中药组成：柴胡、白芍、茯神、香附、枳壳、川芎、丹参、牡丹皮各15g，清半夏、郁金、远志、石菖蒲各10g，炙甘草6g。

服用方法：每日1剂，水煎温服，早、晚各1次。

西药组成：盐酸氟西汀、盐酸帕罗西汀。

服用方法：约20mg，每日1次。

疗程：6周。

针刺结合化痰解郁类中药方与SSRI类抗抑郁药

指标1：临床疗效评价指标

治疗6周后，针刺结合化痰解郁类中药方剂治疗PSD临床疗效与单纯SSRI类抗抑郁药（盐酸氟西汀、盐酸帕罗西汀）相比，差异无统计学意义（Z=1.73，P=0.08）（I^2=0%，RR=1.12，95% CI：0.99~1.26），试验组与对照组平均总有效率分别为96.25%和81.33%。——1a级证据

指标2：抑郁状态评价指标

· HAMD-17

治疗6周后，针刺结合化痰解郁类中药方剂HAMD-17项评分可能优于SSRI类西药组（Z=14.47，P<0.000 01）（I^2=96%，MD=-6.63，95% CI：-7.53~-5.73）。——2a级证据

指标3：日常生活能力评价指标

· BI

治疗6周后，针刺结合化痰解郁类中药方剂组BI评分为（75.67±17.11）分，或许优于SSRI类西药组（72.05±15.03）分（P<0.05）。——2b级证据

第二章　中药疗法

第一节　单一中药疗法

中药是指以中医药理论为指导，有着独特的理论体系和应用形式，用于预防和治疗疾病并具有康复与保健作用的天然药物及其加工代用品，主要包括植物药、动物药、矿物药。方剂学是研究治法与方剂配伍规律及临床运用的一门学科，专门研究药物配伍与提高临床疗效的学科，方剂学在辨证审因和确定治法的基础上，按照组方原则，选择恰当的药物合理配伍，酌定合适的剂量、剂型、用法。目前临床常用中药剂型多为复方汤剂与中成药。

基于患者的症状及舌脉，四诊合参，进行分型辨证论治，处方遣药在 PSD 的治疗中取得了良好的疗效。PSD 属中医“中风”“郁证”合病范畴，既有中风病的肾精不足，脏腑阴阳气血不足的病理基础，加之中风病后患者肢体功能活动障碍、语言障碍导致患者无法进行正常生理活动以及正常交流，导致心理落差，因病而思虑，思则气缓，久之肝气郁结。诚如《杂病源流犀烛·诸郁源流篇》中所述：“诸郁，脏气病也，其原本于思虑更兼脏气弱，故六郁之病生焉。”主要表现为情绪低落、兴趣丧失、无愉快感等症状。本病病位在脑，涉及心、肝、脾、肾等脏，尤与肝关系密切，病机为本虚标实或虚实夹杂，本虚以肾精亏虚，脏腑阴阳气血不足，标实以气滞、血瘀、痰凝为主，又常常有多种病理因素相互交织，气滞血瘀、气滞痰凝、血瘀痰凝。中医证型分布有肝郁气结、气滞血瘀、气虚血瘀、气滞痰凝、血瘀痰凝、心脾两虚、肝肾亏虚。治则治法在疏肝理气基础上辅活血通络、益气活血、化痰开窍、补益心脾、滋补肝肾、安神定志。据统计，中药治疗 PSD 常使用疏肝解郁、活血通络、化痰开窍、安神定志类药物，且配伍率较高，使用频率较高的药物为柴胡、川芎、白芍、郁金、石菖蒲、枳壳、当归、远志、香附、丹参等，常用药对为当归配丹参、远志配夜交藤、当归配夜交藤、柴胡配白术、柴胡配当归、丹参配石菖蒲、当归配川芎、川芎配远志、郁金配香附、茯苓配白芍。

本章节选取中成药、中药方剂为主的治疗方法，对比常用的西药抗抑郁药，从临床疗效及症状评分角度评价中药组方在治疗 PSD 的临床优势，并制订合理的推荐治疗方案，供临床参考选用。

一、疏肝行气类中药疗法

（一）舒肝解郁胶囊治疗方案

★推荐意见：

（1）疗程为 8 周或 12 周则盐酸氟西汀、舒肝解郁胶囊均可应用于 PSD 的治疗。

(2)疗程为6周则三环类抗抑郁药、舒肝解郁胶囊均可试用于PSD的治疗。

(3)与黛力新对比,疗程为4周则较强建议舒肝解郁胶囊试用于PSD的治疗,疗程为6周则黛力新、舒肝解郁胶囊均可试用于PSD的治疗,疗程为12周则较强建议舒肝解郁胶囊试用于PSD的治疗。

(4)与刺五加对比,疗程为6周则较强建议舒肝解郁胶囊试用于PSD的治疗。

治疗原则:疏肝解郁、健脾安神。

药物名称:舒肝解郁胶囊。

药物组成:贯叶金丝桃、刺五加。

服用方法:720mg,每日2~3次。

疗程:4~12周。

1. 舒肝解郁胶囊与盐酸氟西汀

指标1:临床疗效评价指标

治疗8周后,舒肝解郁胶囊治疗PSD临床疗效与盐酸氟西汀相比,差异无统计学意义($Z=1.52$, $P=0.13$)($I^2=48\%$, RR=1.12, 95% CI: 0.97~1.30),试验组与对照组临床平均总有效率分别为91.11%和78.89%。——1a级证据

治疗12周后,舒肝解郁胶囊治疗PSD临床疗效与盐酸氟西汀相比,差异无统计学意义,试验组与对照组临床平均总有效率分别为85.7%和88.9%。——2a级证据

指标2:抑郁状态评价指标

· HAMD-17

治疗8周后,舒肝解郁胶囊组HAMD-17项评分与盐酸氟西汀组相比,差异无统计学意义($Z=0.21$, $P=0.83$)($I^2=68\%$, MD=-0.29, 95% CI: -2.93~2.36)。——2a级证据

治疗12周后,舒肝解郁胶囊组HAMD-17项评分为(10.2 ± 3.6)分,与盐酸氟西汀(9.5 ± 3.8)分相比,差异无统计学意义($P>0.05$)。——2a级证据

指标3:日常生活能力评价指标

· BI

治疗8周后,舒肝解郁胶囊组BI评分为(76.8 ± 7.8)分,可能优于盐酸氟西汀组(66.2 ± 9.3)分($P<0.01$)。——2a级证据

· ADL

治疗12周后,舒肝解郁胶囊组ADL评分为(82.4 ± 8.1)分,与盐酸氟西汀组(79.7 ± 7.6)分相比,差异无统计学意义($P>0.05$)。——2a级证据

指标4:神经功能缺损症状评价指标

· SSS

治疗8周后,舒肝解郁胶囊组SSS评分为(10.8 ± 7.6)分,可能优于盐酸氟西汀组(15.7 ± 8.3)分($P<0.01$)。——2a级证据

· CSS

治疗12周后,舒肝解郁胶囊组CSS评分为(11.2 ± 7.5)分,与盐酸氟西汀组

（11.8±6.8）分相比，差异无统计学意义（$P>0.05$）。——2a级证据

2. 舒肝解郁胶囊与三环类抗抑郁药

指标1：临床疗效评价指标

治疗6周后，舒肝解郁胶囊治疗PSD临床疗效与三环类抗抑郁药（盐酸多塞平、盐酸阿米替林）相比，差异无统计学意义（Z=0.21，$P=0.83$）（$I^2=68\%$，RR=−0.29，95% CI：−2.93~2.36）。——2a级证据

治疗6周后，舒肝解郁胶囊治疗PSD临床疗效或许优于三环类抗抑郁药（盐酸多塞平），试验组与对照组临床平均总有效率分别为86.7%和65.7%（$P<0.05$）。——2b级证据

治疗6周后，舒肝解郁胶囊治疗PSD临床疗效或许优于三环类抗抑郁药（盐酸阿米替林），试验组与对照组临床平均总有效率分别为90.0%和63.3%（$P<0.05$）。——2b级证据

指标2：抑郁状态评价指标

· HAMD-17

治疗6周后，舒肝解郁胶囊组HAMD-17项评分可能优于三环类抗抑郁药组（盐酸多塞平、盐酸阿米替林）（Z=3.67，$P=0.000\ 2$）（$I^2=73\%$，MD=−3.83，95% CI：−5.87~−1.78）。——2a级证据

指标3：日常生活能力评价指标

· BI

治疗6周后，舒肝解郁胶囊组BI评分为（76.3±10.1）分，可能优于三环类抗抑郁药组（盐酸阿米替林）（61.0±9.8）分（$P<0.01$）。——2a级证据

3. 舒肝解郁胶囊与黛力新

指标1：临床疗效评价指标

治疗4周后，舒肝解郁胶囊治疗PSD临床疗效或许优于黛力新，试验组与对照组临床总有效率分别为85.33%和81.69%（$P<0.01$）。——2b级证据

治疗6周后，舒肝解郁胶囊治疗PSD临床疗效或许优于黛力新，试验组与对照组临床总有效率分别为85.42%和87.23%，差异无统计学意义（$P>0.05$）。——2b级证据

治疗12周后，舒肝解郁胶囊治疗PSD临床疗效或许优于黛力新，试验组与对照组临床总有效率分别为74.2%和48.4%（$P<0.05$）。——2b级证据

指标2：抑郁状态评价指标

· HAMD-17

治疗6周后，舒肝解郁胶囊组HAMD-17项评分为（8.26±3.08）分，与黛力新组（8.74±3.32）分相比，差异无统计学意义（$P>0.05$）。——2b级证据

4. 舒肝解郁胶囊与刺五加

指标1：临床疗效评价指标

治疗6周后，舒肝解郁胶囊治疗PSD临床疗效或许优于刺五加，试验组与对照组临床总有效率分别为91.2%和64.5%（$P<0.05$）。——2b级证据

指标 2:抑郁状态评价指标

· HAMD-17

治疗 6 周后,舒肝解郁胶囊组 HAMD-17 项评分为(9.3 ± 1.7)分,或许优于刺五加组(13.5 ± 4.0)分($P<0.05$)。——2b 级证据

(二)逍遥散治疗方案

★推荐意见:

(1)疗程为 6 周则盐酸氟西汀、逍遥散均可应用于 PSD 的治疗。

(2)与盐酸阿米替林对比,疗程为 8 周则强烈推荐逍遥散应用于 PSD 的治疗。

(3)与黛力新对比,疗程为 8 周则强烈建议逍遥散试用于 PSD 的治疗。

治疗原则:疏肝解郁为主。

方剂名称:逍遥散。

药物组成:至少包含当归 9~18g,芍药 10~18g,柴胡 10~18g,茯苓 10~18g,白术 6~10g,甘草 6g,薄荷 3~9g,生姜 3 片。

服用方法:每日 1 剂,水煎温服,分 2~3 次服用。

疗程:6 周。

1. 逍遥散与盐酸氟西汀

指标 1:临床疗效评价指标

治疗 6 周后,逍遥散治疗 PSD 临床疗效与盐酸氟西汀相比,差异无统计学意义($Z=0.13$,$P=0.89$)($I^2=0\%$,RR=1.01,95% CI:0.90~1.13),试验组与对照组平均总有效率均为 89.06%。——1a 级证据

指标 2:抑郁状态评价指标

· HAMD-17

治疗 6 周后,逍遥散组 HAMD-17 项评分与盐酸氟西汀组相比,差异无统计学意义($Z=0.53$,$P=0.060$)($I^2=86\%$,MD=−0.97,95% CI:−4.55~2.62)。——2a 级证据

2. 逍遥散与盐酸阿米替林

指标 1:临床疗效评价指标

治疗 8 周后,逍遥散治疗 PSD 临床疗效肯定优于盐酸阿米替林($Z=3.52$,$P=0.000\,4$)($I^2=0\%$,RR=1.4,95% CI: 1.16~1.69),试验组与对照组平均总有效率分别为 88.31% 和 62.34%。——1a 级证据

指标 2:抑郁状态评价指标

· HAMD-17

治疗 8 周后,逍遥散组 HAMD-17 项评分肯定优于盐酸阿米替林组($Z=9.86$,$P<0.000\,01$)($I^2=0\%$,MD=−5.81,95% CI:−6.79~−4.66)。——1a 级证据

指标 3:神经功能缺损症状评价指标

· SSS

治疗 8 周后,逍遥散组 SSS 评分与盐酸阿米替林组相比,差异无统计学意义(Z=0.14,P=0.89)(I^2=0%,MD=0.10,95% CI:-1.32~1.53)。——1a 级证据

3. 逍遥散与黛力新

指标 1:临床疗效评价指标

治疗 8 周后,逍遥散治疗 PSD 临床疗效与西药黛力新相比,差异无统计学意义(Z=1.70,P=0.09)(I^2=51%,RR=1.22,95% CI: 0.97~1.55),试验组与对照组平均总有效率分别为 89.20% 和 72.97%。——2a 级证据

指标 2:抑郁状态评价指标

· HAMD-17

治疗 8 周后,逍遥散组 HAMD-17 项评分肯定优于西药黛力新组(Z=6.74,P<0.000 01)(I^2=0%,MD=-3.67,95% CI:-4.73~-2.60)。——1a 级证据

(三)自拟疏肝解郁汤治疗方案

★推荐意见:

疗程为 12 周则盐酸帕罗西汀、自拟疏肝解郁汤均可试用于 PSD 的治疗。

治疗原则:疏肝解郁、化痰通络。

方剂名称:自拟疏肝解郁汤。

药物组成:柴胡、牡丹皮、栀子、白芍、当归、白术各 18g,胆南星 15g,石菖蒲、茯苓、川芎各 20g,薄荷、甘草各 6g。随症加减,痰浊内盛加青礞石、鲜竹沥,心脾两虚加黄芪、太子参,心肾不交加黄连、杜仲,大便干结加生大黄,惊惕不安加生龙齿、生牡蛎。

服用方法:每日 1 剂,水煎 2 次,取汁约 300mL,分 3 次饭后服用。

疗程:大于 12 周。

自拟疏肝解郁汤与盐酸帕罗西汀

指标 1:临床疗效评价指标

治疗 12 周后,自拟疏肝解郁汤与盐酸帕罗西汀治疗 PSD 临床有效率分别为 92.5% 和 87.5%,差异无统计学意义(P>0.05)。——2a 级证据

指标 2:抑郁状态评价指标

· HAMD-17

治疗 12 周后,自拟疏肝解郁汤组 HAMD-17 评分为(9.14 ± 3.99)分,可能优于盐酸帕罗西汀组(17.33 ± 3.21)分(P<0.05)。——2a 级证据

指标 3:日常生活能力评价指标

· BI

治疗 12 周后,自拟疏肝解郁汤组 BI 评分为(61.23 ± 7.69)分,可能优于盐酸帕罗西汀组(55.98 ± 6.25)分(P<0.05)。——2a 级证据

指标 4:神经功能缺损症状评价指标

· SSS

治疗 12 周后,自拟疏肝解郁汤组 SSS 评分为(20.69±1.25)分,与盐酸帕罗西汀组(21.09±4.56)分相比,差异无统计学意义($P>0.05$)。——2a 级证据

(四)越鞠丸治疗方案

★推荐意见:

(1)疗程为 4 周则盐酸多塞平、越鞠丸均可试用于 PSD 的治疗,疗程为 6 周则强烈推荐越鞠丸应用于 PSD 的治疗。

(2)与西药盐酸氟西汀对比,疗程为 8 周则较强建议越鞠丸试用于 PSD 的治疗,疗程为 12 周则西药盐酸氟西汀、越鞠丸均可试用于 PSD 的治疗。

治疗原则:疏肝解郁、行气消积。

药物组成:香附 15g,川芎 15g,苍术 15g,神曲 15g,栀子 15g。

服用方法:每日 1 剂,水煎取汁 200~450mL,分 2 次服用。

疗程:8~13 周。

1. 越鞠丸与盐酸多塞平

指标 1:临床疗效评价指标

治疗 4 周后,越鞠丸治疗 PSD 临床疗效与西药盐酸多塞平相比,差异无统计学意义,试验组与对照组临床总有效率分别为 91.43% 和 84.00%($P>0.05$)。——2b 级证据

治疗 6 周后,越鞠丸治疗 PSD 临床疗效肯定优于盐酸多塞平($Z=3.31$, $P=0.000\,9$)($I^2=0\%$, RR=1.37, 95% CI: 1.14~1.64),试验组与对照组平均临床总有效率分别为 86.00% 和 62.96%。——1a 级证据

指标 2:抑郁状态评价指标

· HAMD-17

治疗 4 周后,越鞠丸组 HAMD-17 项评分为(15.36±5.45)分,或许优于盐酸多塞平组(22.72±6.21)分($P<0.05$)。——2b 级证据

治疗 6 周后,越鞠丸组 HAMD-17 项评分肯定优于盐酸多塞平组($Z=19.37$, $P<0.000\,01$)($I^2=0\%$, MD=−6.44, 95% CI: −7.09~−5.79)。——1a 级证据

指标 3:神经功能缺损症状评价指标

· NIHSS

治疗 4 周后,越鞠丸组 NIHSS 评分为(12.45±2.76)分,或许优于盐酸多塞平组(17.13±3.26)分($P<0.01$)。——2b 级证据

2. 越鞠丸与盐酸氟西汀

指标 1:临床疗效评价指标

治疗 8 周后,越鞠丸治疗 PSD 临床疗效或许优于西药盐酸氟西汀,试验组与对照组临床总有效率分别为 93.00% 和 77.00%($P<0.05$)。——2b 级证据

治疗 12 周后，越鞠丸治疗 PSD 临床疗效与西药盐酸氟西汀相比，差异无统计学意义，试验组与对照组临床总有效率分别为 84.3% 和 81.1%（$P>0.05$）。——2a 级证据

指标 2：抑郁状态评价指标

· HAMD-17

治疗 8 周后，越鞠丸组 HAMD-17 项评分为（7.4 ± 2.6）分，或许优于西药盐酸氟西汀组（14.9 ± 2.8）分（$P<0.05$）。——2b 级证据

（五）解郁丸治疗方案

★推荐意见：

（1）疗程为 6 周则西药抗抑郁药、解郁丸均可应用于 PSD 的治疗。

（2）疗程为 6 周则盐酸帕罗西汀、解郁丸均可试用于 PSD 的治疗。

（3）疗程为 6 周则盐酸阿米替林、解郁丸均可试用于 PSD 的治疗。

治疗原则：疏肝解郁、养心安神。

药物名称：解郁丸。

药物组成：柴胡、红花、白芍、郁金、甘草、合欢皮、百合、当归、茯苓、大枣等。

服用方法：每次 4g，每日 2~3 次。

疗程：6 周。

解郁丸与西药抗抑郁药

治疗 6 周后，解郁丸治疗 PSD 的临床疗效与西药抗抑郁药物相比，差异无统计学意义（Z=0.25，P=0.80）（I^2=0%，RR=1.03，95% CI：0.84~1.26），试验组与对照组临床平均总有效率分别为 83.87% 和 80.77%。——1a 级证据

（1）*解郁丸与盐酸帕罗西汀*

指标 1：临床疗效评价指标

治疗 6 周后，解郁丸治疗 PSD 的临床疗效与盐酸帕罗西汀相比，差异无统计学意义，试验组与对照组临床总有效率分别为 92.3% 和 91.67%（$P>0.05$）。——2b 级证据

指标 2：抑郁状态评价指标

· HAMD-17

治疗 6 周后，解郁丸组与盐酸帕罗西汀组 HAMD-17 项评分较治疗前减分率分别为 57.89% 和 55.96%，差异无统计学意义（$P>0.05$）。——2b 级证据

指标 3：日常生活能力评价指标

· WHOQOL-100

治疗 6 周后，解郁丸组 WHOQOL-100 评分为（29.61 ± 14.69）分，可能优于盐酸帕罗西汀组（12.14 ± 12.36）分（$P<0.01$），试验组比对照组患者治疗前后生活质量明显改善，差异有显著统计学意义。——2a 级证据

（2）解郁丸与盐酸阿米替林

指标 1:临床疗效评价指标

治疗 6 周后,解郁丸治疗 PSD 的临床疗效与西药盐酸阿米替林相比,差异无统计学意义（P>0.05）,试验组与对照组临床总有效率分别为 77.78% 和 71.43%。——2b 级证据

指标 2:抑郁状态评价指标

· HAMD-17

治疗 6 周后,解郁丸组 HAMD-17 项评分为（9.08 ± 2.75）分,与盐酸阿米替林组（9.55 ± 2.54）分相比,差异无统计学意义（P>0.05）。——2b 级证据

· SDS

治疗 6 周后,解郁丸组 SDS 评分为（55.92 ± 4.50）分,与盐酸阿米替林组（56.55 ± 3.80）分相比,差异无统计学意义（P>0.05）。——2b 级证据

（六）路优泰治疗方案

★推荐意见:

（1）疗程为 4 周则盐酸氟西汀、路优泰均可应用于 PSD 的治疗。

（2）与神经内科常规治疗对比,疗程为 6 周或 8 周则强烈推荐路优泰应用于 PSD 的治疗。

治疗原则:抗抑郁。

药物名称:路优泰（圣·约翰草提取物片）。

药物组成:贯叶金丝桃素 9mg ,金丝桃素和伪金丝桃素 0.36~0.84mg,黄酮醇苷等。

服用方法:300mg,每日 2~3 次。

疗程:4~12 周。

1. 路优泰与盐酸氟西汀

指标 1:临床疗效评价指标

治疗 4 周后,路优泰治疗 PSD 临床疗效与西药盐酸氟西汀相比,差异无统计学意义（Z=0.85, P=0.31）（I^2=23%, RR=1.05, 95% CI：0.93~1.19）,试验组与对照组平均临床总有效率分别为 77.01% 和 71.51%。——1a 级证据

指标 2:抑郁状态评价指标

· HAMD-17

治疗 4 周后,路优泰组 HAMD-17 项评分与盐酸氟西汀组相比,差异无统计学意义（Z=0.77, P=0.44）（I^2=51%, MD=−1.12, 95% CI :−3.97~1.72）。——2a 级证据

· SDS

治疗 4 周后,路优泰组 SDS 评分为（39.3 ± 9.1）分,与盐酸氟西汀组（赛乐特 – 盐酸帕罗西汀）（42.4 ± 12.5）分相比,差异无统计学意义（P>0.05）。——2b 级证据

2. 路优泰与神经内科常规治疗

指标 1:临床疗效评价指标

治疗 6~8 周后,路优泰治疗 PSD 临床疗效肯定优于神经内科常规治疗(Z=4.62, P<0.000 01)(I^2=0%, RR=2.28, 95% CI: 1.61~3.24),试验组与对照组平均临床总有效率分别为 73.97% 和 31.51%。——1a 级证据

指标 2:抑郁状态评价指标

· HAMD-17

治疗 4 周后,路优泰组 HAMD-17 项评分可能优于神经内科常规治疗组(Z=5.04, P<0.000 01)(I^2=79%, MD=-6.48, 95% CI:-9.00~-3.96)。——2a 级证据

治疗 6 周后,路优泰组 HAMD-17 项评分肯定优于神经内科常规治疗组(Z=12.53, P<0.000 01)(I^2=26%, MD=-8.41, 95% CI:-9.72~-7.09)。——1a 级证据

治疗 8 周后,路优泰组 HAMD-17 项评分可能优于神经内科常规治疗组(Z=3.73, P=0.000 2)(I^2=93%, MD=-9.47, 95% CI:-14.44~-4.05)。——2a 级证据

· HAMD-24

治疗 4 周后,路优泰组 HAMD-24 项评分为(6.64 ± 2.69)分,或许优于神经内科常规治疗组(15.25 ± 1.85)分(P<0.01)。——2b 级证据

治疗 8 周后,路优泰组 HAMD-24 项评分为(10.5 ± 4.5)分,或许优于神经内科常规治疗组(12.6 ± 5.6)分(P<0.05)。——2b 级证据

指标 3:日常生活能力评价指标

· MBI

治疗 8 周后,路优泰组 MBI 评分为(53.03 ± 11.3)分,或许优于神经内科常规治疗组(46.52 ± 12.45)分(P<0.05)。——2b 级证据

· ADL

治疗 8 周后,路优泰组 ADL 评分可能优于神经内科常规治疗组(Z=2.01, P=0.04)(I^2=96%, MD=6.00, 95% CI:4.40~7.60)。——2a 级证据

指标 4:神经功能缺损症状评价指标

· NDS

治疗 6 周后,路优泰组 NDS 评分为(18.45 ± 4.37)分,或许优于神经内科常规治疗组(27.48 ± 6.15)分(P<0.01)。——2b 级证据

· CSS

治疗 8 周后,路优泰组 CSS 评分为(11.5 ± 7.6)分,或许优于神经内科常规治疗组(16.7 ± 9.6)分(P<0.01)。——2b 级证据

· SSS

治疗 8 周后,路优泰组 SSS 评分为(16.76 ± 8.36)分,或许优于神经内科常规治疗组(19.67 ± 7.68)分(P<0.05)。——2b 级证据

· NIHSS

治疗 8 周后,路优泰组 NIHSS 评分为(3.89 ± 2.46)分,或许优于神经内科常规治疗组(5.18 ± 2.73)分(P<0.01)。——2b 级证据

· NESSS

治疗 8 周后,路优泰组 NESSS 评分为(9.4 ± 5.6)分,或许优于神经内科常规治疗组(11.7 ± 5.5)分(P<0.05)。——2b 级证据

(七)柴胡疏肝散治疗方案

★推荐意见:

与 SSRI 类抗抑郁药对比,疗程为 4 周或 8 周则强烈推荐柴胡疏肝散应用于 PSD 的治疗。

治疗原则:疏肝解郁为主。

方剂名称:柴胡疏肝散。

药物组成:至少包含柴胡 10~20g,白芍 12~15g,川芎 15g,枳壳 10~12g,陈皮 8~15g,甘草 3~8g。

服用方法:每日 1 剂,水煎温服,早、晚各 1 次。

疗程:4~8 周。

柴胡疏肝散与 SSRI 类抗抑郁药

指标 1:临床疗效评价指标

治疗 4 周后,柴胡疏肝散治疗 PSD 临床疗效肯定优于西药 SSRI 类抗抑郁药(盐酸氟西汀、盐酸帕罗西汀)(Z=2.54, P=0.01)(I^2=0%, RR=1.11, 95% CI: 1.02~1.21),试验组与对照组平均总有效率分别为 92.8% 和 82.35%。——1a 级证据

治疗 8 周后,柴胡疏肝散治疗 PSD 临床疗效肯定优于西药 SSRI 类抗抑郁药(盐酸氟西汀、氢溴酸西酞普兰)(Z=3.44, P=0.000 6)(I^2=0%, RR=1.29, 95% CI: 1.12~1.51),试验组与对照组平均总有效率分别为 93.75% 和 72.5%。——1a 级证据

指标 2:抑郁状态评价指标

· HAMD-17

治疗 8 周后,柴胡疏肝散组 HAMD-17 项评分肯定优于 SSRI 类抗抑郁药组(Z=5.32, P<0.000 01)(I^2=0%,MD=-2.45,95% CI:-3.35~-1.55)。——1a 级证据

(八)小柴胡汤治疗方案

★推荐意见:

疗程为 4 周则盐酸氟西汀、小柴胡汤均可试用于 PSD 的治疗。

治疗原则:和解少阳、疏利肝胆、扶正祛邪。

方剂名称:小柴胡汤。

药物组成:柴胡 10g,黄芩 10g,清半夏 6g,太子参 10g,甘草 3g,生姜 3 片,大枣 3 枚。

服用方法:每日 1 剂,分 2 次温服。

疗程:4 周。

小柴胡汤与盐酸氟西汀

指标 1:临床疗效评价指标

治疗 4 周后,小柴胡汤治疗 PSD 临床疗效与盐酸氟西汀相比,差异无统计学意义(P=0.23),试验组与对照组临床总有效率分别为 93.3% 和 83.3%。——2c 级证据

指标 2:抑郁状态评价指标

· HAMD-24

治疗 2 周后,小柴胡汤组 HAMD-24 项评分或许优于盐酸氟西汀组(P<0.000 1)。——2c 级证据

治疗 4 周后,小柴胡汤组 HAMD-24 项评分或许优于盐酸氟西汀组(P=0.000 1)。——2c 级证据

(九)疏肝解郁为主方类中药方剂治疗方案

★推荐意见:

(1)疗程为 2 周则盐酸氟西汀、疏肝解郁为主方药均可试用于 PSD 的治疗;疗程为 4 周或 6 周则盐酸氟西汀、疏肝解郁为主方药均可应用于 PSD 的治疗;与盐酸氟西汀相比,疗程为 8 周则强烈推荐疏肝解郁为主方药可应用于 PSD 的治疗。

(2)疗程为 6 周或 8 周则盐酸帕罗西汀、疏肝解郁为主方药均可试用于 PSD 的治疗。

(3)与黛力新对比,疗程为 4 周或 6 周则强烈建议疏肝解郁为主方药试用于 PSD 的治疗,疗程为 8 周则强烈推荐疏肝解郁为主方药应用于 PSD 的治疗。

治疗原则:疏肝解郁为主。

药物名称:疏肝养心汤、舒肝解郁胶囊、疏肝健脑解郁片、疏肝解郁汤、自拟舒乐汤、逍遥解郁散、柴胡疏肝汤、疏肝健脾益肾汤、加味四逆散、解郁汤、加味四逆颗粒、疏肝解郁通窍汤、舒郁安神汤等。

药物组成:柴胡、白芍、香附、枳壳、川芎、郁金、当归、陈皮、合欢皮等。

服用方法:每日 1 剂,水煎温服,早、晚服用。

疗程:8~12 周。

1. 疏肝解郁为主方汤剂与盐酸氟西汀

指标 1:临床疗效评价指标

治疗 2 周后,疏肝养心汤免煎颗粒剂治疗 PSD 临床疗效与盐酸氟西汀相比,差异无统计学意义(P>0.05),试验组与对照组临床总有效率分别为 89.47% 和 88.84%。——2b 级证据

治疗 4 周后,疏肝健脑解郁片、疏肝解郁汤、自拟舒乐汤、逍遥解郁散治疗 PSD 临床疗效肯定优于西药盐酸氟西汀(Z=1.22,P=0.22)(I^2=0%,RR=1.06,95% CI:0.96~1.18),试验组与对照组平均临床总有效率分别为 84.05% 和 78.62%。——1a 级证据

治疗 6 周后，舒肝解郁胶囊、解郁汤、柴胡疏肝汤治疗 PSD 临床疗效肯定优于西药盐酸氟西汀（Z=1.33，P=0.18）（I^2=22%，RR=1.08，95% CI：0.96~1.22），试验组与对照组临床总有效率分别为 89.74% 和 81.42%。——1a 级证据

治疗 8 周后，疏肝健脾益肾汤、加味四逆散、解郁汤、加味四逆颗粒、疏肝解郁通窍汤、舒郁安神汤治疗 PSD 临床疗效肯定优于西药盐酸氟西汀（Z=4.20，P<0.000 1）（I^2=0%，RR=1.16，95% CI：1.08~1.24），试验组与对照组临床平均总有效率分别为 89.75% 和 76.85%。——1a 级证据

指标 2：抑郁状态评价指标

· HAMD-17

治疗 2 周后，疏肝养心汤免煎颗粒组 HAMD-17 项评分为（8.76 ± 4.34）分，与西药盐酸氟西汀组（9.05 ± 4.06）分相比，差异无统计学意义（P>0.05）。——2b 级证据

治疗 4 周后，疏肝解郁汤剂组 HAMD-17 项评分可能优于西药盐酸氟西汀组（Z=2.32，P=0.02）（I^2=85%，MD=-1.98，95% CI：-3.65~-0.31）。——2a 级证据

治疗 6 周后，疏肝解郁汤剂组 HAMD-17 项评分与盐酸氟西汀组相比，差异无统计学意义（Z=1.31，P=0.19）（I^2=93%，MD=-3.21，95% CI：-8.00~1.58）。——2a 级证据

治疗 8 周后，疏肝解郁汤剂组 HAMD-17 项评分可能优于盐酸氟西汀组（Z=3.68，P=0.000 2）（I^2=98%，MD=-5.04，95% CI：-7.72~-1.88）。——2a 级证据

· SDS

治疗 2 周后，疏肝养心汤免煎颗粒组 SDS 评分为（35.84 ± 7.44）分，与西药盐酸氟西汀组（36.55 ± 9.24）分相比，差异无统计学意义（P>0.05）。——2b 级证据

指标 3：日常生活能力评价指标

· BI

治疗 2 周后，疏肝养心汤免煎颗粒组 BI 评分为（87.24 ± 11.49）分，或许优于西药盐酸氟西汀组（73.68 ± 17.27）分（P<0.05）。——2b 级证据

指标 4：神经功能缺损症状评价指标

· NIHSS

治疗 2 周后，疏肝养心汤免煎颗粒组 NIHSS 评分为（1.37 ± 1.26）分，与西药盐酸氟西汀组（2.53 ± 1.31）分相比，差异无统计学意义（P>0.05）。——2b 级证据

治疗 4 周后，舒乐汤组 NIHSS 评分为（8.22 ± 2.67）分，可能优于西药盐酸氟西汀组（10.86 ± 2.92）分（P<0.05）。——2a 级证据

治疗 6 周后，柴胡疏肝汤组 NIHSS 评分为（10.34 ± 1.06）分，或许优于西药盐酸氟西汀组（14.45 ± 1.57）分（P<0.01）。——2b 级证据

治疗 8 周后，加味四逆散组 NIHSS 评分为（8.4 ± 1.9）分，或许优于西药盐酸氟西汀组（13.3 ± 2.5）分（P<0.01）。——2b 级证据

· SSS

治疗 8 周后，加味四逆散组 SSS 评分为（4.81 ± 1.48）分，可能优于西药盐酸氟西汀组

(11.2 ± 3.11)分($P<0.01$)。——2a 级证据

2. 疏肝解郁为主方汤剂与盐酸帕罗西汀

指标 1:临床疗效评价指标

治疗 6 周后,疏肝解郁汤治疗 PSD 临床疗效与盐酸帕罗西汀相比,差异无统计学意义($P>0.05$),试验组与对照组临床总有效率分别为 68.3% 和 67.5%。——2b 级证据

治疗 8 周后,疏肝解郁汤治疗 PSD 临床疗效与盐酸帕罗西汀相比,差异无统计学意义($Z=1.52$, $P=0.13$)($I^2=0\%$, RR=1.05, 95% CI:0.99~1.12)。——1a 级证据

指标 2:抑郁状态评价指标

· HAMD-17

治疗 4 周后,疏肝解郁汤剂组 HAMD-17 项评分与盐酸帕罗西汀组相比,差异无统计学意义($Z=0.67$, $P=0.50$)($I^2=79\%$, MD=-0.85, 95% CI:-3.35~1.64)。——2a 级证据

治疗 6 周后,疏肝解郁汤剂组 HAMD-17 项评分为(8.7 ± 4.3)分,与盐酸帕罗西汀组(7.8 ± 3.6)分相比,差异无统计学意义($P>0.05$)。——2b 级证据

治疗 8 周后,疏肝解郁汤剂组 HAMD-17 项评分与盐酸帕罗西汀组相比,差异无统计学意义($Z=1.14$, $P=0.25$)($I^2=74\%$, MD=-0.78, 95% CI:-2.13~0.56)。——2a 级证据

指标 3:神经功能缺损症状评价指标

· SSS

治疗 8 周后,疏肝解郁汤剂组 SSS 评分为(8.74 ± 3.46)分,与盐酸帕罗西汀组(10.85 ± 3.76)分相比,差异无统计学意义($P>0.05$)。——2a 级证据

3. 疏肝解郁为主方汤剂与黛力新

指标 1:临床疗效评价指标

治疗 4 周后,疏肝解郁汤治疗 PSD 临床疗效可能优于西药黛力新,试验组与对照组临床总有效率分别为 92.5% 和 80.00%($P<0.05$)。——2a 级证据

治疗 6 周后,疏肝解郁汤治疗 PSD 临床疗效可能优于西药黛力新,试验组与对照组临床总有效率分别为 88.9% 和 68.9%($P<0.05$)。——2a 级证据

治疗 8 周后,疏肝解郁汤治疗 PSD 临床疗效肯定优于西药黛力新($Z=2.49$, $P=0.01$)($I^2=0\%$, RR=1.18, 95% CI : 1.04~1.34),试验组与对照组临床平均总有效率分别为 91.86% 和 77.91%。——1a 级证据

治疗 4~8 周后,疏肝解郁汤治疗 PSD 临床疗效肯定优于西药黛力新($Z=3.63$, $P=0.0003$)($I^2=0\%$, RR=1.19, 95% CI: 1.08~1.31),试验组与对照组临床平均总有效率分别为 91.23% 和 76.02%。——1a 级证据

指标 2:抑郁状态评价指标

· HAMD-17

治疗 4 周后,疏肝解郁汤组 HAMD-17 项评分肯定优于黛力新组($Z=4.33$, $P<0.0001$)($I^2=47\%$, MD=-2.23, 95% CI :-3.23~-1.22)。——1a 级证据

治疗 6 周后,舒肝解郁胶囊联合自拟通络汤组 HAMD-17 项评分为(10.60 ± 4.80)分,

可能优于西药黛力新组（8.78±3.74）分（$P<0.05$）。——2a 级证据

治疗 8 周后，疏肝解郁汤组 HAMD-17 项评分肯定优于西药黛力新组（Z=9.95，$P<0.000\,01$）（$I^2=47\%$，MD=-4.42，95% CI：-5.07~-3.40）。——1a 级证据

指标 3：日常生活能力评价指标

· ADL

治疗 8 周后，疏肝解郁汤组 ADL 评分肯定优于西药黛力新组评分（Z=9.79，$P<0.000\,01$）（$I^2=37\%$，MD=15.37，95% CI：12.30~18.45）。——1a 级证据

指标 4：神经功能缺损症状评价指标

· NFI

治疗 4 周后，柴枣解郁汤组 NFI 评分为（7.16±2.93）分，可能优于西药黛力新组（9.74±3.72）分（$P<0.05$）。——2a 级证据

· NIHSS

治疗 8 周后，疏肝解郁汤组 NIHSS 评分肯定优于西药黛力新组（Z=5.55，$P<0.000\,01$）（$I^2=0\%$，MD=-2.39，95% CI：-3.23~-1.54）。——1a 级证据

（十）益肾疏肝解郁类中药方剂治疗方案

★推荐意见：

与盐酸氟西汀对比，强烈推荐益肾疏肝解郁类中药方剂应用于 PSD 的治疗。

治疗原则：益肾疏肝、固元解郁。

药物组成：

· 熟地 20g，白术 15g，茯苓 10g，山药 12g，山萸肉 15g，丹皮 9g，桃仁 10g，鸡内金 12g，柴胡 15g，郁金 15g，半夏 9g，石菖蒲 30g，远志 15g，合欢皮 10g。

· 柴胡 10g，白芍 10g，郁金 10g，炒栀子 10g，益母草 10g，五味子 10g，熟地 15g，枸杞子 15g，巴戟天 15g。

· 生地、山萸肉、肉苁蓉、石斛、白附片、柴胡、川芎、赤芍、山药、桂心、甘草、薄荷等。

服用方法：每日 1 剂，水煎服，早、晚各 1 次。

疗程：6~8 周。

益肾疏肝解郁类中药方剂与盐酸氟西汀

指标 1：临床疗效评价指标

治疗 8 周后，益肾疏肝解郁类中药方剂治疗 PSD 临床疗效肯定优于西药盐酸氟西汀（Z=1.60，$P=0.01$）（$I^2=0\%$，RR=1.08，95% CI：0.99~1.20），试验组与对照组临床平均总有效率分别为 87.18% 和 80.13%。——1a 级证据

指标 2：抑郁状态评价指标

· HAMD-17

治疗 8 周后，益肾疏肝解郁类中药方剂组 HAMD-17 项评分可能优于西药盐酸氟西汀组（Z=1.75，$P=0.08$）（$I^2=86\%$，MD=-1.90，95% CI：-4.03~0.23）。——2a 级证据

指标 3:神经功能缺损症状评价指标

· NIHSS

治疗 8 周后,益肾疏肝解郁类中药方剂组 NIHSS 评分为(8.76 ± 2.23)分,或许优于西药盐酸氟西汀组(12.16 ± 2.14)分(P<0.05)。——2b 级证据

(十一)滋水涵木解郁类中药方剂治疗方案

★推荐意见:

(1)与黛力新对比,疗程为 6 周则强烈推荐滋水涵木解郁类中药方剂应用于 PSD 的治疗。

(2)疗程为 8 周则滋水涵木解郁类中药方剂与西药 SSRI 类抗抑郁药物(盐酸氟西汀、盐酸帕罗西汀)均可试用于 PSD 的治疗。

治疗原则:疏肝解郁、滋补肝肾。

方剂名称:滋水涵木解郁方、滋水涵木解郁汤、滋水清肝饮加减、滋水疏肝饮、百合地黄汤加减。

药物组成:生地、山萸肉、山药、茯神、泽泻、丹皮、柴胡、当归、芍药、香附、郁金、合欢花等。

服用方法:每日 1 剂,早、晚分服。

疗程:6~8 周。

1. 滋水涵木解郁类中药方剂与黛力新

指标 1:临床疗效评价指标

治疗 6 周后,滋水涵木解郁类中药方剂治疗 PSD 临床疗效肯定优于黛力新(Z=2.71,P=0.007)(I^2=0%,RR=1.23,95% CI:1.06~1.44),试验组与对照组临床平均总有效率分别为 87.23% 和 70.21%。——1a 级证据

指标 2:抑郁状态评价指标

· HAMD-17

治疗 2 周后,滋水涵木解郁类中药方剂组 HAMD-17 项评分与黛力新组相比,差异无统计学意义(Z=0.95,P=0.34)(I^2=91%,MD=-2.0,95% CI:-6.11~2.12)。——2a 级证据

治疗 4 周后,滋水涵木解郁类中药方剂组 HAMD-17 项评分肯定优于黛力新组(Z=8.28,P<0.000 01)(I^2=0%,MD=-4.08,95% CI:-5.04~-3.11)。——1a 级证据

治疗 6 周后,滋水涵木解郁类中药方剂组 HAMD-17 项评分可能优于黛力新组(Z=4.61,P<0.000 01)(I^2=61%,MD=-3.54,95% CI:-5.05~-2.04)。——2a 级证据

2. 滋水涵木解郁类中药方剂与 SSRI 类抗抑郁药(盐酸氟西汀、盐酸帕罗西汀)

指标 1:临床疗效评价指标

治疗 8 周后,滋水涵木解郁类中药方剂组治疗 PSD 临床疗效与西药 SSRI 类抗抑郁药(盐酸氟西汀、盐酸帕罗西汀)组相比,差异无统计学意义(P>0.05),试验组与对照组临床平均总有效率分别为 74.5% 和 71.4%。——2b 级证据

指标 2:抑郁状态评价指标

· HAMD-17

治疗 8 周后,滋水涵木解郁类中药方剂组 HAMD-17 项评分与西药 SSRI 类抗抑郁药(盐酸氟西汀、盐酸帕罗西汀)组相比,差异无统计学意义(Z=0.10, P=0.92)(I^2=0%, MD=-0.02,95% CI:-0.33~0.30)。——1a 级证据

指标 3:日常生活能力评价指标

· ADL

治疗 8 周后,滋水涵木解郁类中药方剂组 ADL 评分为(57.36 ± 20.37)分,或许优于西药 SSRI 类抗抑郁药(盐酸氟西汀、盐酸帕罗西汀)组(41.42 ± 13.89)分(P<0.05)。——2b 级证据

指标 4:神经功能缺损症状评价指标

· NIHSS

治疗 8 周后,滋水涵木解郁类中药方剂组 NIHSS 评分为(7.79 ± 3.72)分,或许优于西药 SSRI 类抗抑郁药(盐酸氟西汀、盐酸帕罗西汀)组(11.54 ± 3.43)分(P<0.05)。——2b 级证据

二、活血通络类中药疗法

(一)化瘀疏肝汤治疗方案

★推荐意见:

疗程为 2 周则盐酸氟西汀、化瘀疏肝方汤剂均可试用于 PSD 的治疗。

治疗原则:化瘀通络、疏肝理气、解郁宁神。

方剂名称:化瘀疏肝方。

药物组成:桃仁 12g,酸枣仁 20g,当归 12g,白芍 10g,香附 10g,郁金 15g,丹参 20g,川芎 15g,夜交藤 30g,合欢皮 20g,生龙骨 30g,生牡蛎 30g,柴胡 20g,枳壳 10g,炙甘草 6g。

服用方法:每日 1 剂,水煎服,早、晚各 1 次 。

疗程:大于 2 周。

化瘀疏肝方汤剂与盐酸氟西汀

指标:临床疗效评价指标

治疗 2 周后,化瘀疏肝方汤剂治疗 PSD 临床疗效与西药盐酸氟西汀相比,差异无统计学意义(P=0.15),试验组与对照组临床总有效率分别为 93.75 % 和 85.94 %。——2c 级证据

(二)补阳还五汤加减方剂治疗方案

★推荐意见:

(1)疗程为 2 周则盐酸氟西汀、补阳还五汤加减方剂均可试用于 PSD 的治疗。

(2)与盐酸帕罗西汀相比,疗程为 4 周则弱度建议补阳还五汤加减方剂试用于 PSD 的

治疗。

治疗原则：补气行血、活血化瘀、解郁安神 。

方剂名称：补阳还五汤加减 。

药物成分：黄芪 30g，当归 15g，川芎 15g，白芍 15g，赤芍 15g，桃仁 12g，红花 9g，柴胡 15g，郁金 15g，石菖蒲 12g，远志 15g，地龙 12g，炙甘草 3g。

服用方法：每日 1 剂，水煎服，早、晚各 1 次。

疗程：3 个月。

补阳还五汤加减方剂与盐酸氟西汀

指标：临床疗效评价指标

治疗 2 周后，补阳还五汤加减方剂治疗 PSD 临床疗效与盐酸氟西汀相比，差异无统计学意义（P=0.19），试验组与对照组临床总有效率分别为 95.9% 和 90.5%。——2c 级证据

指标 2：抑郁状态评价指标

· HAMD-24

治疗 12 周后，补阳还五汤加减方剂组 HAMD-24 项评分或许优于盐酸氟西汀组（P=0.001）。——2c 级证据

2. 补阳还五汤加减方剂与盐酸帕罗西汀

指标 1：临床疗效评价指标

治疗 3 个月后，补阳还五汤加减方剂治疗 PSD 临床疗效或许优于盐酸帕罗西汀（P=0.04），试验组与对照组临床总有效率分别为 92.31% 和 74.36%。——2c 级证据

指标 2：抑郁状态评价指标

· HAMD-17

治疗 2 周后，补阳还五汤加减方剂组 HAMD-17 项评分或许优于盐酸帕罗西汀组（P=0.000 2）。——2c 级证据

治疗 4 周后，补阳还五汤加减方剂组 HAMD-17 项评分或许优于盐酸帕罗西汀组（P<0.000 01）。——2c 级证据

（三）补阳还五汤合柴胡疏肝散治疗方案

★推荐意见：

疗程为 8 周则盐酸舍曲林、补阳还五汤合柴胡疏肝散均可试用于 PSD 的治疗。

治疗原则：调畅气血。

方剂名称：补阳还五汤、柴胡疏肝散。

药物组成：炙黄芪 120g，当归尾 6g，赤芍 5g，地龙 3g，桃仁 3g，川芎 3g，红花 3g，陈皮 6g，柴胡 6g，香附 5g，枳壳 5g，炙甘草 3g。

服用方法：每日 1 剂，水煎取汁 300mL，分 2 次口服或鼻饲。

疗程：大于 8 周。

补阳还五汤合柴胡疏肝散与盐酸舍曲林

指标:临床疗效评价指标

治疗 8 周后,补阳还五汤合柴胡疏肝散治疗 PSD 临床疗效与盐酸舍曲林相比,差异无统计学意义(P=0.07),试验组与对照组临床总有效率分别为 85% 和 80.65%。——2c 级证据

(四)补阳还五汤合逍遥散加减治疗方案

★推荐意见:

疗程为 6 周则黛力新、补阳还五汤合逍遥散均可试用于 PSD 的治疗。

治疗原则:疏肝解郁、益气活血。

药物名称:补阳还五汤、逍遥散加减。

药物成分:黄芪 60g, 桃仁 9g, 红花 10g, 当归 15g, 赤芍 12g, 地龙 9g, 川芎 12g, 红花 9g, 柴胡 12g, 茯苓 15g, 白术 15g, 生姜 3 片, 薄荷 5g,炙甘草 6g。

服用方法:每日 1 剂,水煎取汁 250mL,早、晚各 1 次。

疗程:大于 6 周。

补阳还五汤合逍遥散加减与黛力新

指标 1:临床疗效评价指标

治疗 6 周后,补阳还五汤合逍遥散加减治疗 PSD 临床疗效与黛力新相比,差异无统计学意义(P=0.07),试验组与对照组临床总有效率分别为 94% 和 82%。——2c 级证据

指标 2:抑郁状态评价指标

· HAMD-24

治疗 2 周后,补阳还五汤合逍遥散加减组 HAMD-24 项评分或许优于西药黛力新组(P=0.04)。——2c 级证据

治疗 4 周后,补阳还五汤合逍遥散加减组 HAMD-24 项评分或许优于西药黛力新组(P<0.000 01)。——2c 级证据

治疗 6 周后,补阳还五汤合逍遥散加减组 HAMD-24 项评分与黛力新组相比,差异无统计学意义(P=0.06)。——2c 级证据

(五)补阳还五消食汤加减治疗方案

★推荐意见:

与盐酸氟西汀对比,弱度建议补阳还五消食汤加减试用于 PSD 的治疗。

治疗原则:益气活血通络、疏肝健脾、化痰开窍。

方剂名称:补阳还五消食汤加减。

药物组成:黄芪 120g,川芎 10g,桃仁 10g,当归 10g,红花 10g,地龙 10g,赤芍 10g,白芍 10g,香附 15g,枳壳 12g,陈皮 12g,半夏 12g,人参 10g,茯苓 15g,白术 15g,菖蒲 15g,甘草 5g。

服用方法:每日 1 剂,水煎服,早、晚各 1 次。

疗程:4 周。

补阳还五消食汤加减与盐酸氟西汀

指标:临床疗效评价指标

治疗 4 周后,补阳还五消食汤加减治疗 PSD 临床疗效或许优于盐酸氟西汀(P=0.05),试验组与对照组临床总有效率分别为 93.75% 和 75.76%。——2c 级证据

(六)黄芪注射液联合丹参注射液治疗方案

★推荐意见:

(1)与脑蛋白水解物联合丹参注射液对比,疗程为 12 天则强烈建议黄芪注射液联合丹参注射液试用于 PSD 的治疗。

(2)与丹参注射液对比,疗程为 14 天则强烈建议黄芪注射液联合丹参注射液试用于 PSD 的治疗。

(3)与神经内科常规治疗相比,疗程为 14 天则较强建议黄芪注射液联合丹参注射液试用于 PSD 的治疗。

治疗原则:扶正益气、固阳保本。

药物组成:黄芪注射液、丹参注射液。

操作方法:将 40mL 丹参注射液加入 250mL0.9% 浓度的氯化钠溶液中静脉滴注,每日 1 次;将 10mL 黄芪注射液与 250mL0.9% 浓度的氯化钠溶液充分混合,静脉滴注,每日 1 次。

疗程:12~14 天。

1. 黄芪注射液联合丹参注射液与脑蛋白水解物联合丹参注射液

指标 1:临床疗效评价指标

治疗 12 天后,黄芪注射液联合丹参注射液治疗 PSD 临床疗效可能优于脑蛋白水解物联合丹参注射液,试验组与对照组临床总有效率分别为 93.3% 和 76.7%(P<0.05)。——2a 级证据

指标 2:抑郁状态评价指标

· HAMD-17

治疗 12 天后,黄芪注射液联合丹参注射液组 HAMD-17 项评分为(16.0 ± 4.2)分,可能优于脑蛋白水解物联合丹参注射液组评分(25.3 ± 4.1)分(P<0.05)。——2a 级证据

· SDS

治疗 12 天后,黄芪注射液联合丹参注射液组 SDS 评分为(51.66 ± 3.5)分,可能优于脑蛋白水解物联合丹参注射液组评分(59.92 ± 4.1)分(P<0.05)。——2a 级证据

2. 黄芪注射液联合丹参注射液与丹参注射液

指标 1:临床疗效评价指标

治疗 14 天后,黄芪注射液联合丹参注射液治疗 PSD 临床疗效可能优于丹参注射液,试验组与对照组临床总有效率分别为 95.0% 和 77.5%(P<0.05)。——2a 级证据

指标 2:抑郁状态评价指标

· HAMD-17

治疗 14 天后,黄芪注射液联合丹参注射液组 HAMD-17 项评分为(16.52 ± 4.29)分,可能优于丹参注射液组评分(24.60 ± 4.32)分(P<0.05)。——2a 级证据

· SDS

治疗 14 天后,黄芪注射液联合丹参注射液组 SDS 评分为(51.26 ± 3.67)分,可能优于丹参注射液组评分(59.41 ± 4.68)分(P<0.05)。——2a 级证据

3. 黄芪注射液联合丹参注射液与神经内科常规治疗

指标:临床疗效评价指标

治疗 14 天后,黄芪注射液联合丹参注射液治疗 PSD 临床疗效或许优于神经内科常规治疗,试验组与对照组临床总有效率分别为 96.4% 和 78.5%(P<0.05)。——2b 级证据

(七)菖蒲合欢汤治疗方案

★推荐意见:

与盐酸氟西汀相比,疗程为 8 周则弱度建议菖蒲合欢汤试用于 PSD 的治疗。

治疗原则:解郁安神,理气活血。

方剂名称:菖蒲合欢汤。

药物组成:石菖蒲 20g,合欢皮 20g,柴胡 10g,当归 12g,川芎 12g,栀子 10g。

服用方法:水煎取汁 400mL,早、晚各 1 次分服。

疗程:8 周。

菖蒲合欢汤与盐酸氟西汀

指标 1:临床疗效评价指标

治疗 8 周后,菖蒲合欢汤治疗 PSD 临床疗效或许优于盐酸氟西汀(P=0.01),试验组与对照组临床总有效率分别为 91.6% 和 50%。——2c 级证据

指标 2:抑郁状态评价指标

· HAMD-17

治疗 2 周后,菖蒲合欢汤组 HAMD-17 项评分与盐酸氟西汀组相比,差异无统计学意义(P=0.11)。——2c 级证据

治疗 4 周后,菖蒲合欢汤组 HAMD-17 项评分或许优于盐酸氟西汀组(P<0.000 1)。——2c 级证据

治疗 8 周后,菖蒲合欢汤组 HAMD-17 项评分或许优于盐酸氟西汀组(P=0.000 3)。——2c 级证据

(八)活血解郁汤类中药方剂治疗方案

★推荐意见:

(1)疗程为 4 周、6 周或 8 周则盐酸氟西汀、活血解郁汤类方剂均可试用于 PSD 的

治疗。

(2)疗程为 4 周则盐酸帕罗西汀、活血解郁汤类方剂均可试用于 PSD 的治疗。

(3)与黛力新相比,疗程为 4 周则弱度建议活血解郁汤类方剂试用于 PSD 的治疗。

治疗原则:活血解郁、镇心安神。

方剂名称:丹葛活血解郁汤、自拟化瘀疏肝解郁汤、化郁汤、活血化痰解郁汤、益气活血解郁汤加减、自拟柴胡舒郁逐瘀汤、通窍解郁方。

药物组成:郁金 10g,石菖蒲 10g,佛手 10g 等。

服用方法:每日 1 剂,水煎服,分 2 次服用。

疗程:4 周。

1. 活血解郁汤类中药方剂与盐酸氟西汀

指标 1:临床疗效评价指标

治疗 4 周后,丹葛活血解郁汤治疗 PSD 临床疗效与盐酸氟西汀相比,差异无统计学意义(P=0.34),试验组与对照组临床总有效率分别为 82.55% 和 63.26%。——2c 级证据

治疗 6 周后,益气活血解郁汤治疗 PSD 临床疗效与 SSRI 类抗抑郁药(盐酸氟西汀)相比,差异无统计学意义(P=0.74),试验组与对照组临床总有效率分别为 56.93% 和 56.05%。——2c 级证据

治疗 8 周后,化郁汤治疗 PSD 临床疗效与 SSRI 类抗抑郁药(盐酸氟西汀)相比,差异无统计学意义(P=0.66),试验组与对照组临床总有效率分别为 90.9% 和 87.5%。——2c 级证据

指标 2:抑郁状态评价指标

· HAMD-24

治疗 2 周后,化郁汤组 HAMD-24 项评分与 SSRI 类抗抑郁药(盐酸氟西汀)组相比,差异无统计学意义(P=0.26)。——2c 级证据

治疗 4 周后,丹葛活血解郁汤组 HAMD-24 项评分优于 SSRI 类抗抑郁药(盐酸氟西汀)组(P=0.000 2);化瘀疏肝解郁汤组 HAMD-24 项评分优于 SSRI 类抗抑郁药(盐酸氟西汀)组(P<0.000 1);化郁汤组 HAMD-24 项评分与 SSRI 类抗抑郁药(盐酸氟西汀)组相比,差异无统计学意义(Z=0.1,P=0.92)。——2c 级证据

治疗 6 周后,益气活血解郁汤组 HAMD-24 项评分与 SSRI 类抗抑郁药(盐酸氟西汀)组相比,差异无统计学意义(P=0.22)。——2c 级证据

治疗 8 周后,化瘀疏肝解郁汤组 HAMD-24 项评分或许优于 SSRI 类抗抑郁药(盐酸氟西汀)组(P<0.000 01);化郁汤组 HAMD-24 项评分与 SSRI 类抗抑郁药(盐酸氟西汀)组相比,差异无统计学意义(P=0.11)。——2c 级证据

指标 3:日常生活能力评价指标

· BI

治疗 6 周后,益气活血解郁汤组 BI 评分与 SSRI 类抗抑郁药(盐酸氟西汀)相比,差异无统计学意义(P=0.73)。——2c 级证据

指标 4:神经功能缺损症状评价指标

· NIHSS

治疗 6 周后,益气活血解郁汤组 NIHSS 评分与盐酸氟西汀组相比,差异无统计学意义($P=0.9$)。——2c 级证据

2. 活血解郁汤类中药方剂与盐酸帕罗西汀

指标 1:临床疗效评价指标

治疗 4 周后,通窍解郁方治疗 PSD 临床疗效与盐酸帕罗西汀相比,差异无统计学意义($P=0.10$),试验组与对照组临床总有效率分别为 86.67% 和 72.09%。——2c 级证据

指标 2:抑郁状态评价指标

· HAMD-17

治疗 2 周后,通窍解郁方组 HAMD-17 项评分与盐酸帕罗西汀组相比,差异无统计学意义($P=0.3$)。——2c 级证据

治疗 4 周后,通窍解郁方组 HAMD-17 项评分与盐酸帕罗西汀组相比,差异无统计学意义($P=0.4$)。——2c 级证据

治疗 8 周后,通窍解郁方组 HAMD-17 项评分与盐酸帕罗西汀组相比,差异无统计学意义($P=0.1$)。——2c 级证据

指标 3:日常生活能力评价指标

· BI

治疗 2 周后,通窍解郁方组 BI 评分与盐酸帕罗西汀组相比,差异无统计学意义($P=0.12$)。——2c 级证据

治疗 4 周后,通窍解郁方组 BI 评分与盐酸帕罗西汀组比,差异无统计学意义($P=0.97$)。——2c 级证据

治疗 8 周后,通窍解郁方组 BI 评分或许优于盐酸帕罗西汀组($P=0.000\,2$)。——2c 级证据

3. 活血解郁汤类中药方剂与黛力新

指标 1:临床疗效评价指标

治疗 4 周后,活血化痰解郁汤治疗 PSD 临床疗效或许优于黛力新($P=0.05$),试验组与对照组临床总有效率分别为 93.33% 和 77.5%。——2c 级证据

指标 2:抑郁状态评价指标

· HAMD-17

治疗 2 周后,活血化痰解郁汤组 HAMD-17 项评分或许优于黛力新组($P=0.008$)。——2c 级证据

治疗 4 周后,活血化痰解郁汤组 HAMD-17 项评分或许优于黛力新组($P=0.006$)。——2c 级证据

（九）自拟通络解郁汤治疗方案

★推荐意见：

疗程为8周则盐酸氟西汀、自拟通络解郁汤均可试用于PSD的治疗。

治疗原则：补气行气、解郁安神、化瘀通络。

方剂名称：自拟通络解郁汤。

药物组成：黄芪60g，红花12g，赤芍12g，川芎6g，当归12g，桃仁9g，地龙9g，柴胡10g，当归15g，琥珀10g（研末兑服），石菖蒲15g，郁金15g，水蛭5g（研末兑服），甘草6g。

服用方法：每日1剂，水煎服，早、晚分服。

疗程：大于8周。

自拟通络解郁汤与盐酸氟西汀

指标1：临床疗效评价指标

治疗8周后，自拟通络解郁汤治疗PSD临床疗效与盐酸氟西汀相比，差异无统计学意义（P=0.06），试验组与对照组临床总有效率分别为92.7%和80%。——2c级证据

指标2：抑郁状态评价指标

· HAMD-17

治疗4周后，自拟通络解郁汤组HAMD-17项评分或许优于西药盐酸氟西汀组（P<0.000 01）。——2c级证据

治疗8周后，自拟通络解郁汤组HAMD-17项评分与西药盐酸氟西汀组相比，差异无统计学意义（P=0.08）。——2c级证据

· SDS

治疗8周后，自拟通络解郁汤组HAMD评分或许优于西药盐酸氟西汀组（P=0.000 9）。——2c级证据

指标3：日常生活能力评价指标

· BI

治疗4周后，自拟通络解郁汤组BI评分或许优于盐酸氟西汀组（P<0.000 01）。——2c级证据

治疗8周后，自拟通络解郁汤组BI评分与盐酸氟西汀组相比，差异无统计学意义（P=0.42）。——2c级证据

（十）自拟活血解郁汤治疗方案

★推荐意见：

（1）疗程为4周则盐酸氟西汀、自拟通络解郁汤均可试用于PSD的治疗。

（2）疗程为8周则盐酸阿米替林、自拟通络解郁汤均可试用于PSD的治疗。

治疗原则：理气解郁活血。

方剂名称：自拟活血解郁汤。

药物组成：桃仁 15g，红花 6g，丹参 15g，川芎 10g，当归 10g，地龙 10g，黄芪 10g，柴胡 10g，白芍 10g，郁金 10g，香附 10g，枳壳 10g。

服用方法：以上中药加水约 500mL 煎汁浓缩至 100mL，再复煎汁 100mL，早、晚各 1 次，每次 100mL。

疗程：8 周。

1. 自拟活血解郁汤与盐酸氟西汀

指标 1：临床疗效评价指标

治疗 4 周后，自拟活血解郁汤治疗 PSD 临床疗效与盐酸氟西汀相比，差异无统计学意义（$P=0.14$），试验组与对照组临床总有效率分别为 87.8% 和 75.6%。——2c 级证据

指标 2：抑郁状态评价指标

· HAMD-24

治疗 4 周后，自拟活血解郁汤组 HAMD-24 项评分或许优于西药盐酸氟西汀组（$P<0.000\,01$）。——2c 级证据

指标 3：日常生活能力评价指标

· BI

治疗 4 周后，自拟活血解郁汤组 BI 评分或许优于盐酸氟西汀组（$P<0.000\,01$）。——2c 级证据

2. 自拟活血解郁汤与盐酸阿米替林

指标：临床疗效评价指标

治疗 8 周后，自拟活血解郁汤治疗 PSD 临床疗效与盐酸阿米替林相比，差异无统计学意义（$P=0.08$），试验组与对照组临床总有效率分别为 86.7% 和 66.7%。——2c 级证据

（十一）血府逐瘀汤治疗方案

★推荐意见：

（1）与盐酸氟西汀对比，疗程为 4 周或 5 周则弱度建议血府逐瘀汤试用于 PSD 的治疗，疗程为 6 周则强烈推荐血府逐瘀汤应用于 PSD 的治疗。

（2）疗程为 4 周则盐酸阿米替林、血府逐瘀汤均可试用于 PSD 的治疗。

治疗原则：理气解郁活血。

方剂名称：血府逐瘀汤。

药物组成：当归 9g，生地 9g，桃仁 12g，红花 9g，枳壳 6g，赤芍 6g，柴胡 3g，甘草 6g，桔梗 4.5g，川芎 4.5g，牛膝 9g。

疗程：4~6 周。

1. 血府逐瘀汤与盐酸氟西汀

指标 1：临床疗效评价指标

治疗 4 周后，血府逐瘀汤治疗 PSD 临床疗效或许优于盐酸氟西汀（$P=0.01$），试验组与对照组临床总有效率分别为 87.5% 和 66.67%。——2c 级证据

治疗 5 周后，血府逐瘀汤治疗 PSD 临床疗效或许优于盐酸氟西汀（P=0.02），试验组与对照组临床总有效率分别为 85% 和 60%。——2c 级证据

治疗 6 周后，血府逐瘀汤治疗 PSD 临床疗效肯定优于盐酸氟西汀（Z=3.15，P=0.002）（I^2=0%，RR=1.33，95% CI：1.04~1.72），试验组与对照组平均临床总有效率分别为 93.33% 和 70%。——1a 级证据

2. 血府逐瘀汤与盐酸阿米替林

指标：临床疗效评价指标

治疗 4 周后，血府逐瘀汤治疗 PSD 临床疗效与盐酸阿米替林相比，差异无统计学意义（P=0.06），试验组与对照组临床总有效率分别为 90.0% 和 71.88%。——2c 级证据

（十二）养血清脑颗粒治疗方案

★推荐意见：

疗程为 6 周则黛力新、养血清脑颗粒均可试用于 PSD 的治疗。

治疗原则：平肝养血、祛风通络、活血安神。

药物名称：养血清脑颗粒。

药物组成：当归、川芎、白芍、熟地、钩藤、鸡血藤、夏枯草、决明子、珍珠母、延胡索、细辛。

服用方法：每次 1 袋，每日 3 次。

疗程：大于 6 周。

养血清脑颗粒与黛力新

指标 1：临床疗效评价指标

治疗 6 周后，养血清脑颗粒治疗 PSD 临床疗效与黛力新相比，差异无统计学意义（P=0.72），试验组与对照组临床总有效率分别为 80.75% 和 90%。——2c 级证据

指标 2：抑郁状态评价指标

· HAMD-17

治疗 2 周后，养血清脑颗粒组 HAMD-17 项评分与黛力新组相比，差异无统计学意义（P=0.6）。——2c 级证据

治疗 4 周后，养血清脑颗粒 HAMD-17 项评分与黛力新组相比，差异无统计学意义（P=0.17）。——2c 级证据

治疗 6 周后，养血清脑颗粒 HAMD-17 项评分与黛力新组相比，差异无统计学意义（P=0.85）。——2c 级证据

（十三）益气活血方治疗方案

★推荐意见：

疗程为 6 周则盐酸氟西汀、益气活血方均可试用于 PSD 的治疗。

治疗原则：益气活血，解郁安神。

方剂名称:益气活血方。

药物组成:黄芪 60g,白术 15g,丹参 12g,川芎 12g,郁金 10g,石菖蒲 10g,桂枝 6g,水蛭 6g;痰多加胆南星 6g,天竺黄 15g。

服用方法:每日 1 剂,分 2 次服用。

疗程:大于 6 周。

益气活血方与盐酸氟西汀

指标 1:临床疗效评价指标

治疗 6 周后,益气活血方治疗 PSD 临床疗效与盐酸氟西汀相比,差异无统计学意义(P=0.06),试验组与对照组临床总有效率分别为 86.21% 和 62.96%。——2b 级证据

指标 2:抑郁状态评价指标

· HAMD-17

治疗 2 周后,益气活血方组 HAMD-17 项评分与盐酸氟西汀组相比,差异无统计学意义(P=0.71)。——2b 级证据

治疗 6 周后,益气活血方组 HAMD-17 项评分或许优于盐酸氟西汀组(P=0.04)。——2b 级证据

(十四)益气通络颗粒治疗方案

★推荐意见:

与盐酸舍曲林相比,疗程为 4 周则弱度建议益气通络颗粒试用于 PSD 的治疗。

治疗原则:益气活血、祛瘀通络。

方剂名称:益气通络颗粒。

药物组成:黄芪、丹参、地龙、川芎、红花 。

服用方法:每次 1 袋,每日 3 次,饭后 30 分钟温水冲服。

疗程:4 周。

益气通络颗粒与盐酸舍曲林

指标 1:抑郁状态评价指标

· HAMD-24

治疗 4 周后,益气通络颗粒组 HAMD-24 项评分或许优于西药盐酸舍曲林组(P=0.001)。——2c 级证据

指标 2:日常生活能力评价指标

· BI

治疗 4 周后,益气通络颗粒组 BI 评分或许优于西药盐酸舍曲林组(P<0.000 01)。——2c 级证据

（十五）郁乐疏胶囊治疗方案

★推荐意见：

疗程为 6 周则盐酸氟西汀、郁乐疏胶囊均可试用于 PSD 的治疗。

治疗原则：疏肝解郁、活血化瘀、宁心安神。

药物名称：郁乐疏胶囊。

药物组成：柴胡、郁金、丹参、栀子、延胡索、石菖蒲。

服用方法：每日 3 次，每次 4 粒 。

疗程：大于 6 周。

郁乐疏胶囊与盐酸氟西汀

指标 1：临床疗效评价指标

治疗 6 周后，郁乐疏胶囊治疗 PSD 临床疗效与盐酸氟西汀相比，差异无统计学意义（P=0.63），试验组与对照组临床总有效率分别为 85% 和 80%。——2b 级证据

指标 2：抑郁状态评价指标

· HAMD-17

治疗 3 周后，郁乐疏胶囊组 HAMD-17 项评分与盐酸氟西汀组相比，差异无统计学意义（P=0.36）。——2b 级证据

治疗 6 周后，郁乐疏胶囊组 HAMD-17 项评分肯定优于盐酸氟西汀组（Z=2.06，P=0.04）（I^2=0%，MD=1.10，95% CI：-2.14~0.05）。——1a 级证据

治疗 9 周后，郁乐疏胶囊组 HAMD-17 项评分与盐酸氟西汀组相比，差异无统计学意义（P=0.15）。——2c 级证据

指标 3：日常生活能力评价指标

· BI

治疗 6 周后，郁乐疏胶囊组 BI 评分优于盐酸氟西汀组（P=0.000 5）。——2c 级证据

（十六）化痰通络汤治疗方案

★推荐意见：

疗程为 4 周则路优泰、化痰通络汤均可试用于 PSD 的治疗。

治疗原则：疏肝健脾、化痰通络、行气活血、开窍安神。

方剂名称：化痰通络汤。

药物组成：制半夏 10g，陈皮 15g，白术 15g，天麻 15g，茯苓 15g，菖蒲 15g，郁金 15g，远志 15g，当归 20g，川芎 10g，鸡血藤 20g，甘草 10g，生龙骨（先煎）30g，生牡蛎（先煎）30g。

服用方法：水煎取汁 100mL，每日 2 次。

疗程：大于 4 周。

化痰通络汤与路优泰(圣·约翰草提取物片)

指标 1:临床疗效评价指标

治疗 4 周后,化痰通络汤治疗 PSD 临床疗效与路优泰(圣·约翰草提取物片)相比,差异无统计学意义(P=0.87),试验组与对照组临床总有效率分别为 72% 和 74.07%。——2c 级证据

指标 2:抑郁状态评价指标

· HAMD-24

治疗 4 周后,化痰通络汤组 HAMD-24 项评分与路优泰(圣·约翰草提取物片)组相比,差异无统计学意义(P=0.54)。——2c 级证据

(十七)逐瘀宁神汤治疗方案

★推荐意见:

与盐酸舍曲林相比,疗程为 8 周则弱度建议逐瘀宁神汤试用于 PSD 的治疗。

治疗原则:疏肝理气、活血化瘀、解郁安神。

方剂名称:逐瘀宁神汤。

药物组成:柴胡 15g,川芎 10g,枳实 10g,郁金 12g,当归 10g,青皮 10g,白芍 10g,莪术 10g,红花 10g,桃仁 10g,白术 15g,茯苓 15g,龙骨 15g,牡蛎 15g,酸枣仁 10g,合欢皮 15g,甘草 6g。

服用方法:每日 1 剂,分 2 次服用。

疗程:8 周。

逐瘀宁神汤与盐酸舍曲林

指标 1:临床疗效评价指标

治疗 8 周后,逐瘀宁神汤治疗 PSD 临床疗效或许优于盐酸舍曲林(P=0.04),试验组与对照组临床总有效率分别为 82.1% 和 60.5%。——2c 级证据

指标 2:抑郁状态评价指标

· HAMD-17

治疗 8 周后,逐瘀宁神汤组 HAMD-17 项评分或许优于盐酸舍曲林组(P<0.000 01)。——2c 级证据

指标 3:日常生活能力评价指标

· BI

治疗 8 周后,逐瘀宁神汤组 BI 评分或许优于盐酸舍曲林组(P<0.000 01)。——2c 级证据

指标 4:神经功能缺损症状评价指标

· NIHSS

治疗 8 周后,逐瘀宁神汤组 NIHSS 评分或许优于盐酸舍曲林组(P<0.000 01)。——2c 级证据

（十八）血府逐瘀汤加减联合祛郁醒神汤治疗方案

★推荐意见：

疗程为6周则盐酸氟西汀、血府逐瘀汤加减联合祛郁醒神汤均可试用于PSD的治疗。

治疗原则：活血化瘀、解郁安神。

方剂名称：血府逐瘀汤加减、祛郁醒神汤。

药物组成：柴胡10g，枳壳6g，甘草6g，桃仁15g，红花15g，赤芍30g，川芎12g，香附10g，牛膝30g，当归12g，生地30g。

服用方法：每日1剂，水煎服，早、晚2次分服。

疗程：大于6周。

血府逐瘀汤加减和祛郁醒神汤与盐酸氟西汀

指标：抑郁状态评价指标

- HAMD-17

治疗6周后，血府逐瘀汤加减联合祛郁醒神汤组HAMD-17项评分与盐酸氟西汀组相比，差异无统计学意义（$P=0.79$）。——2c级证据

三、理气化痰类中药疗法

（一）柴胡解郁化痰汤治疗方案

★推荐意见：

与盐酸氟西汀相比，疗程为8周则弱度建议解郁化痰汤试用于PSD的治疗。

治疗原则：祛痰化痰、疏肝理气。

方剂名称：柴胡解郁化痰汤。

药物组成：柴胡15g，枳实15g，白芍15g，白蒺藜15g，合欢花30g，竹茹15g，半夏10g，茯苓15g，陈皮15g，炙甘草10g，香附15g，石菖蒲15g，郁金15g。

服用方法：每日1剂，水煎服，早、晚2次分服。

疗程：8周。

柴胡解郁化痰汤与盐酸氟西汀

指标1：临床疗效评价指标

治疗8周后，解郁化痰汤治疗PSD的临床疗效或许优于西药盐酸氟西汀（$P=0.04$），试验组与对照组临床总有效率分别为92.7%和75.6%。——2c级证据

指标2：抑郁状态评价指标

- HAMD-24

治疗2周后，解郁化痰汤组HAMD-24项评分或许优于西药盐酸氟西汀组（$P=0.003$）。——2c级证据

治疗4周后，解郁化痰汤组HAMD-24项评分或许优于西药盐酸氟西汀组

（P=0.01）。——2c 级证据

（二）柴桂温胆汤治疗方案

★推荐意见：

疗程为 6 周则盐酸氟西汀、柴桂温胆汤均可试用于 PSD 的治疗。

治疗原则：疏肝解郁、和胃化痰、开郁结。

药物名称：柴桂温胆汤。

药物成分：北柴胡 9g，黄芩 9g，姜半夏 9g，桂枝 9g，赤芍 9g，白芍 9g，党参 9g，生姜 9g，炙甘草 9g，枳实 9g，陈皮 9g，干竹茹 15g，茯苓 12g。

服用方法：每日 1 剂，水煎服，早、晚 2 次分服。

疗程：大于 6 周。

柴桂温胆汤与盐酸氟西汀

指标 1：临床疗效评价指标

治疗 6 周后，柴桂温胆汤治疗 PSD 的临床疗效与西药盐酸氟西汀相比，差异无统计学意义（P=0.06），试验组与对照组临床总有效率分别为 88.9% 和 66.7%。——2c 级证据

指标 2：抑郁状态评价指标

· HAMD-17

治疗 2 周后，柴桂温胆汤组 HAMD-17 项评分与西药盐酸氟西汀组相比，差异无统计学意义（P=0.12）。——2c 级证据

治疗 6 周后，柴桂温胆汤组 HAMD-17 项评分或许优于西药盐酸氟西汀组（P=0.02）。——2c 级证据

（三）菖蒲郁金汤治疗方案

★推荐意见：

疗程为 8 周则盐酸帕罗西汀、菖蒲郁金汤均可试用于 PSD 的治疗。

治疗原则：解郁化痰、清火开窍。

方剂名称：菖蒲郁金汤。

药物组成：石菖蒲 15g，炒栀子 15g，鲜竹叶 15g，牡丹皮 15g，郁金 15g，连翘 15g，灯心 15g，木通 6g，淡竹沥（冲）15g。

服用方法：每日 1 剂，水煎服，早、晚 2 次分服。

疗程：大于 8 周。

菖蒲郁金汤与盐酸帕罗西汀

指标 1：临床疗效评价指标

治疗 8 周后，菖蒲郁金汤治疗 PSD 的临床疗效与西药盐酸帕罗西汀相比，差异无统计学意义（P=0.87），试验组与对照组临床总有效率分别为 75.86% 和 74.58%。——2b 级证据

指标 2：抑郁状态评价指标

· HAMD-17

治疗 4 周后，菖蒲郁金汤 HAMD-17 项评分与西药盐酸帕罗西汀组相比，差异无统计学意义（$P=0.38$）。——2b 级证据

治疗 8 周后，菖蒲郁金汤 HAMD-17 项评分与西药盐酸帕罗西汀组相比，差异无统计学意义（$P=0.47$）。——2b 级证据

（四）导痰汤治疗方案

★推荐意见：

疗程为 4 周则盐酸氟西汀、导痰汤均可试用于 PSD 的治疗。

治疗原则：祛痰开窍。

方剂名称：导痰汤。

药物组成：法半夏 10g，天南星（炮）10g，橘红 10g，枳实 15g，赤茯苓 15g，生姜 5 片，甘草 6g。

服用方法：每日 1 剂，水煎服，早、晚 2 次分服。

疗程：大于 4 周。

导痰汤与盐酸氟西汀

指标：临床疗效评价指标

治疗 4 周后，导痰汤治疗 PSD 的临床疗效与西药盐酸氟西汀相比，差异无统计学意义（$P=0.41$），试验组与对照组临床总有效率分别为 80.0% 和 71.4%。——2b 级证据

（五）导痰汤联合菖蒲郁金汤加味治疗方案

★推荐意见：

与盐酸氟西汀相比，疗程为 4 周或 10 周则弱度建议导痰汤联合菖蒲郁金汤试用于 PSD 的治疗。

治疗原则：祛痰开窍。

方剂名称：导痰汤、菖蒲郁金汤加味。

药物组成：法半夏、陈皮、竹茹、茯苓、枳实、石菖蒲、郁金、胆南星、乌梢蛇、甘草、冰片各 10g，丹参 20g。

服用方法：每日 1 剂，水煎服，早、晚 2 次分服。

疗程：4~10 周。

导痰汤合菖蒲郁金汤加味与盐酸氟西汀

指标：抑郁状态评价指标

· HAMD-17

治疗 4 周后，导痰汤联合菖蒲郁金汤加味组 HAMD-17 项评分或许优于西药盐酸氟西汀组（$P<0.000\,1$）。——2c 级证据

治疗 10 周后，导痰汤联合菖蒲郁金汤加味组 HAMD-17 项评分或许优于西药盐酸氟西汀组（$P<0.0001$）。——2c 级证据

（六）半夏白术天麻汤联合甘麦大枣汤治疗方案

★推荐意见：

疗程为 4 周则盐酸氟西汀、半夏白术天麻汤合甘麦大枣汤均可试用于 PSD 的治疗。

治疗原则：化痰熄风通络。

方剂名称：半夏白术天麻汤、甘麦大枣汤。

药物组成：半夏、白术、天麻、茯苓、橘红、甘草、浮小麦、生姜、大枣。

服用方法：每日 1 剂，水煎服，早、晚 2 次分服。

疗程：大于 4 周。

半夏白术天麻汤合甘麦大枣汤与盐酸氟西汀

指标 1：临床疗效评价指标

治疗 4 周后，半夏白术天麻汤合甘麦大枣汤治疗 PSD 的临床疗效与西药盐酸氟西汀相比，差异无统计学意义（$P=0.66$），试验组与对照组临床总有效率分别为 94.3% 和 96.2%。——2b 级证据

指标 2：抑郁状态评价指标

· HAMD-24

治疗 4 周后，半夏白术天麻汤合甘麦大枣汤 HAMD-24 项评分或许优于西药盐酸氟西汀组（$P=0.0004$）。——2b 级证据

（七）醒脑解郁汤治疗方案

★推荐意见：

（1）疗程为 4 周则盐酸氟西汀、醒脑解郁汤均可试用于 PSD 的治疗。

（2）疗程为 8 周则盐酸阿米替林、醒脑解郁汤均可试用于 PSD 的治疗。

治疗原则：祛痰化瘀、解郁醒脑。

方剂名称：醒脑解郁汤。

药物组成：石菖蒲、郁金、半夏、巴戟天、川芎、红花、地龙、陈皮、竹茹。

服用方法：每日 1 剂，水煎服，早、晚 2 次分服。

疗程：大于 8 周。

1. 醒脑解郁汤与盐酸氟西汀

指标 1：临床疗效评价指标

治疗 4 周后，醒脑解郁汤治疗 PSD 的临床疗效与西药盐酸氟西汀相比，差异无统计学意义（$P=0.27$），试验组与对照组临床总有效率分别为 94.74% 和 84.21%。——2c 级证据

2. 醒脑解郁汤与盐酸阿米替林

指标 1：临床疗效评价指标

治疗 8 周后，醒脑解郁汤治疗 PSD 的临床疗效与盐酸阿米替林相比，差异无统计学意义（$P=0.27$）。——2c 级证据

指标 2：抑郁状态评价指标

· HAMD-17

治疗 4 周后，醒脑解郁汤 HAMD-17 项评分或许优于盐酸阿米替林组（$P=0.007$）。——2c 级证据

治疗 8 周后，醒脑解郁汤 HAMD-17 项评分或许优于盐酸阿米替林组（$P<0.000\,1$）。——2c 级证据

（八）涤痰解郁汤治疗方案

★推荐意见：

与百忧解胶囊相比，疗程为 4 周则弱度建议涤痰解郁汤试用于 PSD 的治疗。

治疗原则：化痰通瘀。

方剂名称：涤痰解郁汤。

药物组成：苍术、瓜蒌、丹参、川芎、石菖蒲、栀子、香附、郁金、枳壳、半夏等。

服用方法：每日 1 剂，水煎服，早、晚 2 次分服 。

疗程：4 周。

涤痰解郁汤与百忧解胶囊

指标 1：抑郁状态评价指标

· HAMD-17

治疗 4 周后，涤痰解郁汤组 HAMD-17 项评分或许优于西药百忧解胶囊组（$P<0.000\,1$）。——2c 级证据

指标 2：日常生活能力评价指标

· BI

治疗 4 周后，涤痰解郁汤组 BI 评分或许优于西药百忧解胶囊组（$P=0.05$）。——2c 级证据

（九）涤痰汤联合通窍活血汤治疗方案

★推荐意见：

与盐酸氟西汀胶囊相比，疗程为 8 周则强烈推荐涤痰汤联合通窍活血汤应用于 PSD 的治疗。

治疗原则：活性化瘀、化痰清浊开窍。

方剂名称：涤痰汤、通窍活血汤。

药物组成：茯苓、郁金各 12g，川芎、桃仁、生姜、半夏、陈皮、竹茹、红花、赤芍、石菖蒲、胆

南星、枳实各 10g，麝香 0.1g。

服用方法：每日 1 剂，水煎服，分 2 次服用。

疗程：8 周。

涤痰汤合通窍活血汤与盐酸氟西汀胶囊

指标 1：临床疗效评价指标

治疗 8 周后，涤痰汤合通窍活血汤治疗 PSD 的临床疗效肯定优于盐酸氟西汀胶囊（Z=4.07，$P<0.000\,1$）（$I^2=0\%$，RR=1.26，95% CI：1.12~1.43），试验组与对照组平均临床总有效率分别为 88.3% 和 70.3%。——1a 级证据

指标 2：抑郁状态评价指标

· HAMD-24

治疗 8 周后，涤痰汤合通窍活血汤组 HAMD-24 项评分或许优于盐酸氟西汀胶囊组（$P<0.000\,01$）。——2c 级证据

（十）涤痰汤治疗方案

★推荐意见：

疗程为 8 周则盐酸氟西汀胶囊、涤痰汤均可试用于 PSD 的治疗。

治疗原则：化痰泄浊开窍。

方剂名称：涤痰汤。

药物组成：茯苓 12g，人参 6g，橘红、胆南星、半夏、竹茹、枳实、甘草、石菖蒲各 10g。

服用方法：每日 1 剂，水煎取汁 150mL，分早、晚 2 次服用。

疗程：大于 8 周。

涤痰汤与氟西汀胶囊

指标：临床疗效评价指标

治疗 8 周后，涤痰汤治疗 PSD 的临床疗效与盐酸氟西汀胶囊相比，差异无统计学意义（$P=0.62$），试验组与对照组临床总有效率分别为 80.0% 和 76.0%。——2c 级证据

（十一）加味四七汤治疗方案

★推荐意见：

疗程为 8 周则黛力新、加味四七汤均可应用于 PSD 的治疗。

治疗原则：豁痰开窍、舒畅气机、活血化瘀。

方剂名称：加味四七汤。

药物组成：法半夏 15g，红花 15g，生姜 12g，茯苓 12g，厚朴 12g，紫苏叶 8g，郁金 12g，大枣 6 枚。

服用方法：加水 300mL，浸泡 20 分钟后文火煎至 150mL，分早、晚 2 次服用。

疗程：大于 8 周。

加味四七汤与黛力新

指标 1:临床疗效评价指标

治疗 8 周后,加味四七汤治疗 PSD 的临床疗效与黛力新相比,差异无统计学意义($Z=0.66$, $P=0.51$)($I^2=31\%$, $RR=0.94$, 95% CI: 0.79~1.13),试验组与对照组临床平均总有效率分别为 78.7% 和 83.7%。——1a 级证据

指标 2:抑郁状态评价指标

· HAMD-17

治疗 4 周后,加味四七汤组 HAMD-17 项评分与黛力新组相比,差异无统计学意义($P=0.08$)。——2c 级证据

治疗 8 周后,加味四七汤组 HAMD-17 项评分与黛力新组相比,差异无统计学意义($P=0.08$)。——2c 级证据

四、安神解郁类中药疗法

(一)解郁宁心胶囊治疗方案

★推荐意见:

与盐酸多塞平相比,疗程为 4 周则较强建议解郁宁心胶囊试用于 PSD 的治疗。

治疗原则:解肝郁、宁心神、通脑络、化痰浊。

药物名称:解郁宁心胶囊。

药物组成:柴胡、香附、郁金、丹参、半夏、石菖蒲、川芎、酸枣仁、夜交藤、柏子仁、龙齿、合欢皮、五味子、茯神、地龙、熟地、龟板。

服用方法:每次 5 粒,每日 3 次。

疗程:4 周。

解郁宁心胶囊与盐酸多塞平

指标 1:临床疗效评价指标

治疗 4 周后,解郁宁心胶囊治疗 PSD 的临床疗效或许优于盐酸多塞平($P=0.03$),试验组与对照组临床总有效率分别为 90.1% 和 71.1%。——2b 级证据

指标 2:抑郁状态评价指标

· HAMD-17

治疗 4 周后,解郁宁心胶囊组 HAMD-17 项评分或许优于盐酸多塞平组($P<0.0001$)。——2b 级证据

指标 3:日常生活能力评价指标

· BI

治疗 4 周后,解郁宁心胶囊组 BI 评分或许优于多塞平组($P<0.0001$)。——2b 级证据

(二)解郁汤系列治疗方案

★推荐意见:

(1)与盐酸氟西汀相比,疗程为3周则强烈推荐解郁宁心胶囊应用于PSD的治疗;

(2)与盐酸阿米替林相比,疗程为4周则强烈推荐解郁宁心胶囊应用于PSD的治疗;

(3)与黛力新相比,疗程为3周则弱度建议解郁宁心胶囊试用于PSD的治疗。

治疗原则:疏肝理气、活血化瘀、祛痰开窍、醒脑安神。

药物名称:解郁宁心胶囊。

药物组成:柴胡、香附、郁金、丹参、半夏、石菖蒲、川芎、酸枣仁、夜交藤、柏子仁、龙齿、合欢皮、五味子、茯神、地龙、熟地、龟板。

服用方法:每日1剂,分早、晚2次服用。

疗程:3~8周。

解郁汤系列与盐酸氟西汀

指标1:临床疗效评价指标

治疗3周后,解郁宁心胶囊治疗PSD的临床疗效优于盐酸氟西汀(Z=2.51, P=0.01)(I^2=0%,RR=1.26,95% CI: 1.05~1.51),试验组与对照组临床平均总有效率分别为92.3%和73.1%。——1a级证据

指标2:抑郁状态评价指标

· HAMD-17

治疗3周后,解郁宁心胶囊组HAMD-17项评分或许优于盐酸氟西汀组(P<0.000 01)。——2c级证据

· SDS

治疗3周后,解郁宁心胶囊组SDS评分或许优于盐酸氟西汀组(P<0.000 01)。——2c级证据

2. 解郁汤系列与盐酸阿米替林

指标1:临床疗效评价指标

治疗4周后,解郁宁心胶囊治疗PSD的临床疗效肯定优于盐酸阿米替林(Z=3.2, P=0.001)(I^2=0%, RR=1.32, 95% CI: 1.11~1.56),试验组与对照组临床平均总有效率分别为85.7%和64.9%。——1a级证据

指标2:抑郁状态评价指标

· HAMD-17

治疗2周后,解郁宁心胶囊组HAMD-17项评分或许优于盐酸阿米替林组(P<0.000 01)。——2c级证据

治疗4周后,解郁宁心胶囊组HAMD-17项评分或许优于盐酸阿米替林组(P<0.000 01)。——2c级证据

治疗8周后,解郁宁心胶囊组HAMD-17项评分或许优于盐酸阿米替林组

（$P<0.000\,01$）。——2c 级证据

指标 3：日常生活能力评价指标

· BI

治疗 8 周后，解郁宁心胶囊组 BI 评分或许优于盐酸阿米替林组（$P<0.000\,01$）。——2c 级证据

3. 解郁汤系列与黛力新

指标 1：临床疗效评价指标

治疗 3 周后，解郁宁心胶囊治疗 PSD 的临床疗效或许优于黛力新（$P=0.03$），试验组与对照组临床总有效率分别为 86.8% 和 67.7%。——2c 级证据

指标 2：抑郁状态评价指标

· HAMD-17

治疗 3 周后，解郁宁心胶囊组 HAMD-17 项评分或许优于黛力新组（$P<0.000\,1$）。——2c 级证据

（三）温胆安神汤治疗方案

★推荐意见：

疗程为 8 周则盐酸氟西汀、温胆安神汤均可试用于 PSD 的治疗。

治疗原则：开郁化痰、活血化瘀、养心醒脑、开窍安神。

方剂名称：温胆安神汤。

药物组成：陈皮 10g，半夏 10g，茯苓 18g，枳壳 15g，竹茹 12g，柴胡 12g，炒白芍 15g，紫苏梗 10g，厚朴 10g，郁金 10g，丹参 15g，桃仁 10g，石菖蒲 10g，远志 10g，炒酸枣仁 15g，甘草 10g。

服用方法：每日 1 剂，水煎取汁 300mL，分早、晚 2 次服用。

疗程：大于 8 周。

温胆安神汤与盐酸氟西汀

指标 1：临床疗效评价指标

治疗 8 周后，温胆安神汤治疗 PSD 的临床疗效与盐酸氟西汀相比，差异无统计学意义（$P=0.24$），试验组与对照组临床总有效率分别为 87.8% 和 78.1%。——2c 级证据

指标 2：抑郁状态评价指标

· HAMD-17

治疗 2 周后，温胆安神汤组 HAMD-17 项评分肯定优于盐酸氟西汀组（$Z=2.39$，$P=0.02$）（$I^2=0\%$，$MD=-1.91$，95% CI：$-3.47\sim-0.35$）。——1a 级证据

治疗 4 周后，温胆安神汤组 HAMD-17 项评分肯定优于盐酸氟西汀组（$Z=3.69$，$P=0.000\,2$）（$I^2=0\%$，$MD=-3.61$，95% CI：$-5.53\sim-1.69$）。——1a 级证据

治疗 6 周后，温胆安神汤组 HAMD-17 项评分与盐酸氟西汀组相比，差异无统计学意义（$Z=1.54$，$P=0.12$）（$I^2=0\%$，$MD=-1.38$，95% CI：$-3.12\sim0.37$）。——1a 级证据

治疗 8 周后，温胆安神汤组 HAMD-17 项评分与盐酸氟西汀组相比，差异无统计学意义（Z=1.38，P=0.17）（I^2=0%，MD=-1.10，95% CI：-2.67~0.46）。——1a 级证据

（四）益智灵治疗方案

★推荐意见：

与黛力新相比，疗程为 4 周则弱度建议益智灵试用于 PSD 的治疗。

治疗原则：补虚、活血、化痰。

方剂名称：益智灵。

药物组成：巴戟天 10g，熟地 20g，天冬 10g，党参 15g，菟丝子 20g，丹参 15g，浙贝母 10g，远志 10g，胆南星 10g，法半夏 10g，辛夷花 10g。

服用方法：每日 1 剂，水煎服，分 2 次服用。

疗程：大于 4 周。

益智灵与黛力新

指标 1：临床疗效评价指标

治疗 4 周后，益智灵治疗 PSD 的临床疗效与黛力新相比，差异无统计学意义（P=0.24），试验组与对照组临床总有效率分别为 82.5% 和 62.5%。——2c 级证据

指标 2：抑郁状态评价指标

- HAMD-17

治疗 4 周后，益智灵组 HAMD-17 项评分或许优于黛力新组（P<0.000 01）。——2c 级证据

（五）解语开郁汤治疗方案

★推荐意见：

与盐酸帕罗西汀相比，疗程为 6 周则较强建议解语开郁汤试用于 PSD 的治疗。

治疗原则：祛风除痰、疏肝健脾、宁心开窍。

方剂名称：解语开郁汤。

药物组成：石菖蒲 10g，天麻 15g，全蝎 8g，羌活 10g，胆星 10g，薄荷 10g，柴胡 15g，青皮 6g，远志 10g，郁金 10g，百合 10g，木香 6g，山楂 10g，麦芽 10g，茯苓 8g，淮小麦，大枣，甘草。

服用方法：每日 1 剂，水煎服，分 2 次服用。

疗程：6 周。

解语开郁汤与盐酸帕罗西汀

指标：临床疗效评价指标

治疗 6 周后，解语开郁汤治疗 PSD 的临床疗效或许优于盐酸帕罗西汀（P=0.01），试验组与对照组临床总有效率分别为 88.33% 和 68.97%。——2b 级证据

(六)柴胡加龙骨牡蛎汤治疗方案

★推荐意见:

与盐酸氟西汀相比,疗程为 8 周则强烈推荐柴胡加龙骨牡蛎汤应用于 PSD 的治疗。

治疗原则:疏肝解郁、镇惊安神。

方剂名称:柴胡加龙骨牡蛎汤。

药物组成:柴胡 10~20g,生龙骨 10~20g,生牡蛎 10~20g,黄芩 10~20g,桂枝 12~15g,半夏 6~9g,茯苓 10~20g,大黄 3~6g,甘草 3~6g。

服用方法:每日 1 剂,水煎服,早、晚温服。

疗程:8 周。

柴胡加龙骨牡蛎汤与盐酸氟西汀

指标 1:临床疗效评价指标

治疗 8 周后,柴胡加龙骨牡蛎汤组治疗 PSD 临床疗效肯定优于盐酸氟西汀($Z=3.02$, $P=0.03$)($I^2=16\%$, RR=1.12, 95% CI: 1.04~1.20),试验组与对照组临床平均总有效率分别为 91.08% 和 79.74%。——1a 级证据

指标 2:抑郁状态评价指标

· HAMD-17

治疗 2 周后,柴胡加龙骨牡蛎汤组 HAMD-17 项评分与盐酸氟西汀组相比,差异无统计学意义($Z=1.33$, $P=0.18$)($I^2=0\%$, MD=-0.53, 95% CI:-2.25~-0.93)。——1a 级证据

治疗 8 周后,柴胡加龙骨牡蛎汤组 HAMD-17 项评分肯定优于盐酸氟西汀组($Z=6.71$, $P<0.000\ 01$)($I^2=0\%$, MD=-1.59, 95% CI:-5.43~-2.98)。——1a 级证据

(七)醒脑解郁汤治疗方案

★推荐意见:

与盐酸氟西汀相比,强烈推荐醒脑解郁汤应用于 PSD 的治疗。

治疗原则:醒脑解郁。

方剂名称:醒脑解郁汤。

药物组成:石菖蒲 15~20g,远志 15~20g,柴胡 15~20g,郁金 15~20g,百合 15~20g,茯神 15~20g,酸枣仁 20~30g。

服用方法:每日 1 剂,水煎服,早、晚温服。

疗程:4 周。

醒脑解郁汤与盐酸氟西汀

指标 1:临床疗效评价指标

治疗 4 周后,醒脑解郁汤治疗 PSD 临床疗效肯定优于盐酸氟西汀($Z=4.03$, $P<0.000\ 1$)($I^2=0\%$, RR=1.17, 95% CI: 1.09~1.26),试验组与对照组临床平均总有效率分别为 87.49% 和 73.58%。——1a 级证据

指标 2:抑郁状态评价指标

· HAMD-17

治疗 2 周后,醒脑解郁汤组 HAMD-17 项评分与盐酸氟西汀组相比,差异无统计学意义(Z=1.77,*P*=0.08)(I^2=92%,MD=-1.33,95% CI:-2.80~0.14)。——2a 级证据

治疗 4 周后,醒脑解郁汤组 HAMD-17 项评分可能优于盐酸氟西汀组(Z=4.06,*P*<0.000 1)(I^2=80%,MD=-2.57,95% CI:-3.81~-1.33)。——2a 级证据

治疗 8 周后,醒脑解郁汤组 HAMD-17 项评分可能优于盐酸氟西汀组(Z=6.48,*P*<0.000 01)(I^2=51%,MD=-3.16,95% CI:-4.11~-2.20)。——2a 级证据

(八)乌灵胶囊治疗方案

★推荐意见:

与盐酸氟西汀、盐酸帕罗西汀、盐酸阿米替林、黛力新相比,疗程为 6 周则强烈推荐乌灵胶囊应用于 PSD 的治疗。

治疗原则:疏肝解郁、养心安神。

药物名称:乌灵胶囊。

药物组成:乌灵菌粉。

服用方法:300mg,每日 3 次。

疗程:6 周。

乌灵胶囊与西药抗抑郁药

指标 1:临床疗效评价指标

治疗 6 周后,乌灵胶囊治疗 PSD 临床疗效肯定优于西药抗抑郁药(盐酸氟西汀、盐酸帕罗西汀、盐酸阿米替林、黛力新)(Z=4.15, *P*<0.000 1)(I^2=33%, RR=1.26, 95% CI: 1.13~1.41),试验组与对照组平均临床总有效率分别为 88.32% 和 69.26%。——1a 级证据

指标 2:抑郁状态评价指标

· HAMD-17

治疗 2 周后,乌灵胶囊组 HAMD-17 项评分可能优于西药抗抑郁药组(Z=5.40,*P*=0.003)(I^2=92%,MD=-3.90,95% CI:-6.50~-1.31)。——2a 级证据

治疗 4 周后,乌灵胶囊组 HAMD-17 项评分可能优于西药抗抑郁药组(Z=0.95,*P*<0.000 01)(I^2=89%,MD=-3.54,95% CI:-4.83~-2.26)。——2a 级证据

治疗 6 周后,乌灵胶囊组 HAMD-17 项评分可能优于西药组(Z=2.65, *P*=0.008)(I^2=95%,MD=-3.35,95% CI:-5.03~-0.75)。——2a 级证据

指标 3:日常生活能力评价指标

· BI

治疗 2 周后,乌灵胶囊组 BI 评分为(74.38 ± 15.14)分,或许优于西药抗抑郁药组(63.56 ± 24.36)分(*P*<0.05)。——2b 级证据

治疗 4 周后,乌灵胶囊组 BI 评分为(80.11 ± 14.68)分,或许优于西药抗抑郁药组

（71.52±19.12）分（$P<0.05$）。——2b级证据

治疗6周后，乌灵胶囊组BI评分肯定优于西药抗抑郁药组（$Z=6.13$，$P<0.000\,01$）（$I^2=0\%$，MD=10.78，95% CI：7.33~14.23）。——1a级证据

指标4：神经功能缺损症状评价指标

· NIHSS

治疗4周后，乌灵胶囊组神经NIHSS评分为（14.54±4.19）分，或许优于西药抗抑郁药组（16.08±3.68）分（$P<0.05$）。——2b级证据

治疗6周后，乌灵胶囊组神经NIHSS评分为（12.13±3.59）分，或许优于西药抗抑郁药组（13.93±4.32）分（$P<0.05$）。——2b级证据

（九）甘麦大枣汤类方治疗方案

★推荐意见：

（1）疗程为8周则盐酸氟西汀、甘麦大枣汤类方均可试用于PSD的治疗。

（2）疗程为8周则黛力新、甘麦大枣汤类方均可应用于PSD的治疗。

治疗原则：疏肝解郁、补益脾肾。

方剂名称：甘麦大枣汤加减。

药物组成：甘草9~18g，淮小麦30~60g，炒枣仁15~30g，茯苓12~15g，川芎3~6g，大枣6~10枚。

服用方法：每日1剂，水煎服，早、晚温服。

疗程：4~8周。

1. 甘麦大枣汤类方与盐酸氟西汀

指标1：临床疗效评价指标

治疗8周后，甘麦大枣汤类方组治疗PSD与盐酸氟西汀相比，差异无统计学意义（$Z=1.04$，$P=0.30$）（$I^2=81\%$，RR=1.15，95% CI：0.88~1.51）。——2a级证据

指标2：抑郁状态评价指标

· HAMD-17

治疗2周后，甘麦大枣汤类方组HAMD-17项评分为（12.10±3.10）分，或许优于盐酸氟西汀试验组（15.20±2.90）分（$P<0.05$）。——2b级证据

治疗3周后，甘麦大枣汤类方组HAMD-17项评分为（10.85±3.36）分，或许优于盐酸氟西汀试验组（12.00±2.72）分（$P<0.05$）。——2b级证据

治疗4周后，甘麦大枣汤类方组HAMD-17项评分为（9.21±1.59）分，或许优于盐酸氟西汀试验组（11.26±2.66）分（$P<0.05$）。——2b级证据

治疗6周后，甘麦大枣汤类方组HAMD-17项评分与盐酸氟西汀试验组相比，差异无统计学意义（$Z=0.76$，$P=0.45$）（$I^2=95\%$，MD=-1.05，95% CI：-3.77~1.66）。——2a级证据

2. 甘麦大枣汤类方与黛力新

指标 1：临床疗效评价指标

治疗 8 周后，甘麦大枣汤类方组治疗 PSD 疗效与黛力新相比，差异无统计学意义（Z=0.67，P=0.50）（I^2=0%，RR=1.02，95% CI：0.96~1.09）。——1a 级证据

（十）疏肝解郁安神类方治疗方案

★推荐意见：

疗程为 6 周则盐酸氟西汀、疏肝解郁安神类方均可试用于 PSD 的治疗。

治疗原则：疏肝解郁安神。

药物组成：柴胡 10~15g，枳壳 10~15g，白芍 10~15g，郁金 10~15g，白蒺藜 10g，白术 10~15g，茯苓 15~20g，石菖蒲 10~15g，远志 10~15g，姜半夏 10~15g，甘松 10~15g，合欢皮 10~15g，酸枣仁 10~15g，大枣 10~15g。

服用方法：每日 1 剂，水煎服，早、晚温服。

疗程：大于 6 周。

疏肝解郁安神类方与盐酸氟西汀

指标 1：临床疗效评价指标

治疗 4~6 周后，疏肝解郁安神类方组治疗 PSD 临床疗效与盐酸氟西汀相比，差异无统计学意义（Z=0.73，P=0.47）（I^2=66%，RR=1.12，95% CI：0.82~1.53）。——2a 级证据

指标 2：抑郁状态评价指标

· HAMD-17

治疗 6 周后，疏肝解郁安神类方组 HAMD-17 项评分可能优于盐酸氟西汀（Z=3.18，P=0.001）（I^2=93%，MD=-6.38，95% CI：-10.31~-2.45）。——2a 级证据

（十一）活力苏口服液治疗方案

★推荐意见：

与盐酸氟西汀相比，疗程为 6 周则强烈建议活力苏口服液试用于 PSD 的治疗。

治疗原则：补气益血、滋养肝肾、交通心肾。

药物组成：黄芪、黄精、枸杞、淫羊藿、丹参。

服用方法：活力苏口服液 10~20mL，睡前口服。

疗程：6 周。

活力苏口服液与盐酸氟西汀

指标：抑郁状态评价指标

· HAMD-17

治疗 6 周后，活力苏口服液组 HAMD-17 项评分可能优于盐酸氟西汀组（Z=6.37，P<0.000 01）（I^2=85%，MD=-3.92，95% CI：-5.06~-2.78）。——2a 级证据

（十二）当归健脑抗衰合剂治疗方案

★推荐意见：

与盐酸氟西汀、盐酸阿米替林相比，疗程为12周则强烈推荐当归健脑抗衰合剂应用于PSD的治疗。

治疗原则：补肾益智、疏肝解郁、安神定志。

药物组成：当归、远志、枸杞子、酸枣仁、白芍、龙齿、琥珀、钩藤、柏子仁、五味子、益智仁、天竺黄、麦冬、天麻、石菖蒲、核桃仁、肉苁蓉。

服用方法：将以上药材放入提取袋，加水浸泡30分钟，提取2次，每次1小时。过滤，合并滤液，浓缩至适量，加水调至1000mL进行检验、灌装、灭菌，每次50mL，早、晚口服。

疗程：12周。

当归健脑抗衰合剂与西药抗抑郁药（盐酸氟西汀、盐酸阿米替林）

指标1：临床疗效评价指标

治疗12周后，当归健脑抗衰合剂组治疗PSD疗效肯定优于西药抗抑郁药（盐酸氟西汀、盐酸阿米替林）（Z=2.17，P=0.03）（I^2=0%，RR=1.14，95% CI：1.01~1.28）。——1a级证据

指标2：抑郁状态评价指标

- HAMD-17

治疗6周后，当归健脑抗衰合剂组HAMD-17项评分为（9.03 ± 1.47）分，或许优于西药抗抑郁药（盐酸氟西汀、盐酸阿米替林）组（10.10 ± 2.17）分（P<0.05）。——2b级证据

（十三）松龄血脉康胶囊治疗方案

★推荐意见：

疗程为2周则多塞平、松龄血脉康胶囊均可应用于PSD的治疗。

治疗原则：平肝潜阳、镇惊安神。

药物组成：松叶、葛根、珍珠层粉等。

服用方法：松龄血脉康胶囊（成都康弘制药公司），每次2.0g，每日3次。

疗程：4~12周。

松龄血脉康胶囊与多塞平

指标1：临床疗效评价指标

治疗2周后，松龄血脉康胶囊组治疗PSD疗效与多塞平相比，差异无统计学意义（Z=0.74，P=0.46）（I^2=0%，RR=1.04，95% CI：0.94~1.14）。——1a级证据

指标2：抑郁状态评价指标

- HAMD-17

治疗2周后，松龄血脉康胶囊组HAMD-17项评分与多塞平试验组相比，差异无统计学意义（Z=1.02，P=0.31）（I^2=98%，MD=-4.92，95% CI：-14.37~4.54）。——2a级证据

治疗4周后，松龄血脉康胶囊组HAMD-17项评分与多塞平试验组相比，差异无统计学

意义（Z=0.70，P=0.49）（I^2=97%，MD=-2.53，95% CI：-7.61~-0.03）。——2a 级证据

（十四）参松养心胶囊治疗方案

★推荐意见：

与盐酸阿米替林相比，疗程为 8 周则强烈推荐参松养心胶囊应用于 PSD 的治疗。

治疗原则：益气养阴、活血通络、养心安神。

药物组成：人参、麦冬、五味子、山茱萸、酸枣仁。

服用方法：口服，每次 3 粒，每日 3 次。

疗程：8 周。

参松养心胶囊与盐酸阿米替林

指标 1：临床疗效评价指标

治疗 8 周后，参松养心胶囊治疗 PSD 临床疗效肯定优于盐酸阿米替林（Z=2.57，P=0.01）（I^2=0%，RR=3.39，95% CI：1.34~8.58）。——1a 级证据

指标 2：抑郁状态评价指标

- HAMD-17

治疗 4 周后，参松养心胶囊组 HAMD-17 项评分为（14.33 ± 5.28）分，或许优于盐酸阿米替林组（15.76 ± 4.69）分（P<0.05）。——2b 级证据

治疗 8 周后，参松养心胶囊组 HAMD-17 项评分为（6.28 ± 1.80）分，或许优于盐酸阿米替林组（10.98 ± 1.99）分（P<0.05）。——2b 级证据

第二节　中药联合西药

临床上常常选用中西药联合的方案来治疗 PSD 以达到增强临床疗效的目的。中药常选用疏肝解郁类、疏肝活血通络类、化痰解郁类、安神养脑类等药物。西药常选用 SSRI 类抗抑郁药（盐酸氟西汀、盐酸帕罗西汀、西酞普兰），三环类抗抑郁药（盐酸阿替米林、多塞平），NaSSA 类抗抑郁药（米氮平），SNRI 类抗抑郁药（盐酸文拉法辛）和 SARI 类抗抑郁药（曲唑酮、氟哌噻吨美利曲辛、盐酸米安舍林、依达拉奉、丁螺环酮）等。在联合运用的临床实践中，联合疗法往往优于单一使用西药抗抑郁药物，但缺乏循证医学证据支持。本节选取中药联合常用西药抗抑郁药物为主要治疗方法，对比常用的西药抗抑郁药，从临床疗效及症状评分角度评价中药联合常用西药抗抑郁药物治疗 PSD 的临床优势，并制订合理的治疗方案，供临床参考选用。

一、中药联合西药盐酸氟西汀治疗方案

（一）理气剂联合盐酸氟西汀治疗方案

★推荐意见：

与盐酸氟西汀相比，疗程为4周或8周则强烈推荐理气剂联合盐酸氟西汀应用于PSD的治疗。

治疗原则：疏肝解郁为主。

药物组成：至少包含柴胡、香附、白芍、川芎、甘草等。

服用方法：盐酸氟西汀每日1次，中药汤剂每日1剂，水煎服，早、晚分服。

疗程：4~8周。

理气剂联合盐酸氟西汀与盐酸氟西汀

指标1：临床疗效评价指标

治疗4周后，理气剂联合盐酸氟西汀治疗PSD临床疗效肯定优于盐酸氟西汀（Z=5.04，P<0.000 01）（I^2=55%，RR=1.27，95% CI：1.16~1.40）。——1a级证据

治疗8周后，理气剂联合盐酸氟西汀治疗PSD临床疗效肯定优于盐酸氟西汀（Z=8.82，P<0.000 01）（I^2=0%，RR=1.21，95% CI：1.16~1.26）。——1a级证据

指标2：抑郁状态评价指标

- HAMD-24

治疗2周后，理气剂联合盐酸氟西汀组HAMD-24项评分可能优于盐酸氟西汀组（Z=4.80，P<0.000 01）（I^2=75%，MD=−3.42，95% CI：−4.82~−2.02）。——2a级证据

治疗4周后，理气剂联合盐酸氟西汀组HAMD-24项评分可能优于盐酸氟西汀组（Z=9.07，P<0.000 01）（I^2=89%，MD=−4.25，95% CI：−5.17~−3.33）。——2a级证据

治疗8周后，理气剂联合盐酸氟西汀组HAMD-24项评分可能优于盐酸氟西汀组（Z=5.25，P<0.000 01）（I^2=98%，MD=−4.29，95% CI：−5.89~−2.69）。——2a级证据

指标3：神经功能缺损症状评价指标

- NIHSS

治疗4周后，理气剂联合盐酸氟西汀组NIHSS评分可能优于盐酸氟西汀组（Z=8.24，P<0.000 01）（I^2=4%，MD=−6.20，95% CI：−7.67~−4.72）。——2a级证据

（二）甘麦大枣汤联合盐酸氟西汀治疗方案

★推荐意见：

与盐酸氟西汀相比，疗程为8周则强烈不推荐甘麦大枣汤联合氟西汀应用于PSD的治疗。

治疗原则：健脾养心安神。

药物组成：至少包含小麦30g，大枣10~30g，甘草10g，加石菖蒲10g，郁金10g，地龙

10g，钩藤 20g，三七 3g（分冲）。

服用方法：西药盐酸氟西汀口服，每日晨服 1 次，每次 20mg；加服甘麦大枣汤每日 1 剂，水煎服，每日 2 次。

疗程：大于 8 周。

甘麦大枣汤联合盐酸氟西汀与盐酸氟西汀

指标 1：临床疗效评价指标

治疗 8 周后，甘麦大枣汤联合盐酸氟西汀治疗 PSD 临床疗效与盐酸氟西汀相比，差异无统计学意义（$Z=1.55, P=0.12$）（$I^2=65\%$，RR=1.24，95% CI：0.94~1.63）。——1a 级证据

指标 2：抑郁状态评价指标

· HAMD-17

治疗 8 周后，甘麦大枣汤联合盐酸氟西汀组 HAMD-17 项评分为（5.43 ± 1.33）分，或许优于盐酸氟西汀组（10.75 ± 2.57）分（$P<0.05$）。——2b 级证据

（三）乌灵胶囊联合盐酸氟西汀治疗方案

★推荐意见：

与盐酸氟西汀相比，疗程为 6 周则强烈推荐乌灵胶囊联合盐酸氟西汀应用于 PSD 的治疗。

治疗原则：疏肝解郁、养心安神。

药物名称：乌灵胶囊。

服用方法：口服 20mg 盐酸氟西汀，每日 1 次；加用乌灵胶囊，每次 3 粒，每日 3 次。

疗程：6 周。

乌灵胶囊联合盐酸氟西汀与盐酸氟西汀

指标 1：临床疗效评价指标

治疗 6 周后，乌灵胶囊联合盐酸氟西汀治疗 PSD 临床疗效肯定优于盐酸氟西汀（$Z=2.59, P=0.010$）（$I^2=43\%$，RR=1.34，95% CI：1.07~1.67）。——1a 级证据

指标 2：抑郁状态评价指标

· HAMD-17

治疗 6 周后，乌灵胶囊联合盐酸氟西汀组 HAMD-17 项评分可能优于盐酸氟西汀组（$Z=3.76, P=0.000\,2$）（$I^2=23\%$，MD=−1.49，95% CI：−2.27~−0.71）。——2a 级证据

· SDS

治疗 6 周后，乌灵胶囊联合盐酸氟西汀组 SDS 评分为（37.11 ± 1.89）分，或许优于盐酸氟西汀组（45.14 ± 1.96）分（$P<0.05$）。——2b 级证据

指标 3：日常生活能力评价指标

· BI

治疗 6 周后，乌灵胶囊联合盐酸氟西汀组 BI 评分为（69.1 ± 1.47）分，或许优于盐酸氟西汀组（63.42 ± 1.38）分（$P<0.05$）。——2b 级证据

（四）温胆汤联合盐酸氟西汀治疗方案

★推荐意见：

与盐酸氟西汀对比，疗程为 8 周则强烈推荐温胆汤联合盐酸氟西汀应用于 PSD 的治疗。

治疗原则：理气化痰为主。

药物组成：至少包含茯苓、竹茹、陈皮、黄连、半夏、枳实等。

·黄连、柴胡各 10g，陈皮、半夏、枳实、竹茹、郁金、胆南星、当归各 12g，远志、合欢皮各 15g，石菖蒲 30g。

·法半夏 10g，枳实 10g，陈皮 10g，茯神 15g，酸枣仁 15g，远志 10g，五味子 10g，熟地 10g，人参 6~10g，丹参 15g，赤芍 10g，香附 10g，柴胡 10g。

·黄连、柴胡、水蛭各 10g，陈皮、半夏、枳实、香附各 12g，郁金、合欢皮、茯苓、竹茹、地龙、远志各 15g，丹参、石菖蒲、生龙牡各 30g，甘草 6g。

·陈皮 10g，半夏 10g，茯苓 18g，枳壳 15g，竹茹 12g，柴胡 12g，炒白芍 15g，紫苏梗 10g，厚朴 10g，郁金 10g，丹参 15g，桃仁 10g，石菖蒲 10g，远志 10g，炒枣仁 15g，甘草 10g。

服用方法：盐酸氟西汀 20~40mg，每日晨服 1 次；温胆汤加减，每日 1 剂，水煎早、晚 2 次分服。

疗程：8 周。

温胆汤联合盐酸氟西汀与盐酸氟西汀

指标 1：临床疗效评价指标

治疗 8 周后，温胆汤联合盐酸氟西汀治疗 PSD 临床疗效肯定优于盐酸氟西汀（Z=3.55，P=0.000 4）（I^2=14%，RR=1.19，95% CI：1.08~1.32）。——1a 级证据

指标 2：抑郁状态评价指标

· HAMD-17

治疗 8 周后，温胆汤联合盐酸氟西汀组 HAMD-17 项评分可能优于盐酸氟西汀组（Z=7.14，P<0.000 01）（I^2=13%，MD=-2.96，95% CI：-3.77~-2.15）。——2a 级证据

（五）活血剂联合盐酸氟西汀治疗方案

★推荐意见：

与盐酸氟西汀对比，疗程为 8 周则强烈推荐活血剂联合盐酸氟西汀应用于 PSD 的治疗。

治疗原则：活血解郁通窍为主。

药物组成：至少包含桃仁、红花、川芎等。

·赤芍 10g，川芎 10g，桃仁 10g，红花 10g，老葱 10g，生姜 10g，麝香 0.1g，茯苓 12g，陈皮 10g，胆南星 10g，制半夏 10g，竹茹 10g，枳实 10g，石菖蒲 10g，郁金 12g。

·桃仁 10g，红花 10g，当归 20g，生地 15g，赤芍 20g，枳壳 10g，甘草 10g，柴胡 10g，川芎

20g，白芍 10g，桔梗 15g，牛膝 25g。

·柴胡 10g，香附 10g，当归 10g，川芎 10g，白芍 10g，水蛭 6g，红花 10g，合欢皮 10g，远志 10g，炙甘草 3g。

服用方法：盐酸氟西汀胶囊 20mg，每日 1 次；活血剂汤剂水煎服，每日 1 剂，早、晚各 1 次。

疗程：8 周。

活血剂联合盐酸氟西汀与盐酸氟西汀

指标 1：临床疗效评价指标

治疗 8 周后，活血剂联合盐酸氟西汀治疗 PSD 临床疗效肯定优于盐酸氟西汀（Z=2.37，P=0.02）（I^2=12%，RR=1.17，95% CI：1.03~1.32）。——1a 级证据

指标 2：抑郁状态评价指标

· HAMD-17

治疗 8 周后，活血剂联合盐酸氟西汀组 HAMD-17 项评分为（7.12 ± 2.35）分，可能优于盐酸氟西汀组（11.24 ± 3.78）分（P<0.05）。——2b 级证据

指标 3：日常生活能力评价指标

· ADL

治疗 8 周后，活血剂联合盐酸氟西汀组 ADL 评分为（82.65 ± 8.31）分，可能优于盐酸氟西汀组（74.47 ± 7.56）分（P<0.05）。——2b 级证据

（六）安神剂联合盐酸氟西汀治疗方案

★推荐意见：

与盐酸氟西汀对比，疗程为 4 周则强烈推荐安神剂联合盐酸氟西汀应用于 PSD 的治疗。

治疗原则：宁心安神、解郁开窍。

药物组成：至少包含柴胡、石菖蒲、郁金等。

·柴胡、茯苓、香附、陈皮各 12g，石菖蒲、郁金、合欢皮各 15g，制半夏、川芎、枳壳各 10g。

·石菖蒲、郁金、丹参、合欢皮、柴胡、巴戟天等。

服用方法：口服盐酸氟西汀胶囊 20mg，每日 1 次；安神剂汤剂水煎服，每日 1 剂，早、晚分服。

疗程：4 周。

安神剂联合盐酸氟西汀与盐酸氟西汀

指标 1：临床疗效评价指标

治疗 4 周后，安神剂联合盐酸氟西汀治疗 PSD 临床疗效肯定优于盐酸氟西汀组（Z=2.42，P=0.02）（I^2=47%，RR=1.34，95% CI：1.06~1.70），试验组与对照组平均临床总有效率分别为 94.16% 和 68.75%。——1a 级证据

指标 2:抑郁状态评价指标

· HAMD-17

治疗 4 周后,安神剂联合盐酸氟西汀组 HAMD-17 项评分可能优于盐酸氟西汀组($Z=7.87$,$P<0.000\ 01$)($I^2=28\%$,MD=-3.96,95% CI:-4.95~-2.97)。——2a 级证据

指标 3:神经功能缺损症状评价指标

· NIHSS

治疗 4 周后,安神剂联合盐酸氟西汀组 NIHSS 评分为(10.48 ± 0.92)分,或许优于盐酸氟西汀组(12.35 ± 1.08)分($P<0.05$)。——2b 级证据

二、中药联合西药西酞普兰治疗方案

(一)理气药联合西酞普兰治疗方案

★推荐意见:

(1)与西酞普兰对比,疗程为 8 周则强烈推荐理气药联合西酞普兰应用于 PSD 的治疗。

(2)与西酞普兰对比,疗程为 6 周或 8 周则强烈推荐舒肝解郁胶囊联合西酞普兰应用于 PSD 的治疗。

(3)与西酞普兰对比,疗程为 4 周则强烈推荐柴胡疏肝汤联合西酞普兰应用于 PSD 的治疗。

治疗原则:疏肝解郁。

药物组成:至少包含柴胡、白芍、甘草等。

·牡丹皮 15g,栀子 15g,白术 15g,茯苓 15g,薄荷 15g(后下),当归 20g,柴胡 15g,郁金 15g,生姜 15g,川芎 15g,香附 15g,白芍 15g,钩藤 15g,炙甘草 6g。

·丹皮、栀子、柴胡、白芍、白术、当归、茯苓各 15g,炙甘草 10g。

·川芎、丹参、香附、红花、桃仁、生地、白芍、当归、木香、陈皮、甘草各 10g。

·当归、茯苓、牡丹皮、薄荷、柴胡、栀子、香附、白术、白芍、甘草等。

服用方法:口服西酞普兰每日 1 次;理气药汤剂水煎服,每日 1 剂,早、晚分服。

疗程:8 周。

1. 理气药联合西酞普兰与西酞普兰

指标 1:临床疗效评价指标

治疗 8 周后,理气药联合西酞普兰治疗 PSD 临床疗效肯定优于西酞普兰($Z=3.38$,$P=0.000\ 7$)($I^2=0\%$, RR=1.17, 95% CI: 1.07~1.28),试验组与对照组平均临床总有效率分别为 87.21% 和 79.59%。——1a 级证据

指标 2:抑郁状态评价指标

· HAMD-17

治疗 1 周后,理气药联合西酞普兰组 HAMD-17 项评分为(21.45 ± 1.15)分,或许优于

西酞普兰组（22.35 ± 1.38）分（P>0.05）。——2c 级证据

治疗 2 周后，理气药联合西酞普兰组 HAMD-17 项评分可能优于西酞普兰组（Z=0.46，P=0.000 1）（I^2=86%，MD=0.50，95% CI：-1.66~2.66）。——2a 级证据

治疗 4 周后，理气药联合西酞普兰组 HAMD-17 项评分可能优于西酞普兰组（Z=2.24，P=0.03）（I^2=94%，MD=-2.44，95% CI：-4.58~-0.31）。——2a 级证据

治疗 6 周后，理气药联合西酞普兰组 HAMD-17 项评分可能优于西酞普兰组（Z=5.40，P<0.000 01）（I^2=75%，MD=-3.40，95% CI：-4.64~-2.17）。——2a 级证据

治疗 8 周后，理气药联合西酞普兰组 HAMD-17 项评分可能优于西酞普兰组（Z=2.06，P=0.04）（I^2=96%，MD=-2.43，95% CI：-4.74~-0.12）。——2a 级证据

指标 3：日常生活能力评价指标

· BI

治疗 4 周后，理气药联合西酞普兰组 BI 评分为（55.2 ± 12.3）分，可能优于西酞普兰组（50.5 ± 9.4）分（P<0.05）。——2c 级证据

治疗 8 周后，理气药联合西酞普兰组 BI 评分为（63.4 ± 8.8）分，可能优于西酞普兰组（59.7 ± 9.5）分（P<0.05）。——2c 级证据

2. 舒肝解郁胶囊联合西酞普兰与西酞普兰

指标 1：临床疗效评价指标

治疗 6 周后，舒肝解郁胶囊联合西酞普兰治疗 PSD 临床疗效肯定优于西酞普兰（Z=2.26，P=0.02）（I^2=0%，RR=1.16，95% CI：1.02~1.32），试验组与对照组平均临床总有效率分别为 85.43% 和 74.07%。——1a 级证据

治疗 8 周后，舒肝解郁胶囊联合西酞普兰治疗 PSD 临床疗效肯定优于西酞普兰（Z=4.47，P<0.000 01）（I^2=0%，RR=1.21，95% CI：1.12~1.32），试验组与对照组平均临床总有效率分别为 85.57% 和 79.65%。——1a 级证据

指标 2：抑郁状态评价指标

· HAMD-17

治疗 2 周后，舒肝解郁胶囊联合西酞普兰组 HAMD-17 项评分与西酞普兰组差异无统计学意义（Z=0.11，P=0.91）（I^2=89%，MD=0.21，95% CI：-3.36~3.77）。——2a 级证据

治疗 4 周后，舒肝解郁胶囊联合西酞普兰组 HAMD-17 项评分可能优于西酞普兰组（Z=2.19，P=0.03）（I^2=82%，MD=-1.76，95% CI：-3.34~-0.18）。——2a 级证据

治疗 6 周后，舒肝解郁胶囊联合西酞普兰组 HAMD-17 项评分可能优于西酞普兰组（Z=5.96，P<0.000 01）（I^2=18%，MD=-2.75，95% CI：-3.65~-1.85）。——2a 级证据

治疗 8 周后，舒肝解郁胶囊联合西酞普兰组 HAMD-17 项评分与西酞普兰组差异无统计学意义（Z=1.57，P=0.12）（I^2=95%，MD=-2.31，95% CI：-5.20~0.57）。——2a 级证据

3. 柴胡疏肝汤联合西酞普兰与西酞普兰

指标 1：临床疗效评价指标

治疗 4 周后，柴胡疏肝汤联合西酞普兰治疗 PSD 临床疗效肯定优于西酞普兰（Z=2.76，

P=0.006)(I^2=0%, RR=1.19, 95% CI: 1.05~1.34),试验组与对照组平均临床总有效率分别为93.33%和78.54%。——1a级证据

指标2:抑郁状态评价指标

· HAMD-17

治疗4周后,柴胡疏肝汤联合西酞普兰组HAMD-17项评分可能优于西酞普兰组(Z=8.35, P<0.000 01)(I^2=63%, MD=-5.69, 95% CI: -7.03~-4.36)。——2a级证据

指标3:日常生活能力评价指标

· BI

治疗4周后,柴胡疏肝汤联合西酞普兰组BI评分为(56.28±13.34)分,或许优于西酞普兰组(47.59±11.91)分(P<0.05)。——2b级证据

指标4:神经功能缺损症状评价指标

· NIHSS

治疗4周后,柴胡疏肝汤联合西酞普兰组NIHSS评分为(4.58±1.04)分,或许优于西酞普兰组(5.59±1.21)分(P<0.05)。——2b级证据

(二)安脑丸联合西酞普兰治疗方案

★推荐意见:

与西酞普兰对比,疗程为8周则较强建议安脑丸联合西酞普兰试用于PSD的治疗。

治疗原则:行气解郁、宁心安神。

服用方法:艾司西酞普兰片10mg,每日1次;安脑丸每次2丸,每日2次,治疗2周后减量为每次1丸,每日2次。

疗程:8周。

安脑丸联合西酞普兰与西酞普兰

指标1:临床疗效评价指标

治疗8周后,安脑丸联合西酞普兰治疗PSD临床总有效率为78.00%,或许优于西酞普兰的55.32%(P<0.05)。——2b级证据

指标2:抑郁状态评价指标

· HAMD-17

治疗4周后,安脑丸联合西酞普兰组HAMD-17项评分可能优于西酞普兰组(Z=11.52, P<0.000 01)(I^2=0%, MD=-3.36, 95% CI: -3.93~-2.79)。——2a级证据

治疗8周后,安脑丸联合西酞普兰组HAMD-17项评分可能优于西酞普兰组(Z=10.56, P<0.000 01)(I^2=63%, MD=-4.67, 95% CI: -5.53~-3.80)。——2a级证据

(三)安神剂联合西酞普兰治疗方案

★推荐意见:

与西酞普兰相比,疗程为8周则强烈推荐安神剂联合西酞普兰应用于PSD的治疗。

治疗原则：宁心安神解郁为主。

服用方法：口服西酞普兰每日1次，安神剂每日2次。

疗程：8周。

安神剂联合西酞普兰与西酞普兰

指标1：临床疗效评价指标

治疗8周后，安神剂联合西酞普兰治疗PSD临床疗效肯定优于西酞普兰（Z=1.34，P=0.18）（I^2=41%，RR=1.07，95% CI：0.97~1.18），试验组与对照组平均临床总有效率分别为90.7%和80.16%。——1a级证据

指标2：抑郁状态评价指标

· HAMD-17

治疗2周后，安神剂联合西酞普兰组HAMD-17项评分为（14.8±4.6）分，或许优于西酞普兰组（15.4±5.1）分（P<0.05）。——2b级证据

治疗4周后，安神剂联合西酞普兰组HAMD-17项评分可能优于西酞普兰组（Z=3.19，P<0.000 01）（I^2=0%，MD=-1.77，95% CI：-2.85~-0.68）。——2a级证据

治疗8周后，安神剂联合西酞普兰组HAMD-17项评分可能优于西酞普兰组（Z=5.39，P<0.000 01）（I^2=0%，MD=-2.28，95% CI：-3.11~-1.45）。——2a级证据

指标3：神经功能缺损症状评价指标

· NIHSS

治疗2周后，安神剂联合西酞普兰组NIHSS评分为（14.8±4.6）分，或许优于西酞普兰组（15.4±5.1）分（P<0.05）。——2b级证据

治疗4周后，安神剂联合西酞普兰组NIHSS评分为（12.4±5.8）分，或许优于西酞普兰组（14.0±5.2）分（P<0.05）。——2b级证据

治疗8周后，安神剂联合西酞普兰组NIHSS评分为（7.9±3.8）分，或许优于西酞普兰组（10.5±4.7）分（P<0.05）。——2b级证据

三、中药联合西药盐酸舍曲林治疗方案

（一）养血清脑颗粒联合盐酸舍曲林治疗方案

★推荐意见：

与盐酸舍曲林相比，疗程为8周则强烈不推荐养血清脑颗粒联合盐酸舍曲林应用于PSD的治疗。

治疗原则：养血清脑、活血通络。

服用方法：盐酸舍曲林每日50mg，早晨顿服；口服养血清脑颗粒，每日3次。

疗程：8周。

养血清脑颗粒联合盐酸舍曲林与盐酸舍曲林

指标 1:临床疗效评价指标

治疗 8 周后,养血清脑颗粒联合盐酸舍曲林治疗 PSD 临床疗效肯定优于盐酸舍曲林(Z=1.34,P=0.18)(I^2=44%,RR=1.14,95% CI: 0.94~1.38),试验组与对照组平均临床总有效率分别为 89.80% 和 78.7%。——1a 级证据

指标 2:抑郁状态评价指标

· HAMD-17

治疗 8 周后,养血清脑颗粒联合盐酸舍曲林组 HAMD-17 项评分可能优于盐酸舍曲林组(Z=4.96,P<0.000 01)(I^2=0%,MD=-1.68,95% CI:-2.34~-1.01)。——2a 级证据

(二)理气剂联合盐酸舍曲林治疗方案

★推荐意见:

与盐酸舍曲林对比,疗程为 6 周或 8 周则强烈推荐理气剂联合盐酸舍曲林应用于 PSD 的治疗。

治疗原则:理气疏肝为主。

药物组成:至少包含柴胡 15~20g,白芍 10~12g,当归 10~12g,川芎 12~15g,香附 10~15g。

·柴胡 20g,白芍 10g,当归 10g,川芎 15g,枳壳 10g,香附 15g,郁金 10g,青皮 15g,陈皮 15g,白术 10g,茯神 15g,酸枣仁 15g。

·柴胡 15g,白芍 12g,郁金 10g,香附 5g,茯神 15g,川芎 12g,远志 12g,当归 12g,枳实 10g,地龙 10g,石菖蒲 10g,水蛭 6g。

服用方法:盐酸舍曲林每日 50~100mg;理气剂每日 1 剂。

疗程:6~8 周。

理气剂联合盐酸舍曲林与盐酸舍曲林

指标 1:临床疗效评价指标

治疗 6 周后,理气剂联合盐酸舍曲林治疗 PSD 临床疗效肯定优于盐酸舍曲林(Z=3.52,P=0.000 4)(I^2=0%, RR=1.21, 95% CI: 1.09~1.35),试验组与对照组平均临床总有效率分别为 86.92% 和 69.52%。——1a 级证据

治疗 8 周后,理气剂联合盐酸舍曲林治疗 PSD 临床疗效肯定优于盐酸舍曲林(Z=3.76,P=0.000 2)(I^2=0%, RR=1.27, 95% CI: 1.12~1.45),试验组与对照组平均临床总有效率分别为 88.40% 和 77.33%。——1a 级证据

指标 2:抑郁状态评价指标

· HAMD-17

治疗 2 周后,理气剂联合盐酸舍曲林组 HAMD-17 项评分与盐酸舍曲林组差异无统计学意义(Z=1.59,P=0.11)(I^2=81%,MD=-1.70,95% CI:-3.79~0.40)。——2a 级证据

治疗 4 周后,理气剂联合盐酸舍曲林组 HAMD-17 项评分可能优于盐酸舍曲林组

(Z=4.30, P<0.000 1)(I^2=12%, MD=-2.00, 95% CI: -2.91~-1.90)。——2a 级证据

治疗 6 周后，理气剂联合盐酸舍曲林组 HAMD-17 项评分可能优于盐酸舍曲林组 (Z=8.76, P<0.000 01)(I^2=0%, MD=-2.66, 95% CI: -3.25~-2.60)。——2a 级证据

治疗 8 周后，理气剂联合盐酸舍曲林组 HAMD-17 项评分可能优于盐酸舍曲林组 (Z=11.00, P<0.000 01)(I^2=0%, MD=-2.79, 95% CI: -3.29~-2.29)。——2a 级证据

指标 3：日常生活能力评价指标

· ADL

治疗 8 周后，柴胡疏肝散联合盐酸舍曲林组 ADL 评分为(26.88 ± 4.42)分，或许优于盐酸舍曲林组(33.19 ± 4.67)分(P<0.05)。——2b 级证据

指标 4：神经功能缺损症状评价指标

· NIHSS

治疗 8 周后，柴胡疏肝散联合盐酸舍曲林组 NIHSS 评分为(3.71 ± 0.89)分，或许优于盐酸舍曲林组(4.62 ± 0.95)分(P<0.05)。——2b 级证据

四、中药联合西药黛力新治疗方案

（一）乌灵胶囊联合黛力新治疗方案

★推荐意见：

与黛力新对比，疗程为 6 周则强烈推荐乌灵胶囊联合黛力新应用于 PSD 的治疗，疗程为 8 周则较强建议乌灵胶囊联合黛力新试用于 PSD 的治疗。

治疗原则：安神解郁。

服用方法：黛力新每次 1 粒，每日 2 次，早、午口服；乌灵胶囊每次 3 粒，每日 3 次，口服治疗。

疗程：6~8 周。

乌灵胶囊联合黛力新与黛力新

指标 1：临床疗效评价指标

治疗 6 周后，乌灵胶囊联合黛力新治疗 PSD 临床疗效肯定优于黛力新(Z=2.36, P=0.02)(I^2=64%, RR=1.15, 95% CI: 1.02~1.28)，试验组与对照组平均临床总有效率分别为 93.15% 和 73.31%。——1a 级证据

治疗 8 周后，乌灵胶囊联合黛力新组治疗 PSD 临床总有效率为 85.17%，或许优于黛力新组的 71.43%(P<0.05)。——2b 级证据

指标 2：抑郁状态评价指标

· HAMD-24

治疗 1 周后，乌灵胶囊联合黛力新组 HAMD-24 项评分为(25.44 ± 6.75)分，或许优于黛力新组(27.62 ± 6.19)分(P<0.01)。——2c 级证据

治疗 2 周后，乌灵胶囊联合黛力新组 HAMD-24 项评分与黛力新组差异无统计学意义

(Z=0.77,P=0.44)(I^2=89%,MD=-1.07,95% CI:-3.80~1.65)。——2a 级证据

治疗 4 周后,乌灵胶囊联合黛力新组 HAMD-24 项评分可能优于黛力新组(Z=4.32,P<0.000 1)(I^2=71%,MD=-3.04,95% CI:-4.42~-1.66)。——2a 级证据

治疗 6 周后,乌灵胶囊联合黛力新组 HAMD-24 项评分可能优于黛力新组(Z=6.36,P<0.000 01)(I^2=93%,MD=-4.10,95% CI:-5.36~-2.84)。——2a 级证据

治疗 8 周后,乌灵胶囊联合黛力新组 HAMD-24 项评分可能优于黛力新组(Z=5.39,P<0.000 01)(I^2=94%,MD=-3.90,95% CI:-5.32~-2.48)。——2a 级证据

指标 3:日常生活能力评价指标

· BI

治疗 2 周后,乌灵胶囊联合黛力新组 BI 评分为(74.42 ± 10.49)分,或许优于黛力新组(66.21 ± 13.05)分(P<0.01)。——2b 级证据

治疗 4 周后,乌灵胶囊联合黛力新组 BI 评分为(79.76 ± 9.84)分,或许优于黛力新组(69.56 ± 12.11)分(P<0.01)。——2b 级证据

治疗 6 周后,乌灵胶囊联合黛力新组 BI 评分为(82.62 ± 12.88)分,或许优于黛力新组(71.86 ± 14.02)分(P<0.01)。——2b 级证据

(二)柴胡加龙骨牡蛎汤联合黛力新治疗方案

★推荐意见:

与黛力新对比,疗程为 8 周则强烈推荐柴胡加龙骨牡蛎汤联合黛力新应用于 PSD 的治疗。

治疗原则:疏肝解郁、安神为主。

药物组成:至少包含柴胡 15~30g,半夏 10~15g,龙骨 18~30g,牡蛎 18~30g,茯苓 13~15g,甘草 5~10g。

·柴胡 20g,党参 20g,黄芪 30g,桂枝 10g,茯苓 15g,茯神 15g,法半夏 15g,大枣 6 枚,炙甘草 10g,郁金 15g,地龙 10g,当归 15g,煅龙骨 30g,煅牡蛎 30g。

·柴胡、党参各 20g,黄芪、煅龙骨、煅牡蛎各 30g,茯苓、茯神、法半夏、郁金各 15g,地龙 10g,大枣 6 枚,炙甘草 5g。

·煅龙骨、黄芪、煅牡蛎各 30g,党参、柴胡各 20g,法半夏、当归、茯神、茯苓、郁金各 15g,甘草 10g,大枣 6 枚。

服用方法:黛力新口服,每次 1 片,每日 2 次;加服柴胡加龙骨牡蛎汤加减,水煎服,每日 1 剂,分早、晚 2 次服用。

疗程:8 周。

柴胡加龙骨牡蛎汤联合黛力新与黛力新

指标 1:临床疗效评价指标

治疗 8 周后,柴胡加龙骨牡蛎汤联合黛力新治疗 PSD 临床疗效肯定优于黛力新(Z=2.05,P=0.04)(I^2=0%,RR=1.12,95% CI:1.00~1.24),试验组与对照组平均临床总有效率

分别为 84.22% 和 68.58%。——1a 级证据

指标 2:抑郁状态评价指标

· HAMD-17

治疗 2 周后,柴胡加龙骨牡蛎汤联合黛力新组 HAMD-17 项评分可能优于黛力新组(Z=4.49,P<0.000 01)(I^2=0%,MD=-2.92,95% CI:-4.20~-1.64)。——2a 级证据

治疗 4 周后,柴胡加龙骨牡蛎汤联合黛力新组 HAMD-17 项评分可能优于黛力新组(Z=4.18,P<0.000 1)(I^2=40%,MD=-3.41,95% CI:-5.01~-1.81)。——2a 级证据

治疗 8 周后,柴胡加龙骨牡蛎汤联合黛力新组 HAMD-17 项评分可能优于黛力新组(Z=5.07,P<0.000 01)(I^2=30%,MD=-3.28,95% CI:-4.55~-2.01)。——2a 级证据

指标 3:神经功能缺损症状评价指标

· NIHSS

治疗 2 周后,柴胡加龙骨牡蛎汤联合黛力新组 NIHSS 评分为(8.45 ± 2.62)分,或许优于黛力新组(9.45 ± 2.24)分(P<0.05)。——2b 级证据

治疗 4 周后,柴胡加龙骨牡蛎汤联合黛力新组 NIHSS 评分为(6.98 ± 3.45)分,或许优于黛力新组(8.68 ± 2.27)分(P<0.05)。——2b 级证据

治疗 8 周后,柴胡加龙骨牡蛎汤联合黛力新组 NIHSS 评分可能优于黛力新组(Z=3.55,P=0.000 4)(I^2=42%,MD=-1.61,95% CI:-2.50~-0.72)。——2a 级证据

(三)导痰汤合菖蒲郁金汤联合黛力新治疗方案

★推荐意见:

与黛力新对比,疗程为 8 周则强烈推荐导痰汤合菖蒲郁金汤联合黛力新应用于 PSD 的治疗。

治疗原则:疏肝理气、活血通络、祛痰开窍。

药物组成:至少包含半夏 10g,陈皮 10g,竹茹 10g,枳实 10g,石菖蒲 10g,郁金 10g,胆南星 10g,乌梢蛇 10g,甘草 10g,冰片 10g。

·法半夏、陈皮、竹茹、茯苓、枳实、石菖蒲、郁金、胆南星、乌梢蛇、甘草、冰片各 10g,丹参 20g。

·陈皮、枳实、石菖蒲、郁金、法半夏、竹茹、胆南星、乌梢蛇、冰片、甘草各 10g,丹参 20g。

服用方法:口服黛力新,每日 2 片,早、午各 1 片,症状改善后每日早晨服 1 片;加用导痰汤联合菖蒲郁金汤,每日 1 剂,水煎服,分早、晚 2 次服用。

疗程:8 周。

导痰汤合菖蒲郁金汤联合黛力新与黛力新

指标 1:临床疗效评价指标

治疗 8 周后,导痰汤合菖蒲郁金汤联合黛力新治疗 PSD 临床疗效肯定优于黛力新(Z=3.07,P=0.002)(I^2=0%,RR=1.20,95% CI:1.07~1.34),试验组与对照组平均临床总有效率分别为 96.65% 和 78.35%。——1a 级证据

指标 2:抑郁状态评价指标

· HAMD-17

治疗 8 周后,导痰汤合菖蒲郁金汤组 HAMD-17 项评分为(8±5)分,或许优于黛力新组(13±4)分(P<0.05)。——2b 级证据

(四)理气剂联合黛力新治疗方案

★推荐意见:

与黛力新对比,疗程为 6 周或 8 周则强烈推荐理气剂联合黛力新可应用于 PSD 的治疗。

治疗原则:疏肝解郁理气为主。

药物组成:至少包含柴胡、白芍、白术、茯苓、甘草等。

·柴胡、当归、白芍、炒白术、茯苓、炙甘草、薄荷、生姜。

·柴胡、当归、白芍、白术、茯苓、生姜、薄荷、淫羊藿、仙茅、炙甘草、巴戟天、知母、黄柏。

·牡蛎、龙骨各 15g,白术、柴胡、白芍、香附、茯苓、甘草、枳壳、当归、菖蒲、远志各 9g,浮小麦 60g、磁石 24g,琥珀 3g,大枣 5 枚。

·柴胡 15g,白芍 10g,枳壳 10g,甘草 10g,香附 10g,川芎 10g,郁金 10g,石菖蒲 10g。

·潞党参、茯苓、白术、白芍、柴胡、楠木香。

服用方法:黛力新每日 2 次;中药汤剂每日 1 剂,水煎服,早、晚分服。

疗程:6~8 周。

理气剂联合黛力新与黛力新

指标 1:临床疗效评价指标

治疗 6 周后,理气剂联合黛力新治疗 PSD 临床疗效肯定优于黛力新(Z=3.63, P=0.000 3)(I^2=0%, RR=1.21, 95% CI: 1.09~1.34),试验组与对照组平均临床总有效率分别为 92.02% 和 75.17%。——1a 级证据

治疗 8 周后,理气剂联合黛力新治疗 PSD 临床疗效肯定优于黛力新(Z=4.67, P<0.000 01)(I^2=0%, RR=3.34, 95% CI: 2.01~5.55),试验组与对照组平均临床总有效率分别为 92.06% 和 76.20%。——1a 级证据

指标 2:抑郁状态评价指标

· HAMD-17

治疗 6 周后,理气剂联合黛力新组 HAMD-17 项评分可能优于黛力新组(Z=2.68, P=0.007)(I^2=96%, MD=-4.03, 95% CI: -6.97~-1.08)。——2a 级证据

治疗 8 周后,理气剂联合黛力新组 HAMD-17 项评分可能优于黛力新组(Z=5.76, P<0.000 01)(I^2=55%, MD=-3.50, 95% CI: -4.69~-2.31)。——2a 级证据

(五)活血剂联合黛力新治疗方案

★推荐意见:

与黛力新对比,疗程为2周则较强建议活血剂联合黛力新试用于PSD的治疗,疗程为4周则强烈建议活血剂联合黛力新试用于PSD的治疗,疗程为8周则强烈不建议活血剂联合黛力新试用于PSD的治疗。

治疗原则:活血解郁为主。

药物组成:至少包含柴胡、川芎等。

·茯苓20g,生地20g,泽泻15g,丹皮15g,山药30g,枣皮15g,蜈蚣15g,地龙20g,土鳖虫20g,当归20g,川芎20g。

·合欢皮20g,川芎20g,柴胡15g,赤芍12g。

·石菖蒲 、郁金 、合欢皮 、巴戟天、丹参等。

·天麻10g,钩藤10g,郁金10g,柴胡10g,石菖蒲10g,黄芪30g,当归10g,川芎10g,红花10g,桃仁10g,炒酸枣仁10g,远志10g,珍珠母15g。

服用方法:黛力新每日2次,每次1片;中药汤剂水煎服,每日1剂,早、晚分服。

疗程:2~8周。

活血剂联合黛力新与黛力新

指标1:抑郁状态评价指标

· HAMD-17

治疗2周后,活血剂联合黛力新组HAMD-17项评分为(18.33 ± 3.91)分,或许优于黛力新组(20.51 ± 4.02)分(P<0.05)。——2b级证据

治疗4周后,活血剂联合黛力新组HAMD-17项评分可能优于黛力新组(Z=6.89,P<0.000 01)(I^2=0%,MD=-2.94,95% CI:-3.77~-2.10)。——2a级证据

治疗8周后,活血剂联合黛力新组HAMD-17项评分与黛力新组差异无统计学意义(Z=1.58,P=0.11)(I^2=90%,MD=-1.81,95% CI:-4.05~0.44)。——2a级证据

指标2:日常生活能力评价指标

· BI

治疗4周后,活血剂联合黛力新组BI评分为(77.34 ± 10.01)分,或许优于黛力新组(68.56 ± 12.11)分(P<0.05)。——2b级证据

治疗8周后,活血剂联合黛力新组BI评分为(82.11 ± 12.43)分,或许优于黛力新组(73.84 ± 13.77)分(P<0.05)。——2b级证据

指标3:神经功能缺损症状评价指标

· NIHSS

治疗4周后,活血剂联合黛力新组NIHSS评分为(5.12 ± 1.33)分,或许优于黛力新组(7.47 ± 2.04)分(P<0.05)。——2b级证据

治疗8周后,活血剂联合黛力新组NIHSS评分为(3.67 ± 1.14)分,或许优于黛力新组

(5.32 ± 1.69)分($P<0.05$)。——2b 级证据

(六)安神剂联合黛力新治疗方案

★推荐意见:

与黛力新对比,疗程为 4 周则强烈推荐安神剂联合黛力新应用于 PSD 的治疗。

治疗原则:安神解郁为主。

药物组成:至少包含柴胡、白芍等。

·牡丹皮 10g,栀子 10g,枳壳 10g,当归 10g,白芍 12g,茯苓 12g,柴胡 12g,合欢皮 12g,竹茹 10g,甘草 6g。

·丹参 15g,白芍 10g,香附 10g,川芎 10g,郁金 10g,石菖蒲 9g,胆南星 9g,桃仁 12g,天麻 12g,竹茹 12g,地龙 9g,白僵蚕 9g,合欢皮 12g。

·丹皮 9g,栀子 9g,通草 6g,淡竹叶 9g,生地 30g,百合 15g,浮小麦 30g,炙甘草 9g,大枣 5 枚,白芍 9g,龙骨 30g,生牡蛎 30g。

·柴胡、川芎各 15g,枳实、香附、陈皮、厚朴各 10g,白芍、半夏、甘草各 5g。

服用方法:黛力新每日 2 次,每次 1 片;中药汤剂水煎服,每日 1 剂,早、晚分服。

疗程:4 周。

安神剂联合黛力新 VS 黛力新

指标 1:临床疗效评价指标

治疗 4 周后,安神剂联合黛力新治疗 PSD 临床疗效肯定优于黛力新($Z=3.66$, $P=0.0003$)($I^2=0\%$, RR=1.18, 95% CI: 1.08~1.29),试验组与对照组平均临床总有效率分别为 89.8% 和 75.16%。——1a 级证据

指标 2:抑郁状态评价指标

· HAMD-17

治疗 1 周后,安神剂联合黛力新组 HAMD-17 项评分为(18.59 ± 4.99)分,与黛力新组(21.98 ± 5.41)分相比,差异无统计学意义($P>0.05$)。——2b 级证据

治疗 2 周后,安神剂联合黛力新组 HAMD-17 项评分可能优于黛力新组($Z=2.30$, $P=0.02$)($I^2=83\%$, MD=-3.18, 95% CI: -5.89~-0.47)。——2a 级证据

治疗 4 周后,安神剂联合黛力新组 HAMD-17 项评分可能优于黛力新组($Z=12.04$, $P<0.00001$)($I^2=85\%$, MD=-4.58, 95% CI: -5.33~-3.84)。——2a 级证据

五、中药联合盐酸帕罗西汀治疗方案

(一)理气剂联合盐酸帕罗西汀治疗方案

★推荐意见:

与盐酸帕罗西汀对比,疗程为 4 周则强烈建议理气剂联合盐酸帕罗西汀试用于 PSD 的治疗,疗程为 6 周则强烈推荐理气剂联合盐酸帕罗西汀应用于 PSD 的治疗。

治疗原则：疏肝解郁为主。

药物组成：至少包含柴胡、川芎、石菖蒲、白术、白芍、茯苓、甘草等。

·柴胡 10g，赤芍 12g，白芍 15g，枳壳 10g，郁金 10g，石菖蒲 30g，远志 30g，制半夏 10g，陈皮 10g，香附 10g，川芎 10g，合欢花 20g，甘草 6g。

·北柴胡 10g，合欢皮 15g，葛根 20g，炒酸枣仁 30g，石菖蒲 20g，远志 20g，炒栀子 15g，炒白芍 15g，广郁金 12g，夏枯草 10g，茯神 20g，川芎 20g，丹参 20g，生龙骨 20g，生牡蛎 20g。

·香附 12g，川芎 15g，神曲 15g，苍术 15g，栀子 10g，合欢花 30g，夜交藤 30g，百合 15g，石菖蒲 10g。

服用方法：早晨口服盐酸帕罗西汀片 10~20mg，每日 1 次；中药胶囊每日 2 次，每次 2 粒，或中药汤剂水煎服，每日 1 剂，早、晚分服。

疗程：4~6 周。

理气剂联合盐酸帕罗西汀与盐酸帕罗西汀

指标 1：临床疗效评价指标

治疗 4 周后，理气剂联合盐酸帕罗西汀治疗 PSD 临床疗效可能优于盐酸帕罗西汀（Z=2.38，P=0.02）（I^2=0%，RR=1.21，95% CI：1.03~1.41），试验组与对照组平均临床总有效率分别为 89.21% 和 73.95%。——2a 级证据

治疗 6 周后，理气剂联合盐酸帕罗西汀治疗 PSD 临床疗效肯定优于盐酸帕罗西汀（Z=5.34，P<0.000 01）（I^2=0%，RR=1.21，95% CI：1.13~1.30），试验组与对照组平均临床总有效率分别为 91.05% 和 74.99%。——1a 级证据

指标 2：抑郁状态评价指标

· HAMD-17

治疗 2 周后，理气剂联合盐酸帕罗西汀组 HAMD-17 项评分可能优于盐酸帕罗西汀（Z=5.02，P<0.000 01）（I^2=45%，MD=-2.76，95% CI：-3.84~-1.69）。——2a 级证据

治疗 3 周后，理气剂联合盐酸帕罗西汀组 HAMD-17 项评分可能优于盐酸帕罗西汀（Z=5.80，P<0.000 01）（I^2=0%，MD=-2.35，95% CI：-3.15~-1.56）。——2a 级证据

治疗 4 周后，理气剂联合盐酸帕罗西汀组 HAMD-17 项评分可能优于盐酸帕罗西汀（Z=3.92，P<0.000 1）（I^2=90%，MD=-4.14，95% CI：-6.21~-2.07）。——2a 级证据

治疗 6 周后，理气剂联合盐酸帕罗西汀组 HAMD-17 项评分可能优于盐酸帕罗西汀（Z=6.20，P<0.000 01）（I^2=56%，MD=-2.60，95% CI：-3.42~-1.78）。——2a 级证据

指标 3：日常生活能力评价指标

·BI

治疗 2 周后，理气剂联合盐酸帕罗西汀组 BI 评分为（53.13 ± 6.65）分，与盐酸帕罗西汀组（49.84 ± 5.77）分相比，差异无统计学意义（P>0.05）。——2b 级证据

治疗 4 周后，理气剂联合盐酸帕罗西汀组 BI 评分为（62.38 ± 5.32）分，或许优于盐酸帕罗西汀组（58.46 ± 4.68）分（P<0.05）。——2b 级证据

指标 4：神经功能缺损症状评价指标

· SSS

治疗 4 周后，理气剂联合盐酸帕罗西汀组 SSS 评分为（6.53 ± 3.43）分，或许优于盐酸帕罗西汀组（9.26 ± 3.82）分（*P*<0.05）。——2b 级证据

（二）活血理气剂联合盐酸帕罗西汀治疗方案

★推荐意见：

与盐酸帕罗西汀对比，疗程为 6 周则强烈建议活血理气剂联合盐酸帕罗西汀试用于 PSD 的治疗，疗程为 8 周则强烈推荐活血理气剂联合盐酸帕罗西汀应用于 PSD 的治疗，疗程为 12 周则强烈建议活血理气剂联合盐酸帕罗西汀试用于 PSD 的治疗。

治疗原则：活血理气为主。

药物组成：至少包含柴胡、赤芍、甘草等。

·桃仁 15g，红花 15g，当归 15g，生地 15g，牛膝 15g，川芎 15g，桔梗 15g，白芍 15g，枳壳 15g，甘草 15g，柴胡 15g。

·水蛭 6g，赤芍、佛手各 9g，法半夏 10g，当归、茯苓、郁金、刺五加、银杏叶各 12g，黄芪 15g。

·人参、丹参、麦冬、黄芪、川芎、五味子、山楂。

·当归、川芎、银杏叶、郁金、益智仁、茯苓、法半夏、佛手、赤芍、水蛭、大枣等。

·柏子仁、炒酸枣仁各 30g，合欢花、鸡血藤各 25g，白术、茯苓、柴胡各 20g，当归、赤芍、白芍、川芎各 18g，郁金 15g，炙甘草 12g。

服用方法：盐酸帕罗西汀每次 20mg，每日 1 次；中药汤剂每日 1 剂，每日 2 次。

疗程：6~12 周。

活血理气剂联合盐酸帕罗西汀与盐酸帕罗西汀

指标 1：临床疗效评价指标

治疗 6 周后，试验组与对照组临床总有效率比较，差异有统计学意义（P<0.05），两组的临床总有效率为 66.70% 和 50.00%。——2a 级证据

治疗 8 周后，活血理气剂联合盐酸帕罗西汀治疗 PSD 临床疗效肯定优于盐酸帕罗西汀（Z=2.82，*P*=0.005）（I^2=46%，RR=1.19，95% CI：1.05~1.34），试验组与对照组平均临床总有效率分别为 87.90% 和 72.16%。——1a 级证据

治疗 12 周后，理气活血剂联合盐酸帕罗西汀治疗 PSD 临床疗效可能优于盐酸帕罗西汀（Z=2.21，*P*=0.03）（I^2=0%，RR=1.13，95% CI：1.01~1.27），试验组与对照组平均临床总有效率分别为 92.66% 和 81.71%。——2a 级证据

指标 2：抑郁状态评价指标

· HAMD-17

治疗 2 周后，理气活血剂联合盐酸帕罗西汀组 HAMD-17 项评分肯定优于盐酸帕罗西汀组（Z=5.41，*P*<0.000 01）（I^2=42%，MD=-2.55，95% CI：-3.47~-1.63）。——1a 级证据

治疗 4 周后，理气活血剂联合盐酸帕罗西汀组 HAMD-17 项评分与盐酸帕罗西汀组差异无统计学意义（Z=1.03，P=0.30）（I^2=97%，MD=-2.46，95% CI：-7.17~2.24）。——2a 级证据

治疗 6 周后，理气活血剂联合盐酸帕罗西汀组 HAMD-17 项评分与盐酸帕罗西汀组差异无统计学意义（Z=1.49，P=0.14）（I^2=99%，MD=-4.04，95% CI：-9.35~1.27）。——1a 级证据

治疗 8 周后，理气活血剂联合盐酸帕罗西汀组 HAMD-17 项评分可能优于盐酸帕罗西汀组（Z=4.43，P<0.000 01）（I^2=84%，MD=-4.98，95% CI：-7.18~-2.78）。——2a 级证据

治疗 12 周后，理气活血剂联合盐酸帕罗西汀组 HAMD-17 项评分可能优于盐酸帕罗西汀组（Z=6.24，P<0.000 01）（I^2=83%，MD=-4.26，95% CI：-5.60~-2.92）。——2a 级证据

· SDS

治疗 12 周后，理气活血剂联合盐酸帕罗西汀组 SDS 评分为（41.52 ± 5.21）分，或许优于盐酸帕罗西汀组（46.21 ± 5.23）分（P<0.05）。——2b 级证据

指标 3：日常生活能力评价指标

· BI

治疗 2 周后，理气活血剂联合盐酸帕罗西汀组 BI 评分与盐酸帕罗西汀组差异无统计学意义（Z=1.50，P=0.13）（I^2=68%，MD=7.23，95% CI：-2.20~16.66）。——1a 级证据

治疗 4 周后，理气活血剂联合盐酸帕罗西汀组 BI 评分肯定优于盐酸帕罗西汀组（Z=2.60，P=0.009）（I^2=60%，MD=8.97，95% CI：2.21~15.73）。——1a 级证据

治疗 6 周后，理气活血剂联合盐酸帕罗西汀组 BI 评分肯定优于盐酸帕罗西汀组（Z=4.79，P<0.000 01）（I^2=58%，MD=11.47，95% CI：6.77~16.16）。——1a 级证据

· ADL

治疗 4 周后，理气活血剂联合盐酸帕罗西汀组 ADL 评分为（25.0 ± 5.5）分，或许优于盐酸帕罗西汀组（26 ± 5.1）分（P<0.05）。——2b 级证据

治疗 8 周后，理气活血剂联合盐酸帕罗西汀组 ADL 评分为（69.5 ± 6.5）分，或许优于盐酸帕罗西汀组（50.6 ± 6.1）分（P<0.05）。——2b 级证据

治疗 12 周后，理气活血剂联合盐酸帕罗西汀组 ADL 评分为（75.6 ± 7.5）分，或许优于盐酸帕罗西汀组（68.7 ± 5.5）分（P<0.05）。——2b 级证据

指标 4：神经功能缺损症状评价指标

· NIHSS

治疗 4 周后，理气活血剂联合盐酸帕罗西汀组 NIHSS 评分为（24.3 ± 4.6）分，或许优于盐酸帕罗西汀组（24.8 ± 4.8）分（P<0.05）。——2b 级证据

治疗 8 周后，理气活血剂联合盐酸帕罗西汀组 NIHSS 评分为（11.2 ± 3.5）分，或许优于盐酸帕罗西汀组（18.6 ± 5.0）分（P<0.05）。——2b 级证据

治疗 12 周后，理气活血剂联合盐酸帕罗西汀组 NIHSS 评分可能优于盐酸帕罗西汀组（Z=2.70，P=0.007）（I^2=80%，MD=-5.08，95% CI：-8.77~-1.39）。——2a 级证据

(三)活血剂联合盐酸帕罗西汀治疗方案

★推荐意见:

与盐酸帕罗西汀对比,疗程为4周则强烈建议活血剂联合盐酸帕罗西汀试用于PSD的治疗。

治疗原则:疏肝活血通络为主。

药物组成:黄芪50g,柴胡、丹参各15g,赤芍、当归、川芎各12g,红花、桃仁、地龙各9g等。

服用方法:盐酸帕罗西汀20mg,每日1次;联合中药汤剂水煎服,每日1剂,早、晚分服。

疗程:4周。

活血剂联合盐酸帕罗西汀与盐酸帕罗西汀

指标1:临床疗效评价指标

治疗4周后,活血剂联合盐酸帕罗西汀治疗PSD临床疗效可能优于盐酸帕罗西汀(Z=2.55, P=0.01)(I^2=0%, RR=1.20, 95% CI: 1.04~1.38),两组平均临床总有效率为89.15%和74.15%。——2a级证据

指标2:抑郁状态评价指标

· HAMD-24

治疗1周后,活血剂联合盐酸帕罗西汀组HAMD-24项评分为(21.93 ± 4.78)分,或许优于盐酸帕罗西汀组(24.08 ± 5.16)分(P<0.05)。——2b级证据

治疗2周后,活血剂联合盐酸帕罗西汀组HAMD-24项评分为(17.04 ± 4.50)分,或许优于盐酸帕罗西汀组(22.68 ± 4.81)分(P<0.05)。——2b级证据

治疗4周后,活血剂联合盐酸帕罗西汀组HAMD-24项评分为(14.49 ± 3.66)分,或许优于盐酸帕罗西汀组(18.52 ± 4.23)分(P<0.05)。——2b级证据

指标3:神经功能缺损症状评价指标

· NIHSS

治疗1周后,活血剂联合盐酸帕罗西汀组NIHSS评分为(16.60 ± 5.31)分,或许优于盐酸帕罗西汀组(19.02 ± 4.47)分(P<0.05)。——2b级证据

治疗2周后,活血剂联合盐酸帕罗西汀组NIHSS评分为(14.83 ± 4.90)分,或许优于盐酸帕罗西汀组(17.17 ± 5.21)分(P<0.05)。——2b级证据

治疗4周后,活血剂联合盐酸帕罗西汀组NIHSS评分为(10.87 ± 3.51)分,或许优于盐酸帕罗西汀组(12.81 ± 3.43)分(P<0.05)。——2b级证据

(四)理气安神剂联合盐酸帕罗西汀治疗方案

★推荐意见:

与盐酸帕罗西汀对比,疗程为60天则强烈不建议理气安神剂联合盐酸帕罗西汀试用于PSD的治疗。

治疗原则:疏肝解郁、养血安神为主。

药物组成:至少包含川芎 10~20g,茯苓 10~15g,当归 15~20g,小麦 20~30g,太子参 10~30g,甘草 6~15g。

·柴胡 10g,川芎 10g,黄芩 10g,法半夏 10g,石菖蒲 10g,茯苓 15g,白芍 15g,当归 15g,小麦 20g,百合 20g,水蛭 3g,太子参 30g,白芷 6g,枳壳 6g,香附 6g,甘草 6g。

·当归 20g,川芎 20g,太子参 10g,茯苓 10g,玄参 15g,丹参 15g,远志 10g,桔梗 10g,五味子 15g,麦门冬 10g,天门冬 10g,柏子仁 10g,酸枣仁 15g,生地 15g,栀子 10g,豆豉 10g,炙甘草 15g,浮小麦 30g。

服用方法:盐酸帕罗西汀 20mg,每日 1 次;中药汤剂水煎服,每日 1 剂,早、晚分服。

疗程:60 天。

理气安神剂联合盐酸帕罗西汀与盐酸帕罗西汀

指标 1:临床疗效评价指标

治疗 60 天后,理气安神剂联合盐酸帕罗西汀治疗 PSD 临床疗效与盐酸帕罗西汀差异无统计学意义($Z=1.77$, $P=0.08$)($I^2=14\%$, RR=1.23, 95% CI: 0.98~1.54),试验组与对照组平均临床总有效率分别为 84.69% 和 66.80%。——2a 级证据

指标 2:抑郁状态评价指标

· HAMD-24

治疗 60 天后,理气安神剂联合盐酸帕罗西汀组 HAMD-24 项评分与盐酸帕罗西汀组差异无统计学意义($Z=0.65$, $P=0.52$)($I^2=97\%$, MD=-2.23, 95% CI: -8.95~4.50)。——1a 级证据

六、中药联合盐酸文法拉辛治疗方案

(一)舒肝解郁胶囊联合盐酸文拉法辛治疗方案

★推荐意见:

与盐酸文拉法辛对比,疗程为 6 周则强烈推荐舒肝解郁胶囊联合盐酸文拉法辛应用于 PSD 的治疗。

治疗原则:疏肝解郁。

服用方法:盐酸文拉法辛缓释片起始剂量为每日 75mg, 7 天后加量至每日 150mg(顿服);加服舒肝解郁胶囊,早、晚各 2 粒。

疗程:6 周。

舒肝解郁胶囊联合盐酸文拉法辛与盐酸文拉法辛

指标 1:临床疗效评价指标

治疗 6 周后,舒肝解郁胶囊联合盐酸文拉法辛组治疗 PSD 临床疗效肯定优于盐酸文拉法辛组($Z=3.57$, $P=0.000\,4$)($I^2=0\%$, RR=1.22, 95% CI: 1.09~1.35),两组平均临床总有效率为 89.98% 和 72.63%。——1a 级证据

指标 2:抑郁状态评价指标

· HAMD-24

治疗 1 周后,舒肝解郁胶囊联合盐酸文拉法辛组 HAMD-24 项评分与盐酸文拉法辛组差异无统计学意义($Z=0.34$, $P=0.73$)($I^2=0\%$, MD=-0.31, 95% CI: -2.08~1.47)。——2a 级证据

治疗 2 周后,舒肝解郁胶囊联合盐酸文拉法辛组 HAMD-24 项评分可能优于盐酸文拉法辛组($Z=4.25$, $P<0.000\ 1$)($I^2=0\%$, MD=-3.80, 95% CI: -5.55~-2.05)。——2a 级证据

治疗 4 周后,舒肝解郁胶囊联合盐酸文拉法辛组 HAMD-24 项评分可能优于盐酸文拉法辛组($Z=0.70$, $P=0.000\ 2$)($I^2=49\%$, MD=-4.54, 95% CI: -6.59~-2.14)。——2a 级证据

治疗 6 周后,舒肝解郁胶囊联合盐酸文拉法辛组 HAMD-24 项评分可能优于盐酸文拉法辛组($Z=4.56$, $P<0.000\ 01$)($I^2=45\%$, MD=-4.53, 95% CI: -6.47~-2.58)。——2a 级证据

(二)疏肝理气剂联合盐酸文拉法辛治疗方案

★推荐意见:

与盐酸文拉法辛对比,疗程为 8 周则强烈推荐疏肝理气剂联合盐酸文拉法辛应用于 PSD 的治疗。

治疗原则:以疏肝解郁为主。

药物组成:至少包含川芎 6~10g,香附 6~15g,甘草 3~5g 等。

·陈皮 12g,北柴胡 9g,川芎 6g,枳壳 6g,白芍 12g,香附 6g,郁金 9g,炙甘草 3g。

·川芎 10g,石菖蒲 15g,丹参 15g,川红花 10g,远志 10g,香附 15g,苍术 15g,神曲 15g,甘草 5g。

服用方法:口服盐酸文拉法辛 20mg;联合中药汤剂加减,水煎取汁 200mL,早、晚温服。

疗程:8 周。

疏肝理气剂联联合盐酸文拉法辛与盐酸文拉法辛

指标 1:临床疗效评价指标

治疗 8 周后,疏肝理气剂联合盐酸文拉法辛组治疗 PSD 临床疗效肯定优于盐酸文拉法辛组($Z=2.33$, $P=0.02$)($I^2=0\%$, RR=1.23, 95% CI: 1.03~1.46),试验组与对照组平均临床总有效率分别为 86.87% 和 70.94%。——1a 级证据

指标 2:抑郁状态评价指标

· HAMD-17

治疗 4 周后,疏肝理气剂联合盐酸文拉法辛组 HAMD-17 项评分为(15.13 ± 2.45)分,可能优于盐酸文拉法辛组(20.64 ± 2.78)分($P<0.01$)。——2a 级证据

治疗 8 周后,疏肝理气剂联合盐酸文拉法辛组 HAMD-17 项评分可能优于盐酸文拉法辛组($Z=9.12$, $P<0.000\ 01$)($I^2=0\%$, MD=-4.22, 95% CI: -5.13~-3.31)。——2a 级证据

指标 3:日常生活能力评价指标

· BI

治疗 8 周后,疏肝理气剂联合盐酸文拉法辛组 BI 评分为(70.24 ± 18.65)分,可能优于盐酸文拉法辛组(56.62 ± 14.84)分(P<0.01)。——2a 级证据

(三)脑心通联合盐酸文拉法辛治疗方案

★推荐意见:

与盐酸文拉法辛对比,疗程为 8 周则较强建议脑心通联合盐酸文拉法辛试用于 PSD 的治疗。

治疗原则:益气活血、化瘀通络。

服用方法:盐酸文拉法辛缓释片每日 75mg,晨起服用;加用脑心通每次 3 粒,每日 3 次。

疗程:8 周。

脑心通联合盐酸文拉法辛与盐酸文拉法辛

指标 1:临床疗效评价指标

治疗 8 周后,脑心通联合盐酸文拉法辛组治疗 PSD 的临床总有效率为 88%,或许优于盐酸文拉法辛组的 66%(P<0.05)。——2b 级证据

指标 2:抑郁状态评价指标

· HAMD-17

治疗 4 周后,脑心通联合盐酸文拉法辛组 HAMD-17 项评分为(18.6 ± 5.3)分,或许优于盐酸文拉法辛组(22.8 ± 3.7)分(P<0.05)。——2b 级证据

治疗 8 周后,脑心通联合盐酸文拉法辛组 HAMD-17 项评分为(8.6 ± 2.5)分,或许优于盐酸文拉法辛组(14.2 ± 4.0)分(P<0.05)。——2b 级证据

(四)葛酮通络胶囊联合盐酸文拉法辛治疗方案

★推荐意见:

与盐酸文拉法辛对比,疗程为 8 周则弱度建议葛酮通络胶囊联合盐酸文拉法试用于 PSD 的治疗。

治疗原则:活血通络为主。

服用方法:盐酸文拉法辛每次 25mg,每日 3 次;葛酮通络胶囊每次 2 粒,每日 2 次。

疗程:8 周。

葛酮通络胶囊联合盐酸文拉法辛与盐酸文拉法辛

指标 1:抑郁状态评价指标

· HAMD-17

治疗 8 周后,葛酮通络胶囊联合盐酸文拉法辛组 HAMD-17 项评分为(12.56 ± 4.72)分,或许优于盐酸文拉法辛组(15.13 ± 4.38)分(P<0.05)。——2c 级证据

指标 2:神经功能缺损症状评价指标

· NIHSS

治疗 8 周后,葛酮通络胶囊联合盐酸文拉法辛组 NIHSS 评分为(8.81±3.9)分,或许优于盐酸文拉法辛组(11.13±3.98)分(P<0.05)。——2c 级证据

(五)柴胡疏肝散联合文拉法辛治疗方案

★推荐意见:

与盐酸文拉法辛对比,疗程为 4 周则弱度建议柴胡疏肝散联合盐酸文拉法辛试用于 PSD 的治疗。

治疗原则:疏肝解郁、畅达气机。

药物组成:陈皮 12g,柴胡 9g,川芎 6g,枳壳 6g,白芍 12g,香附 6g,丹参 30g,炙甘草 3g。

服用方法:口服盐酸文拉法辛 20mg,每日 3 次,加服柴胡疏肝散加减。

疗程:4 周。

柴胡疏肝散联合盐酸文拉法辛与盐酸文拉法辛

指标 1:临床疗效评价指标

治疗 4 周后,柴胡疏肝散联合盐酸文拉法辛组治疗 PSD 的临床总有效率为 93.33%,或许优于盐酸文拉法辛组的 73.33%(P<0.05)。——2c 级证据

指标 2:抑郁状态评价指标

· HAMD-17

治疗 2 周后,柴胡疏肝散联合盐酸文拉法辛组 HAMD-17 项评分为(18.31±2.51)分,或许优于盐酸文拉法辛组(20.1±2.58)分(P<0.01)。——2c 级证据

治疗 4 周后,柴胡疏肝散联合盐酸文拉法辛组 HAMD-17 项评分为(6.49±2.01)分,或许优于盐酸文拉法辛组(12.61±2.91)分(P<0.01)。——2c 级证据

· SDS

治疗 4 周后,柴胡疏肝散联合盐酸文拉法辛组 SDS 评分为(14.91±3.94)分,或许优于盐酸文拉法辛组(18.52±4.01)分(P<0.01)。——2c 级证据

指标 3:神经功能缺损症状评价指标

· SSS

治疗 2 周后,柴胡疏肝散联合盐酸文拉法辛组 SSS 评分为(20.92±4.36)分,或许优于盐酸文拉法辛组(23.98±3.84)分(P<0.01)。——2c 级证据

治疗 4 周后,柴胡疏肝散联合盐酸文拉法辛组 SSS 评分为(14.91±3.94)分,或许优于文拉法辛组(18.52±4.01)分(P<0.01)。——2c 级证据

(六)舒肝解郁胶囊联合盐酸文拉法辛治疗方案

★推荐意见:

与盐酸文拉法辛对比,疗程为 12 周则弱度建议舒肝解郁胶囊联合盐酸文拉法辛试用于

PSD 的治疗。

治疗原则:疏肝解郁为主。

服用方法:盐酸文拉法辛缓释片 25~75mg,加服舒肝解郁胶囊,第 1 周每日 2 次,每次 4 粒;第 2 周每日 2 次,每次 3 粒;第 3~12 周每日 2 次,每次 2 粒。

疗程:12 周。

舒肝解郁胶囊联合盐酸文拉法辛与盐酸文拉法辛

指标 1:临床疗效评价指标

治疗 12 周后,舒肝解郁胶囊联合盐酸文拉法辛组治疗 PSD 临床总有效率为 97.14%,或许优于盐酸文拉法辛组的 80.00%($P<0.05$)。——2c 级证据

指标 2:抑郁状态评价指标

· HAMD-17

治疗 2 周后,舒肝解郁胶囊联合盐酸文拉法辛组 HAMD-17 项评分为(18.88 ± 3.71)分,或许优于盐酸文拉法辛组(17.62 ± 4.22)分($P<0.05$)。——2c 级证据

治疗 4 周后,舒肝解郁胶囊联合盐酸文拉法辛组 HAMD-17 项评分为(12.71 ± 3.50)分,或许优于盐酸文拉法辛组(11.74 ± 3.48)分($P<0.05$)。——2c 级证据

治疗 12 周后,舒肝解郁胶囊联合盐酸文拉法辛组 HAMD-17 项评分为(4.75 ± 2.91)分,或许优于盐酸文拉法辛组(4.58 ± 2.92)分($P<0.05$)。——2c 级证据

七、中药联合米氮平治疗方案

(一)疏肝解郁剂联合米氮平治疗方案

★推荐意见:

与米氮平对比,疗程为 8 周则强烈推荐疏肝解郁剂联合米氮平应用于 PSD 的治疗。

治疗原则:疏肝解郁为主。

药物组成:至少包含柴胡 15g,当归 15g。

·柴胡、当归、白芍、白术、茯苓、甘草、牡丹皮、栀子、生姜、薄荷。

·柴胡、当归各 15g,川芎 12g, 熟地、赤芍、陈皮、香附、郁金各 10g。

服用方法:米氮平 15~30mg,每日 1 次;加服中药汤剂水煎服,每日 1 剂,早、晚分服。

疗程:8 周。

疏肝解郁剂联合米氮平与米氮平

指标 1:临床疗效评价指标

治疗 8 周后,疏肝解郁剂联合米氮平组治疗 PSD 临床疗效肯定优于米氮平组(Z=5.34, $P<0.000\ 01$)($I^2=0\%$, RR=1.26, 95% CI:1.16~1.37),试验组与对照组平均临床总有效率分别为 95.44% 和 75.30%。——1a 级证据

指标 2:抑郁状态评价指标

· HAMD-17

治疗 4 周后,疏肝解郁剂联合米氮平组 HAMD-17 项评分为(14.47±3.44)分,与米氮平组(14.35±2.32)分相比,差异无统计学意义($P>0.05$)。——2b 级证据

治疗 8 周后,疏肝解郁剂联合米氮平组 HAMD-17 项评分与米氮平组差异无统计学意义(Z=1.83,$P=0.07$)($I^2=81\%$,MD=-2.56,95% CI:-5.31~0.18)。——2b 级证据

· SDS

治疗 8 周后,疏肝解郁剂联合米氮平组 SDS 评分为(17.16±2.74)分,或许优于米氮平组(21.25±3.14)分($P<0.05$)。——2b 级证据

指标 3:日常生活能力评价指标

· ADL

治疗 8 周后,疏肝解郁剂联合米氮平组 ADL 评分为(80.31±4.9)分,或许优于米氮平组(67.73±5.54)分($P<0.05$)。——2b 级证据

(二)活血剂联合米氮平治疗方案

★推荐意见:

与米氮平对比,疗程为 8 周则强烈推荐活血剂联合米氮平应用于 PSD 的治疗。

治疗原则:活血通络为主。

药物组成:至少包含黄芪、川芎等。

·黄芪 30g,当归尾 6g,赤芍 9g,地龙 6g,川芎 6g,桃仁 9g,红花 9g,柴胡 10g,郁金 12g。

·人参、丹参、麦冬、黄芪、川芎、五味子、山楂。

服用方法:米氮平 30mg,联合中药胶囊或颗粒,每日 3 次。

疗程:8 周。

活血剂联合米氮平与米氮平

指标 1:临床疗效评价指标

治疗 8 周后,活血剂联合米氮平组治疗 PSD 临床疗效肯定优于米氮平组(Z=3.46,$P=0.0005$)($I^2=0\%$, RR=1.16, 95% CI: 1.07~1.26),试验组与对照组平均临床总有效率分别为 91.26% 和 77.41%。——1a 级证据

指标 2:抑郁状态评价指标

· HAMD-24

治疗 4 周后,活血剂联合米氮平组 HAMD-24 项评分或许优于米氮平组(Z=2.00,$P=0.05$)($I^2=99\%$,MD=-5.28,95% CI:-10.46~0.10)。——2b 级证据

治疗 8 周后,活血剂联合米氮平组 HAMD-24 项评分或许优于米氮平组(Z=4.56,$P<0.00001$)($I^2=90\%$,MD=-3.66,95% CI:-5.23~-2.09)。——2b 级证据

指标 3:日常生活能力评价指标

· ADL

治疗 4 周后,活血剂联合米氮平组 ADL 评分为(59.63 ± 4.54)分,或许优于米氮平组(54.76 ± 5.16)分($P<0.05$)。——2b 级证据

治疗 8 周后,活血剂联合米氮平组 ADL 评分为(78.86 ± 6.41)分,或许优于米氮平组(69.69 ± 6.52)分($P<0.05$)。——2b 级证据

指标 4:神经功能缺损症状评价指标

· SSS

治疗 4 周后,活血剂联合米氮平组 SSS 评分或许优于米氮平组($Z=2.06$, $P=0.04$)($I^2=90\%$,MD=-2.36,95% CI:-4.62~-0.11)。——2b 级证据

治疗 8 周后,活血剂联合米氮平组 SSS 评分或许优于米氮平组($Z=4.22$, $P<0.000\ 1$)($I^2=90\%$,MD=-4.83,95% CI:-7.08~-2.59)。——2b 级证据

(三)舒肝解郁胶囊联合米氮平治疗方案

★推荐意见:

与米氮平对比,疗程为 6 周则弱度建议舒肝解郁胶囊联合米氮平试用于 PSD 的治疗。

治疗原则:以疏肝解郁为主。

服用方法:米氮平片 30mg,每晚 1 次顿服;舒肝解郁胶囊 2 粒,每日 2 次,早、晚各 1 次口服。

疗程:6 周。

舒肝解郁胶囊联合米氮平与米氮平

指标 1:临床疗效评价指标

治疗 6 周后,舒肝解郁胶囊联合米氮平组治疗 PSD 临床总有效率为 90.00%,或许优于米氮平组的 75.00%($P<0.05$)。——2c 级证据

指标 2:抑郁状态评价指标

· HAMD-17

治疗 6 周后,舒肝解郁胶囊联合米氮平组 HAMD-17 项评分为(8.5 ± 3.5)分,或许优于米氮平组(14.9 ± 4.5)分($P<0.01$)。——2c 级证据

指标 3:日常生活能力评价指标

· BI

治疗 6 周后,舒肝解郁胶囊联合米氮平组 BI 评分为(61.7 ± 8.2)分,或许优于米氮平组(44.9 ± 9.5)分($P<0.01$)。——2c 级证据

指标 4:神经功能缺损症状评价指标

· NIHSS

治疗 6 周后,舒肝解郁胶囊联合米氮平组 NIHSS 评分为(11.4 ± 1.7)分,或许优于米氮平组(17.8 ± 2.4)分($P<0.01$)。——2c 级证据

（四）天麻素片联合米氮平治疗方案

★**推荐意见：**

与米氮平对比，疗程为4周则弱度建议天麻素片联合米氮平试用于PSD的治疗。

治疗原则：疏肝活血为主。

服用方法：口服米氮平片每日15~30mg；再予天麻素注射液500mg加入250mL或500mL5%葡萄糖注射液中静滴，血糖高或有糖尿病者应用生理盐水，连用2周后改口服天麻素片。

疗程：4周。

天麻素片联合米氮平与米氮平

指标1：临床疗效评价指标

治疗4周后，天麻素片联合米氮平组治疗PSD临床总有效率为96.5%，或许优于米氮平组的86.2%（$P<0.05$）。——2c级证据

指标2：抑郁状态评价指标

· HAMD-17

治疗2周后，天麻素片联合米氮平组HAMD-17项评分为（12.22±4.61）分，或许优于米氮平组（17.42±3.91）分（$P<0.05$）。——2c级证据

治疗4周后，天麻素片联合米氮平组HAMD-17项评分为（5.61±3.65）分，或许优于米氮平组（10.36±4.68）分（$P<0.05$）。——2c级证据

八、中药联合盐酸阿米替林治疗方案

（一）柴胡疏肝散合归脾汤加减汤剂联合盐酸阿米替林治疗方案

★**推荐意见：**

与盐酸阿米替林对比，疗程为1周则强烈不建议柴胡疏肝散合归脾汤加减汤剂联合盐酸阿米替林试用于PSD的治疗，疗程为2周、4周或6周则较强建议柴胡疏肝散合归脾汤加减汤剂联合盐酸阿米替林试用于PSD的治疗。

治疗原则：理气解郁、健脾益气。

服用方法：早餐1小时后口服盐酸阿米替林片25mg，每日1次；柴胡疏肝散合归脾汤加减汤剂口服，每日2次。

疗程：2~6周。

柴胡疏肝散合归脾汤加减汤剂联合盐酸阿米替林与盐酸阿米替林

指标：抑郁状态评价指标

· HAMD-17

治疗1周后，柴胡疏肝散合归脾汤加减汤剂联合盐酸阿米替林组HAMD-17项评分为（19.9±1.4）分，与盐酸阿米替林组（20.4±1.1）分相比，差异无统计学意义。（$P>0.05$）。

——2b 级证据

治疗 2 周后，柴胡疏肝散合归脾汤加减汤剂联合盐酸阿米替林组 HAMD-17 项评分为（15.3 ± 1.5）分，或许优于盐酸阿米替林组（19.6 ± 1.5）分（P<0.05）。——2b 级证据

治疗 4 周后，柴胡疏肝散合归脾汤加减汤剂联合盐酸阿米替林组 HAMD-17 项评分为（9.7 ± 1.6）分，或许优于盐酸阿米替林组（13.2 ± 1.2）分（P<0.05）。——2b 级证据

治疗 6 周后，柴胡疏肝散合归脾汤加减汤剂联合盐酸阿米替林组 HAMD-17 项评分为（7.8 ± 1.1）分，或许优于盐酸阿米替林组（10.4 ± 1.1）分（P<0.05）。——2b 级证据

（二）疏肝健脾方剂联合盐酸阿米替林治疗方案

★推荐意见：

与盐酸阿米替林对比，疗程为 4~8 周则强烈推荐疏肝健脾方剂联合盐酸阿米替林应用于 PSD 的治疗。

治疗原则：疏肝解郁、行气活血、养心安神、健脾益气。

药物组成：至少包含白术 12g，茯苓 12g，柴胡 10~12g，当归 12~20g，白芍 15g，甘草 6g，石菖蒲 10g。

·健脾疏肝方：黄芪 30g，党参 15g，白术 12g，茯苓 12g，柴胡 12g，当归 20g，白芍 10g，炙甘草 6g，薄荷 10g，炮姜 6g，石菖蒲 10g。

·丹栀逍遥散：牡丹皮 5g，栀子 5g，柴胡 10g，当归 12g，白芍 15g，青皮 10g，百合 15g，炒白术 12g，茯苓 12g，远志 10g，石菖蒲 10g，合欢花 15g，郁金 12g，赤丹参 15g，甘草 6g。

服用方法：

口服盐酸阿米替林片，由每日 50mg 逐渐递增至每日 150mg，每日 2 次；7 天后每日 150mg，每日 2 次；加服健脾疏肝方，每日 1 剂，水煎服，分早、晚 2 次温服。

口服盐酸阿米替林 12.5mg，每日 3 次；中药丹栀逍遥散加减，水煎取汁 300mL，每日 1 剂，早、晚分服。

疗程：4~8 周。

疏肝健脾方剂联合盐酸阿米替林与盐酸阿米替林

指标：临床疗效评价指标

治疗 4~8 周后，疏肝健脾中药联合盐酸阿米替林治疗 PSD 临床疗效肯定优于盐酸阿米替林（Z=2.19，P=0.03）（I^2=0%，RR=2.84，95% CI：1.11~7.23），试验组与对照组平均临床总有效率分别为 92.38% 和 80.38%。——1a 级证据

九、中药联合多塞平治疗方案

（一）理气剂联合多塞平治疗方案

★推荐意见：

与多塞平对比，疗程为 4 周则强烈推荐理气剂联合多塞平应用于 PSD 的治疗。

治疗原则：疏肝理气为主。

药物组成：至少包含柴胡6~12g，白芍5~15g，陈皮6~10g。

·自拟开郁汤：柴胡12g，郁金12g，丹皮15g，栀子15g，当归15g，白芍15g，陈皮10g，半夏10g，茯苓30g，瓜蒌20g，丹参20g，菖蒲15g，远志15g，合欢花20g。

·柴胡疏肝散加减：柴胡、枳壳、香附、川芎、陈皮、郁金各10g，菖蒲30g，杭芍、远志各12g，炙甘草6g。

·柴胡疏肝汤：陈皮（醋制）6g、柴胡6g、川芎5g、香附5g、枳壳（麸炒）5g、白芍5g、炙甘草3g。

服用方法：口服多塞平每次25mg；中药汤剂，水煎服，每日1剂，早、晚分服。

疗程：4周。

理气剂联合多塞平与多塞平

指标：临床疗效评价指标

治疗4周后，理气剂联合多塞平治疗PSD临床疗效肯定优于多塞平（Z=2.22，P=0.03）（I^2=0%，RR=1.15，95% CI：1.02~1.30），试验组与对照组平均临床总有效率分别为88.6%和76.4%。——1a级证据

（二）玉女煎联合多塞平治疗方案

★推荐意见：

与多塞平对比，疗程为21天则强烈建议玉女煎联合多塞平试用于PSD的治疗。

药物组成：炙甘草6g，远志、杭芍各12g，菖蒲30g，郁金、陈皮、川芎、香附、枳壳、柴胡各10g。

服用方法：口服多塞平，第1~7天每次25mg，每日2次；第8~14天每次75mg，每日2次；第15~21天每次125mg，每日2次。玉女煎每日1剂，水煎取汁200mL，早、晚分服。

疗程：21天。

玉女煎联合多塞平与多塞平

指标：临床疗效评价指标

治疗21天后，玉女煎联合多塞平治疗PSD临床总有效率为90.00%，可能优于多塞平的77.50%（P<0.05）。——2a级证据

（三）依达拉奉合加味柴胡疏肝散治疗方案

★推荐意见：

与多塞平对比，疗程为15天则强烈不建议依达拉奉合加味柴胡疏肝散试用于PSD的治疗。

治疗原则：疏肝解郁、益气养心。

药物组成：柴胡（醋炒）15g，白芍12g，川芎10g，香附10g，枳壳10g，黄连5g，肉桂4g，黄芪20g，丹参10g，合欢皮15g，夜交藤30g，石菖蒲10g。

服用方法：依达拉奉 30mg 加生理盐水 100mL 静滴，加服柴胡疏肝散，水煎服，每日 1 剂，早、晚分服。

疗程：15 天。

依达拉奉合柴胡疏肝散与多塞平

指标 1：临床疗效评价指标

治疗 15 天后，依达拉奉合柴胡疏肝散与多塞平治疗 PSD 临床总有效率分别为 79.2% 和 75%，差异无统计学意义（$P>0.05$）。——2a 级证据

指标 2：抑郁状态评价指标

· HAMD-17

治疗 15 天后，依达拉奉合柴胡疏肝散组 HAMD-17 项评分为（19.2 ± 1.6）分，或许优于多塞平组（13.9 ± 1.7）分（$P<0.05$）。——2b 级证据

指标 3：日常生活能力评价指标

· BI

治疗 15 天后，依达拉奉合柴胡疏肝散组 BI 评分为（1.3 ± 0.8）分，或许优于多塞平组（2.4 ± 1.1）分（$P<0.05$）。——2b 级证据

指标 4：神经功能缺损症状评价指标

· NIHSS

治疗 15 天后，依达拉奉合柴胡疏肝散组 NIHSS 评分为（5.1 ± 1.4）分，或许优于多塞平组（11.7 ± 3.1）分（$P<0.05$）。——2b 级证据

（四）小柴胡汤联合多塞平治疗方案

★推荐意见：

与多塞平对比，疗程为 8 周则强烈推荐小柴胡汤联合多塞平应用于 PSD 的治疗。

治疗原则：疏肝解郁为主。

药物组成：至少包含柴胡 23~24g，熟地 19~20g，大枣 4 枚，炙甘草 8~9g，香附 5~6g，法半夏 8~9g，人参 8~9g。

·柴胡 23g，熟地 19g，大枣 4 枚，炙甘草 8g，香附 5g，法半夏 8g，人参 8g。

·柴胡 24g，郁金 15g，黄芩 9g，人参 9g，炙甘草 9g，法半夏 9g，大枣 4 枚，香附 6g，熟地 20g。

服用方法：口服多塞平每日 6~12.5mg；小柴胡汤加减水煎服，每日 1 剂，早、晚分服。

疗程：8 周。

小柴胡汤联合多塞平与多塞平

指标 1：临床疗效评价指标

治疗 8 周后，小柴胡汤联合多塞平治疗 PSD 临床疗效肯定优于多塞平（$Z=2.10$，$P=0.04$）（$I^2=0\%$，RR=1.15，95% CI：1.01~1.32），两组平均临床总有效率分别为 93.75% 和 81.24%。——1a 级证据

指标 2:抑郁状态评价指标

· HAMD-17

治疗 8 周后,小柴胡汤联合多塞平组 HAMD-17 项评分可能优于多塞平组(Z=3.35,*P*=0.000 8)(I^2=0%,MD=-3.42,95% CI:-5.42~-1.42)。——2a 级证据

十、其他中药联合治疗方案

(一)中药自拟方联合米安舍林治疗方案

★推荐意见:

与米安舍林对比,疗程为 2 周则强烈不建议中药自拟方联合米安舍林试用于 PSD 的治疗。

治疗原则:活血解郁、安神定志。

药物组成:柴胡 10g,郁金 15g,菖蒲 10g,枳实 6g,桃仁 10g,红花 10g,柏子仁 15g,远志 15g,丹参 20g,煅龙骨、煅牡蛎各 15g。

服用方法:小剂量米安舍林每日 15mg,早餐后服用;中药自拟方每日 1 剂,水煎取汁 150mL,早、晚温服。

疗程:2 周。

中药自拟方联合米安舍林与米安舍林

指标 1:临床疗效评价指标

治疗 2 周后,中药自拟方联合米安舍林与米安舍林相比,临床总有效率差异无统计学意义(*P*>0.05),两组临床总有效率分别为 88.37% 和 85.71%。——2a 级证据

指标 2:抑郁状态评价指标

· HAMD-24

治疗 2 周后,中药自拟方联合米安舍林组 HAMD-24 项评分为(24.91 ± 6.67)分,与米安舍林组(23.91 ± 3.89)分相比,差异无统计学意义(*P*>0.05)。——2b 级证据

治疗 4 周后,中药自拟方联合米安舍林组 HAMD-24 项评分为(17.87 ± 6.82)分,与米安舍林组(18.25 ± 3.16)分相比,差异无统计学意义(*P*>0.05)。——2b 级证据

治疗 6 周后,中药自拟方联合米安舍林组 HAMD-24 项评分为(12.58 ± 5.47)分,与米安舍林组(9.47 ± 2.16)分相比,差异无统计学意义(*P*>0.05)。——2b 级证据

治疗 8 周后,中药自拟方联合米安舍林组 HAMD-24 项评分为(8.32 ± 4.71)分,与米安舍林组(7.95 ± 5.83)分相比,差异无统计学意义(*P*>0.05)。——2b 级证据

(二)中药自拟方联合氯丙咪嗪治疗方案

★推荐意见:

与氯丙咪嗪对比,疗程为 2~6 周则较强建议中药自拟方联合氯丙咪嗪试用于 PSD 的治疗。

治疗原则:疏肝解郁。

药物组成:柴胡、香附、茯神各15g,川芎、郁金各12g,白芍、当归、枳壳、青皮、陈皮、白术各10g,炒枣仁30g,炙甘草6g。

服用方法:氯丙咪嗪起始剂量为每日50mg;中药自拟方水煎服,每日1剂。

疗程:2~6周。

中药自拟方联合氯丙咪嗪与氯丙咪嗪

指标:抑郁状态评价指标

· HAMD-24

治疗2周后,中药自拟方联合氯丙咪嗪组HAMD-24项评分为(23.5±3.6)分,或许优于氯丙咪嗪组(25.8±3.8)分(P<0.05)。——2b级证据

治疗4周后,中药自拟方联合氯丙咪嗪组HAMD-24项评分为(17.6±4.1)分,或许优于氯丙咪嗪组(21.1±4.4)分(P<0.01)。——2b级证据

治疗6周后,中药自拟方联合氯丙咪嗪组HAMD-24项评分为(12.2±3.2)分,或许优于氯丙咪嗪组(15.7±3.3)分(P<0.01)。——2b级证据

(三)中药自拟方联合丁螺环酮治疗方案

★推荐意见:

与丁螺环酮对比,疗程为4周则强烈推荐中药自拟方联合丁螺环酮应用于PSD的治疗。

治疗原则:疏肝解郁安神为主。

药物组成:

·龙齿30g,石菖蒲、柏子仁各15g,茯神、合欢花各12g,郁金、胆南星、远志各10g。

·百合20g,磁石30g,生地15g,知母12g,沙参15g,麦冬10g,枣仁12g,浮小麦30g,大枣10枚,炙甘草7g。

服用方法:口服丁螺环酮10~20mg,联合中药自拟方汤剂,每日1剂,早、晚分服。

疗程:4周。

中药自拟方联合丁螺环酮与丁螺环酮

指标1:临床疗效评价指标

治疗4周后,中药自拟方联合丁螺环酮治疗PSD临床疗效肯定优于丁螺环酮(Z=2.09, P=0.04)(I^2=18%, RR=1.21, 95% CI: 1.01~1.44),两组平均临床总有效率分别为89.63%和72.24%。——1a级证据

指标2:抑郁状态评价指标

· HAMD-24

治疗4周后,中药自拟方联合丁螺环酮组HAMD-24项评分与丁螺环酮组对比,差异无统计学意义(Z=0.92,P=0.36)(I^2=96%,MD=−1.80,95% CI:−5.63~2.03)。——1a级证据

（四）自拟解郁活血汤联合路优泰治疗方案

★推荐意见：

与路优泰对比，疗程为8周则强烈推荐自拟解郁活血汤应用于PSD的治疗。

治疗原则：疏肝理气、解郁安神、化痰、活血通络为主。

药物组成：至少包含柴胡15~20g，郁金15~20g，陈皮10~15g。

·柴胡20g，枳壳12g，香附10g，陈皮12g，赤芍、白芍各15g，郁金15g，夜交藤30g，远志12g，当归20g，川芎10g，丹参30g，鸡血藤30，甘草3g。

·郁金20g，柴胡15g，远志20g，丹参20g，红花20g，合欢花20g，川芎20g，酸枣仁15g，地龙15g，石菖蒲15g，制半夏10g，制胆南星10g，陈皮10g。

·柴胡15g，郁金15g，菖蒲10g，制半夏10g，胆南星10g，陈皮15g，红花15g，川芎10g，地龙10g。

·柴胡15g，枳壳10g，香附15g，制半夏10g，陈皮15g，茯苓15g，郁金15g，远志10g，当归20g，川芎10g。

服用方法：自拟解郁活血汤每日1剂，水煎取汁300mL，分早、晚2次温服；口服路优泰300mg，每日3次。

疗程：8周。

自拟解郁活血汤联合路优泰与路优泰

指标1：临床疗效评价指标

治疗8周后，自拟解郁活血汤联合路优泰治疗PSD临床疗效肯定优于路优泰（Z=2.57，P=0.01）（I^2=0%，RR=1.24，95% CI：1.05~1.46），两组平均临床总有效率分别为89.63%和72.24%。——1a级证据

指标2：抑郁状态评价指标

· HAMD-17

治疗8周后，自拟解郁活血汤联合路优泰组HAMD-17项评分肯定优于路优泰组（Z=11.99，P<0.000 01）（I^2=6%，MD=-5.92，95% CI：-6.89~-4.96）。——1a级证据

指标3：日常生活能力评价指标

· BI

治疗8周后，自拟解郁活血汤联合路优泰组BI评分为（70.30±3.76）分，或许优于路优泰组（41.67±4.92）分（P<0.05）。——2b级证据

指标4：神经功能缺损症状评价指标

· NIHSS

治疗8周后，自拟解郁活血汤联合路优泰组NIHSS评分为（12.88±1.92）分，或许优于路优泰组（19.42±4.31）分（P<0.01）。——2b级证据

· MESSS

治疗8周后，自拟解郁活血汤联合路优泰组MESSS评分为（10.5±8.3）分，或许优于路

优泰组（16.7±7.9）分（$P<0.05$）。——2b 级证据

- MESS

治疗 8 周后，自拟解郁活血汤联合路优泰组 MESS 评分为（10.8±7.6）分，或许优于路优泰组（15.7±8.3）分（$P<0.05$）。——2b 级证据

中篇　西医疗法

第三章　西药抗抑郁药疗法

第一节　SSRI 类抗抑郁药

目前,PSD 的发病机制并不明确,且其机制学说趋于多元化。较为成熟的学说包括单胺能假说、HPA 轴异常假说、社会学心理假说、神经再生假说、基因多态假说、炎症假说。现今临床所应用的抗抑郁类西药多针对单胺能假说的治疗靶点产生效应,从而达到改善抑郁症状的作用。大量研究证明单纯西药抗抑郁药物可以有效促进 PSD 患者康复,但也有研究结果显示其疗效并不明显。在各类抗抑郁药物中,选择性五羟色胺(5-HT)再摄取抑制剂类抗抑郁药(SSRI)在临床上最为常见,例如西酞普兰(或艾司西酞普兰)、盐酸帕罗西汀、盐酸舍曲林、盐酸氟西汀等。SSRI 的作用机制是通过抑制突触对神经递质 5-HT 的再摄取以增加突触间隙中 5-HT 浓度,且具有比其他药物更好的耐受性。有研究证明,与三环类抗抑郁西药(TCA)相比，65 岁以上的患者使用 SSRI 可明显降低患脑卒中的风险,然而关于抗抑郁药是否可用于 PSD 的治疗或 PSD 倾向预防仍存在争议。然而,SSRI 药物之间,如盐酸氟西汀与艾司西酞普兰的治疗效果差异也是未来临床研究的热点。

本章节选取单纯 SSRI 类西药抗抑郁药物为主要治疗方法,对比不同种类 SSRI 类西药抗抑郁药物、非 SSRI 类西药抗抑郁药物、神经内科治疗以及常规疗法,从临床疗效及症状评分角度评价单纯西药抗抑郁药物治疗 PSD 的临床优势,并制订合理的治疗方案,供临床参考选用。

一、西酞普兰治疗方案

★推荐意见:

(1)疗程为 4~8 周则西酞普兰与三环类抗抑郁药均可试用于 PSD 的治疗。

(2)疗程为 1~8 周则西酞普兰与盐酸阿米替林均可应用于 PSD 的治疗。

(3)疗程为 4~8 周则西酞普兰与丙咪嗪均可试用于 PSD 的治疗。

(4)与多塞平对比,疗程为 4 周则较强建议西酞普兰试用于 PSD 的治疗。

(5)疗程为 4~6 周则西酞普兰与 SSRI 类抗抑郁药均可应用于 PSD 的治疗。

(6)疗程为 1~8 周则西酞普兰与盐酸氟西汀均可应用于 PSD 的治疗。

(7)疗程为 2 周或 6 周则西酞普兰与盐酸帕罗西汀均可试用于 PSD 的治疗,疗程为 4 周则西酞普兰与盐酸帕罗西汀均可应用于 PSD 的治疗。

(8)疗程为 1~8 周则西酞普兰与盐酸舍曲林均可试用于 PSD 的治疗。

(9)疗程为 1~8 周则西酞普兰与米氮平均可应用于 PSD 的治疗。

（10）与谷维素相比，疗程为 4~6 周则较强建议西酞普兰试用于 PSD 的治疗。

治疗原则：抗抑郁。

药物名称：西普妙、喜妙普。

药物组成：西酞普兰。

服用方法：10~40mg，每日 1 次。

疗程：4~8 周。

（一）西酞普兰与三环类抗抑郁药

指标 1：临床疗效评价指标

治疗 4~8 周后，西酞普兰治疗 PSD 临床疗效与三环类抗抑郁药物相比，临床总有效率差异无统计学意义（Z=1.58，P=0.11）（I^2=69%，RR=1.09，95% CI：0.98~1.21），两组平均临床总有效率分别为 87.91% 和 76.16%。——2a 级证据

指标 2：抑郁状态评价指标

· HAMD-17

治疗 1 周后，西酞普兰组 HAMD-17 项评分肯定优于三环类抗抑郁药组（仅包括盐酸阿米替林、多塞平）（Z=3.65，P=0.000 3）（I^2=31%，MD=-2.52，95% CI：-3.88~-1.17）。——1a 级证据

治疗 2 周后，西酞普兰组 HAMD-17 项评分或许优于三环类抗抑郁药组（仅包括盐酸阿米替林、丙咪嗪、多塞平）（Z=7.07，P<0.000 01）（I^2=55%，MD=-3.23，95% CI：-4.12~-2.33）。——2b 级证据

治疗 4 周后，西酞普兰组 HAMD-17 项评分或许优于三环类抗抑郁药组（仅包括盐酸阿米替林、丙咪嗪）（Z=2.70，P=0.007）（I^2=93%，MD=-2.82，95% CI：-4.88~-0.77）。——2b 级证据

治疗 6 周后，西酞普兰组 HAMD-17 项评分或许优于三环类抗抑郁药组（仅包括盐酸阿米替林、丙咪嗪）（Z=2.84，P=0.004）（I^2=94%，MD=-1.68，95% CI：-2.84~-0.52）。——2b 级证据

治疗 8 周后，西酞普兰组 HAMD-17 项评分肯定优于三环类抗抑郁药组（仅包括盐酸阿米替林、丙咪嗪）（Z=2.84，P<0.000 01）（I^2=0%，MD=-1.74，95% CI：-2.42~-1.06）。——1a 级证据

治疗 4~8 周后，西酞普兰组 HAMD-17 项评分或许优于三环类抗抑郁药组（Z=8.02，P<0.000 01）（I^2=85%，MD=-2.76，95% CI：-3.44~-2.09）。——2b 级证据

（二）西酞普兰与盐酸阿米替林

指标 1：临床疗效评价指标

治疗 1~8 周后，西酞普兰治疗 PSD 临床疗效与盐酸阿米替林相比，差异无统计学意义（Z=1.38，P=0.17）（I^2=0%，RR=1.04，95% CI：0.98~1.11），试验组与对照组平均临床总有效率

分别为 90.91% 和 86.67%。——1a 级证据

指标 2：抑郁状态评价指标

· HAMD-17

治疗 1 周后，西酞普兰组 HAMD-17 项评分肯定优于盐酸阿米替林组（Z=3.32，P=0.000 9）（I^2=33%，MD=-2.90，95% CI：-4.62~-1.19）。——1a 级证据

治疗 2 周后，西酞普兰组 HAMD-17 项评分肯定优于盐酸阿米替林组（Z=6.97，P<0.000 01）（I^2=48%，MD=-3.66，95% CI：-4.69~-2.63）。——1a 级证据

治疗 4 周后，西酞普兰组 HAMD-17 项评分可能优于盐酸阿米替林组（Z=3.05，P=0.002）（I^2=76%，MD=-2.12，95% CI：-3.49~-0.76）。——2a 级证据

治疗 6 周后，西酞普兰组 HAMD-17 项评分肯定优于盐酸阿米替林组（Z=7.44，P<0.000 01）（I^2=10%，MD=-2.43，95% CI：-3.07~-1.79）。——1a 级证据

治疗 8 周后，西酞普兰组 HAMD-17 项评分肯定优于盐酸阿米替林组（Z=5.03，P<0.000 01）（I^2=0%，MD=-1.74，95% CI：-2.42~-1.06）。——1a 级证据

治疗 4~8 周后，西酞普兰组 HAMD-17 项评分或许优于盐酸阿米替林（Z=9.70，P<0.000 01）（I^2=66%，MD=-2.56，95% CI：-3.07~-2.04）。——2b 级证据

指标 3：神经功能缺损症状评价指标

· NIHSS

治疗 4 周后，西酞普兰组 NIHSS 评分（15.58 ± 7.96）分，与盐酸阿米替林组（19.98 ± 3.18）分相比，差异无统计学意义（P>0.05）。——2b 级证据

（三）西酞普兰与丙咪嗪

指标 1：临床疗效评价指标

治疗 4~8 周后，西酞普兰治疗 PSD 临床疗效与丙咪嗪相比，临床总有效率差异无统计学意义（P>0.05），两组平均临床有效率分别为 94.29% 和 91.18%。——2b 级证据

指标 2：抑郁状态评价指标

· HAMD-17

治疗 1 周后，西酞普兰组 HAMD-17 项评分为（3.15 ± 3.63）分，与丙咪嗪组（14.35 ± 2.63）分相比，差异无统计学意义（P>0.05）。——2b 级证据

治疗 2 周后，西酞普兰组 HAMD-17 项评分为（9.33 ± 4.15）分，与丙咪嗪组（9.43 ± 4.23）分相比，差异无统计学意义（P>0.05）。——2b 级证据

治疗 1~2 周后，西酞普兰组 HAMD-17 项评分为（17.01 ± 4.11）分，或许优于丙咪嗪组（19.83 ± 3.22）分（P<0.05）。——2b 级证据

（四）西酞普兰与多塞平

指标 1：临床疗效评价指标

治疗 4 周后，西酞普兰治疗 PSD 临床总有效率为 93.3%，或许优于多塞平的 56.7%

（ $P<0.05$ ）。——2b 级证据

指标 2：抑郁状态评价指标

· HAMD-17

治疗 1 周后，西酞普兰组 HAMD-17 项评分为（ 18.35 ± 4.30 ）分，与多塞平组（ 19.98 ± 3.18 ）分相比，差异无统计学意义（ $P>0.05$ ）。——2b 级证据

治疗 2 周后，西酞普兰组 HAMD-17 项评分为（ 13.48 ± 3.58 ）分，或许优于多塞平组（ 14.81 ± 1.30 ）分（ $P<0.01$ ）。——2b 级证据

治疗 4 周后，西酞普兰组 HAMD-17 项评分为（ 10.54 ± 4.05 ）分，或许优于多塞平组（ 11.32 ± 3.04 ）分（ $P<0.01$ ）。——2b 级证据

（五）西酞普兰与其他 SSRI 类抗抑郁药

指标 1：临床疗效评价指标

治疗 4~6 周后，西酞普兰治疗 PSD 临床疗效与其他 SSRI 类抗抑郁药相比，临床总有效率差异无统计学意义（ Z=0.80，P=0.43 ）（ I^2=0%，RR=1.02，95% CI：0.97~1.08 ），两组平均临床总有效率分别为 90.91% 和 86.67%。——1b 级证据

指标 2：抑郁状态评价指标

· HAMD-17

治疗 1 周后，西酞普兰组 HAMD-17 项评分或许优于其他 SSRI 类抗抑郁药组（ 仅包括盐酸氟西汀、盐酸舍曲林 ）（ Z=3.04，P=0.002 ）（ I^2=81%，MD=−1.05，95% CI：−1.72~−0.37 ）。——2b 级证据

治疗 2 周后，西酞普兰组 HAMD-17 项评分或许优于其他 SSRI 类抗抑郁药组（ 仅包括盐酸氟西汀、盐酸舍曲林 ）（ Z=4.56，P<0.000 01 ）（ I^2=92%，MD=−2.48，95% CI：−3.54~−1.41 ）。——2b 级证据

治疗 4 周后，西酞普兰组 HAMD-17 项评分或许优于其他 SSRI 类抗抑郁药组（ 仅包括盐酸氟西汀、盐酸舍曲林 ）（ Z=2.03，P=0.04 ）（ I^2=89%，MD=−0.89，95% CI：−1.76~−0.03 ）。——2b 级证据

治疗 6 周后，西酞普兰组 HAMD-17 项评分或许优于其他 SSRI 类抗抑郁药组（ 仅包括盐酸氟西汀、盐酸舍曲林 ）（ Z=2.53，P=0.01 ）（ I^2=51%，MD=−0.96，95% CI：−1.71~−0.22 ）。——2b 级证据

治疗 8 周后，西酞普兰组 HAMD-17 项评分与其他 SSRI 类抗抑郁药组（ 仅包括盐酸氟西汀、盐酸舍曲林 ）相比，差异无统计学意义（ Z=0.48，P=0.63 ）（ I^2=43%，MD=0.18，95% CI：−0. 55~0.91 ）。——1a 级证据

治疗 1~8 周后，西酞普兰治疗 PSD 临床疗效或许优于盐酸阿米替林（ Z=5.35，P<0.000 01 ）（ I^2=94%，MD=−1.33，95% CI：−1.26~3.44 ）。——2b 级证据

1. 西酞普兰与盐酸氟西汀

指标 1:临床疗效评价指标

治疗 1~8 周后,西酞普兰治疗 PSD 临床疗效与盐酸氟西汀相比,临床总有效率差异无统计学意义(Z=0.78,P=0.44)(I^2=0%,RR=1.02,95% CI:0.96~1.18),两组平均临床总有效率分别为 88.29% 和 85.78%。——1a 级证据

指标 2:抑郁状态评价指标

· HAMD-17

治疗 1 周后,西酞普兰组 HAMD-17 项评分或许优于盐酸氟西汀组(Z=2.00，P=0.05)(I^2=70%,MD=-0.57,95% CI:-1.13~-0.01)。——2b 级证据

治疗 2 周后,西酞普兰组 HAMD-17 项评分或许优于盐酸氟西汀组(Z=4.72,P<0.000 01)(I^2=93%,MD=-2.84,95% CI:-4.02~-1.66)。——2b 级证据

治疗 3 周后,西酞普兰组 HAMD-17 项评分为(10.3 ± 4.6)分,与盐酸氟西汀组(11.8 ± 4.1)分相比,差异无统计学意义(P>0.05)。——2b 级证据

治疗 4 周后,西酞普兰组 HAMD-17 项评分与盐酸氟西汀组相比,差异无统计学意义(Z=1.84,P=0.07)(I^2=92%,MD=-1.01,95% CI:-2.09~-0.06)。——2b 级证据

治疗 6 周后,西酞普兰组 HAMD-17 项评分或许优于盐酸氟西汀组(Z=2.40，P=0.02)(I^2=57%,MD=-0.96,95% CI:-1.75~-0.18)。——2b 级证据

治疗 8 周后,西酞普兰组 HAMD-17 项评分肯定优于盐酸氟西汀组(Z=2.23，P=0.03)(I^2=0%,MD=0.39,95% CI:0.05~0.74)。——1a 级证据

治疗 1~8 周后,西酞普兰组 HAMD-17 项评分或许优于盐酸氟西汀组(Z=3.80,P=0.000 1)(I^2=97%,MD=-1.26,95% CI:-1.91~-0.61)。——2b 级证据

指标 3:日常生活能力评价指标

· ADL

治疗 6 周后,西酞普兰组 ADL 评分(30.12 ± 11.82)分,与盐酸氟西汀组(30.53 ± 12.05)分相比,差异无统计学意义(P>0.05)。——2b 级证据

2. 西酞普兰与盐酸帕罗西汀

指标 1:抑郁状态评价指标

· HAMD-17

治疗 2 周后,西酞普兰组 HAMD-17 项评分为(16.76 ± 3.74)分,与盐酸帕罗西汀组(17.38 ± 3.89)分相比,差异无统计学意义(P=0.54)。——2b 级证据

治疗 4 周后,西酞普兰组 HAMD-17 项评分与盐酸帕罗西汀组相比,差异无统计学意义(Z=1.22,P=0.22)(I^2=0%,MD=-0.43,95% CI:-1.12~-0.26)。——1a 级证据

治疗 6 周后,西酞普兰组 HAMD-17 项评分为(8.23 ± 6.47)分,与盐酸帕罗西汀组(8.85 ± 5.63)分相比,差异无统计学意义(P=0.70)。——2b 级证据

治疗 1~6 周后,西酞普兰组 HAMD-17 项评分与盐酸帕罗西汀组相比,差异无统计学意义(Z=1.58,P=0.11)(I^2=0%,MD=-0.45,95% CI:-1.02~-0.11)。——1a 级证据

3. 西酞普兰与盐酸舍曲林

指标 1:临床疗效评价指标

治疗 1~8 周后,西酞普兰治疗 PSD 临床疗效与盐酸舍曲林相比,临床总有效率差异无统计学差异($P>0.05$),两组平均临床总有效率分别为 90.32% 和 88.89%。——2b 级证据

指标 2:抑郁状态评价指标

· HAMD-17

治疗 1 周后,西酞普兰组 HAMD-17 项评分为(19.56 ± 4.22)分,或许优于盐酸舍曲林组(21.89 ± 5.06)分($P<0.000\ 01$)。——2b 级证据

治疗 2 周后,西酞普兰组 HAMD-17 项评分为(16.69 ± 5.14)分,与盐酸舍曲林组(17.09 ± 6.27)分相比,临床总有效率差异无统计学意义($P>0.05$)。——2b 级证据

治疗 4 周后,西酞普兰组 HAMD-17 项评分为(11.68 ± 3.88)分,与盐酸舍曲林组(12.9 ± 3.7)分相比,临床总有效率差异无统计学意义($P>0.05$)。——2b 级证据

治疗 1~4 周后,西酞普兰组 HAMD-17 项评分肯定优于盐酸舍曲林组(Z=2.42, $P=0.02$)($I^2=38\%$,MD=-2.27,95% CI:-4.11~-0.43)。——1a 级证据

(六)西酞普兰与米氮平

指标:抑郁状态评价指标

· HAMD-17

治疗 1 周后,西酞普兰组 HAMD-17 项评分为(25.4 ± 7.1)分,与米氮平组(22.1 ± 6.7)分相比,差异无统计学意义($P>0.05$)。——2b 级证据

治疗 2 周后,西酞普兰组 HAMD-17 项评分为(18.9 ± 8.1)分,与米氮平组(17.8 ± 7.2)分相比,差异无统计学意义($P>0.05$)。——2b 级证据

治疗 4 周后,西酞普兰组 HAMD-17 项评分为(12.6 ± 7.9)分,与米氮平组(11.1 ± 8.2)分相比,差异无统计学意义($P>0.05$)。——2b 级证据

治疗 8 周后,西酞普兰组 HAMD-17 项评分为(8.4 ± 5.5)分,与米氮平组(9.5 ± 6.1)分相比,差异无统计学意义($P>0.05$)。——2b 级证据

治疗 1~8 周后,西酞普兰组 HAMD-17 项评分与米氮平组分相比,差异无统计学意义(Z=1.11, $P=0.26$)($I^2=12\%$,MD=1.09,95% CI:-0.83~-3.01)。——1a 级证据

(七)西酞普兰与谷维素

指标:临床疗效评价指标

治疗 4~6 周后,西酞普兰治疗 PSD 临床总有效率为 68.42%,或许优于谷维素的 36.84%($P<0.05$)。——2b 级证据

二、艾司西酞普兰治疗方案

★推荐意见：

（1）疗程为4~8周则艾司西酞普兰与三环类抗抑郁药均可试用于PSD的治疗。

（2）疗程为4周则艾司西酞普兰与盐酸阿米替林均可试用于PSD的治疗。

（3）与SSRI类抗抑郁药对比，疗程为1~8周则强烈推荐艾司西酞普兰应用于PSD的治疗。

（4）与盐酸氟西汀对比，疗程为1~8周则强烈推荐艾司西酞普兰应用于PSD的治疗。

（5）疗程为1~8周则艾司西酞普兰与盐酸帕罗西汀均可应用于PSD的治疗。

（6）疗程为1~8周则艾司西酞普兰与西酞普兰均可应用于PSD的治疗。

（7）疗程为1~6周则艾司西酞普兰与盐酸文拉法辛均可应用于PSD的治疗。

治疗原则：抗抑郁。

药物名称：来士普、依地普仑、立普能。

药物组成：草酸艾司西酞普兰或艾司西酞普兰。

服用方法：5~20mg，每日1次。

疗程：4~8周。

（一）艾司西酞普兰与三环类抗抑郁药

指标1：临床疗效评价指标

治疗4~8周后，艾司西酞普兰治疗PSD临床疗效与三环类抗抑郁药（盐酸阿米替林、丙咪嗪）相比，差异无统计学意义（$Z=1.07$，$P=0.29$）（$I^2=94\%$，RR=1.15，95% CI：0.89~1.50），两组平均临床总有效率分别为96.43%和77.86%。——2b级证据

指标2：抑郁状态评价指标

· HAMD-17

治疗2周后，艾司西酞普兰组HAMD-17项评分为（17.3±4.2）分，可能优于三环类抗抑郁药（盐酸阿米替林）（19.3±4.5）分（$P<0.01$）。——2a级证据

治疗3周后，艾司西酞普兰组HAMD-17项评分为（15.12±8.24）分，或许优于三环类抗抑郁药（盐酸阿米替林）（6.79±4.36）分（$P<0.01$）。——2b级证据

治疗4周后，艾司西酞普兰组HAMD-17项评分与三环类抗抑郁药（盐酸阿米替林）相比，差异无统计学意义（$Z=0.72$，$P=0.47$）（$I^2=98\%$，MD=4.71，95% CI：8.11~17.53）。——2b级证据

治疗6周后，艾司西酞普兰组HAMD-17项评分为（12.1±3.9）分，与三环类抗抑郁药（盐酸阿米替林）（13±5.6）分相比，差异无统计学意义（$P>0.05$）。——2a级证据

治疗2~6周后，艾司西酞普兰组HAMD-17项评分与三环类抗抑郁药（盐酸阿米替林）相比，差异无统计学意义（$Z=1.42$，$P=0.16$）（$I^2=95\%$，MD=2.56，95% CI：-0.99~-6.11）。——2b级证据

1. 艾司西酞普兰与盐酸阿米替林

指标 1:临床疗效评价指标

治疗 4 周后,西酞普兰治疗 PSD 临床疗效与盐酸阿米替林相比,临床总有效率差异无统计学意义($P>0.05$),两组平均临床总有效率分别为 100% 和 96.67%。——2b 级证据

指标 2:抑郁状态评价指标

· HAMD-17

同艾司西酞普兰与三环类抗抑郁药。

2. 艾司西酞普兰与丙咪嗪

指标:临床疗效评价指标

治疗 8 周后,艾司西酞普兰治疗 PSD 临床总有效率为 93.75%,或许优于丙咪嗪的 63.75%($P<0.000\,1$)。——2b 级证据

(二)艾司西酞普兰与其他 SSRI 类抗抑郁药

指标 1:临床疗效评价指标

治疗 1~8 周后,艾司西酞普兰治疗 PSD 临床疗效肯定优于 SSRI 类抗抑郁药(Z=2.08, $P=0.04$)($I^2=1\%$,RR=1.05,95% CI:1.00~1.10)。——1a 级证据

指标 2:抑郁状态评价指标

· HAMD-17

治疗 1 周后,艾司西酞普兰组 HAMD-17 项评分或许优于 SSRI 类抗抑郁药(Z=4.84, $P<0.000\,01$)($I^2=88\%$,MD=-4.18,95% CI:-5.87~-2.49)。——2b 级证据

治疗 2 周后,艾司西酞普兰组 HAMD-17 项评分与 SSRI 类抗抑郁药相比,差异无统计学意义(Z=1.43, $P=0.15$)($I^2=99\%$,MD=-2.50,95% CI:-5.93~0.93)。——2b 级证据

治疗 4 周后,艾司西酞普兰组 HAMD-17 项评分或许优于 SSRI 类抗抑郁药(Z=2.55, $P=0.01$)($I^2=94\%$,MD=-1.26,95% CI:-2.23~-0.29)。——2b 级证据

治疗 6 周后,艾司西酞普兰组 HAMD-17 项评分或许优于 SSRI 类抗抑郁药(Z=2.21, $P=0.03$)($I^2=97\%$,MD=-2.27,95% CI:-4.28~-0.25)。——2b 级证据

治疗 8 周后,西酞普兰组 HAMD-17 项评分与 SSRI 类抗抑郁药相比,差异无统计学意义(Z=0.55, $P=0.58$)($I^2=0\%$,MD=0.19,95% CI:-0.48~0.86)。——1a 级证据

治疗 1~8 周后,艾司西酞普兰治疗 PSD 临床疗效或许优于 SSRI 类抗抑郁药(Z=3.28, $P=0.001$)($I^2=99\%$,MD=-1.90,95% CI:-3.04~-0.76)。——2b 级证据

1. 艾司西酞普兰与盐酸氟西汀

指标 1:临床疗效评价指标

治疗 1~8 周后,艾司西酞普兰治疗 PSD 临床疗效肯定优于盐酸氟西汀(Z=2.79, $P=0.005$)($I^2=0\%$, RR=1.2, 95% CI: 1.06~1.42),试验组与对照组平均临床总有效率分别为 86.00% 和 68.93%。——1a 级证据

指标 2:抑郁状态评价指标

· HAMD-17

治疗 1 周后,艾司西酞普兰组 HAMD-17 项评分或许优于盐酸氟西汀组(Z=2.38,P=0.02)(I^2=91%,MD=-4.29,95% CI:-7.81~-0.76)。——2b 级证据

治疗 2 周后,艾司西酞普兰组 HAMD-17 项评分与盐酸氟西汀组相比,差异无统计学意义(Z=1.41,P=0.16)(I^2=94%,MD=-2.04,95% CI:-4.88~-0.79)。——2b 级证据

治疗 4 周后,艾司西酞普兰组 HAMD-17 项评分与盐酸氟西汀组相比,差异无统计学意义(Z=1.40,P=0.16)(I^2=95%,MD=-3.16,95% CI:-7.60~0.06)。——2b 级证据

治疗 6 周后,艾司西酞普兰组 HAMD-17 项评分或许优于盐酸氟西汀组(Z=2.40,P=0.02)(I^2=57%,MD=-0.96,95% CI:-1.75~-0.18)。——2b 级证据

治疗 8 周后,艾司西酞普兰组 HAMD-17 项评分为(7.53 ± 5.23)分,与盐酸氟西汀组(7.91 ± 4.98)分相比,差异无统计学意义(P>0.05)。——2b 级证据

治疗 1~8 周后,艾司西酞普兰组 HAMD-17 项评分或许优于盐酸氟西汀组(Z=3.83,P=0.000 1)(I^2=93%,MD=-2.74,95% CI:-4.15~-1.34)。——2b 级证据

指标 3:神经功能缺损症状评价指标

· NIHSS

治疗 1 周后,艾司西酞普兰组 NIHSS 评分为(14.32 ± 7.63)分,或许优于盐酸氟西汀组(18.32 ± 8.46)分(P<0.05)。——2b 级证据

治疗 2 周后,艾司西酞普兰组 NIHSS 评分为(12.66 ± 8.57)分,或许优于盐酸氟西汀组(16.89 ± 8.42)分(P<0.05)。——2b 级证据

治疗 1~2 周后,艾司西酞普兰组 NIHSS 评分肯定优于盐酸氟西汀组(Z=2.96,P=0.003)(I^2=0%,MD=-4.11,95% CI:-6.83~-1.39)。——1a 级证据

2. 艾司西酞普兰与盐酸帕罗西汀

指标 1:临床疗效评价指标

治疗 1~8 周后,艾司西酞普兰治疗 PSD 临床疗效与盐酸帕罗西汀组相比,差异无统计学意义(Z=1.16,P=0.24)(I^2=0%,RR=1.03,95% CI:0.98~1.09),试验组与对照组平均临床总有效率分别为 93.10% 和 90.05%。——1a 级证据

指标 2:抑郁状态评价指标

· HAMD-17

治疗 1 周后,艾司西酞普兰组 HAMD-17 项评分肯定优于盐酸帕罗西汀组(Z=8.76,P<0.000 01)(I^2=45%,MD=-4.71,95% CI:-5.76~-3.66)。——1a 级证据

治疗 2 周后,艾司西酞普兰组 HAMD-17 项评分与盐酸帕罗西汀组相比,差异无统计学意义(Z=1.19,P=0.24)(I^2=98%,MD=-2.83,95% CI:-7.50~-1.84)。——2b 级证据

治疗 4 周后,艾司西酞普兰组 HAMD-17 项评分与盐酸帕罗西汀组相比,差异无统计学意义(Z=0.11,P=0.91)(I^2=93%,MD=-0.09,95% CI:-1.82~1.63)。——2b 级证据

治疗 6 周后,艾司西酞普兰组 HAMD-17 项评分与盐酸帕罗西汀组相比,差异无统计

学意义（Z=1.27，P=0.20）（I^2=98%，MD=-2.39，95% CI：-6.08~1.30）。——2b 级证据

治疗 8 周后，艾司西酞普兰组 HAMD-17 项评分与盐酸帕罗西汀组相比，差异无统计学意义（Z=0.66，P=0.51）（I^2=0%，MD=0.24，95% CI：-0.46~0.93）。——2b 级证据

治疗 1~8 周后，艾司西酞普兰组 HAMD-17 项评分肯定优于盐酸帕罗西汀组（Z=2.03，P=0.04）（I^2=99%，MD=-1.60，95% CI：-3.15~-0.05）。——1a 级证据

指标 3：神经功能缺损症状评价指标

· NIHSS

治疗 6 周后，艾司西酞普兰组 NIHSS 评分为（20.5 ± 5）分，与盐酸帕罗西汀组（19.9 ± 6.7）分相比，差异无统计学意义（P>0.05）。——2b 级证据

治疗 12 周后，艾司西酞普兰组 NIHSS 评分为（15.5 ± 5.2）分，与盐酸帕罗西汀组（14.4 ± 4.2）分相比，差异无统计学意义（P>0.05）。——2b 级证据

治疗 6~12 周后，艾司西酞普兰组 NIHSS 评分与盐酸帕罗西汀组相比，差异无统计学意义（Z=1.16，P=0.24）（I^2=0%，MD=0.91，95% CI：-0.62~2.43）。——2b 级证据

3. 艾司西酞普兰与西酞普兰

指标 1：临床疗效评价指标

治疗 1~8 周后，艾司西酞普兰治疗 PSD 的临床总有效率为 94.12%，西酞普兰为 91.18%，两组临床总有效率差异无统计学意义（P>0.05）。——2b 级证据

指标 2：抑郁状态评价指标

· HAMD-17

治疗 1 周后，艾司西酞普兰组 HAMD-17 项评分为（22.17 ± 4.36）分，或许优于西酞普兰组（26.63 ± 4.71）分（P<0.05）。——2b 级证据

治疗 2 周后，艾司西酞普兰组 HAMD-17 项评分为（16.72 ± 4.82）分，或许优于西酞普兰组（23.29 ± 6.10）分（P<0.05）。——2b 级证据

治疗 4 周后，艾司西酞普兰组 HAMD-17 项评分为（12.63 ± 5.92）分，与西酞普兰组（15.40 ± 6.11）分相比，差异无统计学意义（P>0.05）。——2b 级证据

治疗 8 周后，艾司西酞普兰组 HAMD-17 项评分为（9.62 ± 4.83）分，与西酞普兰组（10.71 ± 5.85）分相比，差异无统计学意义（P>0.05）。——2b 级证据

治疗 1~8 周后，艾司西酞普兰组 HAMD-17 项评分或许优于西酞普兰组（Z=3.15，P=0.002）（I^2=70%，MD=-3.68，95% CI：-5.97~-1.39）。——2b 级证据

（三）艾司西酞普兰与 SNRI 类抗抑郁药（盐酸文拉法辛）

指标 1：临床疗效评价指标

治疗 1~6 周后，艾司西酞普兰治疗 PSD 临床疗效与盐酸文拉法辛组差异无统计学意义（Z=0.64，P=0.52）（I^2=0%，RR=1.06，95% CI：0.89~1.25），试验组与对照组平均临床总有效率分别为 81.43% 和 77.14%。——1a 级证据

指标 2:抑郁状态评价指标

- HAMD-17

治疗 1 周后,艾司西酞普兰组 HAMD-17 项评分肯定优于盐酸文拉法辛组(Z=2.44, P=0.01)(I^2=0%,MD=-2.05,95% CI:-3.70~-0.40)。——1a 级证据

治疗 2 周后,艾司西酞普兰组 HAMD-17 项评分肯定优于盐酸文拉法辛组(Z=2.53, P=0.01)(I^2=0%,MD=-2.06,95% CI:-3.66~-0.47)。——1a 级证据

治疗 3 周后,艾司西酞普兰组 HAMD-17 项评分为(16.8 ± 3.2)分,与文拉法辛组(17.2 ± 3.6)分相比,差异无统计学意义(P>0.05)。——2b 级证据

治疗 4 周后,艾司西酞普兰组 HAMD-17 项评分为(12.36 ± 5.97)分,与文拉法辛组(12.88 ± 5.87)分相比,差异无统计学意义(P>0.05)。——2b 级证据

治疗 6 周后,艾司西酞普兰组 HAMD-17 项评分与文拉法辛组相比,差异无统计学意义(Z=1.12,P=0.26)(I^2=0%,MD=-0.67,95% CI:-1.84~-0.51)。——1a 级证据

治疗 1~6 周后,艾司西酞普兰组 HAMD-17 项评分肯定优于盐酸文拉法辛组(Z=3.12, P=0.002)(I^2=0%,MD=-1.11,95% CI:-1.80~-0.41)。——1a 级证据

三、西酞普兰 / 艾司西酞普兰结合常规疗法治疗方案

★推荐意见:

与常规疗法对比,疗程为 6 周或 8 周则强烈推荐西酞普兰 / 艾司西酞普兰结合常规疗法应用于 PSD 的治疗,疗程为 12 周则较强建议西酞普兰 / 艾司西酞普兰结合常规疗法试用于 PSD 的治疗。

治疗原则:抗抑郁。

药物名称:西普妙、依地普仑、喜妙普、来士普、立普能。

药物成分:西酞普兰 / 艾司西酞普兰 / 草酸艾司西酞普兰。

服用方法:10~50mg,每日 1 次。

疗程:6~12 周。

西酞普兰 / 艾司西酞普兰结合常规疗法与常规疗法

指标 1:临床疗效评价指标

治疗 6 周后,西酞普兰 / 艾司西酞普兰结合常规疗法治疗 PSD 的临床疗效肯定优于常规疗法(Z=5.42,P<0.000 01)(I^2=0%,RR=2.26,95% CI:1.68~3.03)。——1a 级证据

治疗 8 周后,西酞普兰 / 艾司西酞普兰结合常规疗法治疗 PSD 的临床疗效肯定优于常规疗法(Z=3.69,P=0.000 2)(I^2=0%,RR=1.33,95% CI:1.14~1.54)。——1a 级证据

治疗 12 周后,西酞普兰 / 艾司西酞普兰结合常规疗法治疗 PSD 的临床疗效或许优于常规疗法(P<0.05),试验组和对照组的总有效率分别为 86.21% 和 46.43%。——2b 级证据

治疗 6~12 周后,西酞普兰 / 艾司西酞普兰结合常规疗法治疗 PSD 的临床疗效可能优于常规疗法(Z=4.11,P<0.000 1)(I^2=68%,RR=1.76,95% CI: 1.34~2.31),试验组与对照组临

床总有效率分别为 87.78% 和 52.68%。——2a 级证据

指标 2:抑郁状态评价指标

· HAMD-17

治疗 1 周后,西酞普兰 / 艾司西酞普兰结合常规疗法 HAMD-17 项评分为（19.61 ± 6.25）分,低于常规疗法（25.31 ± 5.36）分（P<0.001）。——2a 级证据

治疗 2 周后,西酞普兰 / 艾司西酞普兰结合常规疗法 HAMD-17 项评分可能优于常规疗法（Z=5.05,P<0.000 01）（I^2=96%,MD=-6.05,95% CI:-8.39~-3.70）。——2a 级证据

治疗 4 周后,西酞普兰 / 艾司西酞普兰结合常规疗法 HAMD-17 项评分可能优于常规疗法（Z=6.78,P<0.000 01）（I^2=98%,MD=-9.34,95% CI:-12.04~-6.64）。——2a 级证据

治疗 6 周后,西酞普兰 / 艾司西酞普兰结合常规疗法 HAMD-17 项评分可能优于常规疗法（Z=5.77,P<0.000 01）（I^2=99%,MD=-12.84,95% CI:-17.20~-8.48）。——2a 级证据

治疗 8 周后,西酞普兰 / 艾司西酞普兰结合常规疗法 HAMD-17 项评分可能优于常规疗法（Z=6.72,P<0.000 01）（I^2=97%,MD=-8.69,95% CI:-11.23~-6.16）。——2a 级证据

治疗 12 周后,西酞普兰 / 艾司西酞普兰结合常规疗法 HAMD-17 项评分可能优于常规疗法（Z=5.19,P<0.000 01）（I^2=97%,MD=-8.13,95% CI:-11.20~-5.06）。——2a 级证据

治疗 1~12 周后,西酞普兰 / 艾司西酞普兰结合常规疗法 HAMD-17 项评分可能优于常规疗法（Z=13.30,P<0.000 01）（I^2=98%,MD=-8.93,95% CI:-10.25~-7.62）。——2a 级证据

指标 3:神经功能缺损症状评价指标

· NIHSS

治疗 2 周后,西酞普兰 / 艾司西酞普兰结合常规疗法 NIHSS 评分肯定优于常规疗法（Z=2.48,P=0.01）（I^2=0%,MD=-1.71,95% CI:-3.06~-0.36）。——1a 级证据

治疗 6 周后,西酞普兰 / 艾司西酞普兰结合常规疗法 NIHSS 评分可能优于常规疗法（Z=3.95,P<0.000 1）（I^2=90%,MD=-5.97,95% CI:-8.94~-3.01）。——2a 级证据

治疗 8 周后,西酞普兰 / 艾司西酞普兰结合常规疗法 NIHSS 评分可能优于常规疗法（Z=2.09,P=0.04）（I^2=97%,MD=-5.11,95% CI:-9.91~-0.31）。——2a 级证据

治疗 12 周后,西酞普兰 / 艾司西酞普兰结合常规疗法 NIHSS 评分可能优于常规疗法（Z=1.92,P=0.05）（I^2=97%,MD=-4.45,95% CI:-8.99~0.10）。——2a 级证据

治疗 2~12 周后,西酞普兰 / 艾司西酞普兰结合常规疗法 NIHSS 评分可能优于常规疗法（Z=5.26,P<0.000 01）（I^2=95%,MD=-4.71,95% CI:-6.46~-2.95）。——2a 级证据

四、盐酸帕罗西汀治疗方案

★推荐意见:

（1）与三环类抗抑郁药对比,疗程为 1~8 周则强烈建议盐酸帕罗西汀试用于 PSD 的治疗。

（2）疗程为 1~8 周则盐酸帕罗西汀与盐酸阿米替林均可应用于 PSD 的治疗。

（3）疗程为 1~8 周则盐酸帕罗西汀与丙咪嗪均可应用于 PSD 的治疗。

(4)疗程为1~8周则盐酸帕罗西汀与麦普替林均可应用于PSD的治疗。

(5)与多塞平对比,疗程为1~8周则强烈推荐盐酸帕罗西汀应用于PSD的治疗。

(6)疗程为1~8周则盐酸帕罗西汀与SSRI类抗抑郁药均可试用于PSD的治疗。

(7)疗程为1周或6周则盐酸帕罗西汀与盐酸氟西汀均可试用于PSD的治疗;与盐酸氟西汀对比,疗程为3周则较强建议盐酸帕罗西汀试用于PSD的治疗。

(8)与西酞普兰对比,疗程为1~8周则强烈推荐盐酸帕罗西汀应用于PSD的治疗。

(9)与盐酸舍曲林对比,疗程为1~8周则较强建议盐酸舍曲林试用于PSD的治疗。

治疗原则:抗抑郁。

药物名称:赛乐特、乐友、舒坦罗。

药物组成:盐酸帕罗西汀。

服用方法:10~40mg,每日1次。

疗程:4~8周。

(一)盐酸帕罗西汀与三环类抗抑郁药

指标1:临床疗效评价指标

治疗1~8周后,盐酸帕罗西汀治疗PSD临床疗效可能优于三环类抗抑郁药($Z=2.34$, $P=0.02$)($I^2=0\%$, RR=1.04, 95% CI: 1.01~1.08),试验组与对照组平均临床总有效率分别为91.48%和86.16%。——2a级证据

指标2:抑郁状态评价指标

· HAMD-17

治疗1周后,盐酸帕罗西汀组HAMD-17项评分肯定优于三环类抗抑郁药($Z=2.14$, $P=0.03$)($I^2=13\%$, MD=-1.73, 95% CI: -3.31~-0.15)。——1a级证据

治疗2周后,盐酸帕罗西汀组HAMD-17项评分与三环类抗抑郁药相比,差异无统计学意义($Z=0.94$, $P=0.35$)($I^2=87\%$, MD=-1.05, 95% CI: -3.22~-1.13)。——2b级证据

治疗3周后,盐酸帕罗西汀组HAMD-17项评分为(14±9)分,与三环类抗抑郁药(丙咪嗪)(15±11)分相比,差异无统计学意义($P=0.58$)。——2b级证据

治疗4周后,盐酸帕罗西汀组HAMD-17项评分与三环类抗抑郁药相比,差异无统计学意义($Z=1.41$, $P=0.16$)($I^2=0\%$, MD=-0.69, 95% CI: -1.66~-0.27)。——1a级证据

治疗6周后,盐酸帕罗西汀组HAMD-17项评分与三环类抗抑郁药相比,差异无统计学意义($Z=1.70$, $P=0.09$)($I^2=74\%$, MD=-1.24, 95% CI: -2.67~-0.19)。——2b级证据

治疗8周后,盐酸帕罗西汀组HAMD-17项评分与三环类抗抑郁药相比,差异无统计学意义($Z=1.46$, $P=0.14$)($I^2=50\%$, MD=-0.54, 95% CI: -1.26~-0.18)。——1a级证据

治疗1~8周后,盐酸帕罗西汀组HAMD-17项评分与三环类抗抑郁药相比,差异无统计学意义($Z=3.34$, $P=0.31$)($I^2=85\%$, MD=-1.21, 95% CI: -1.91~-0.50)。——2b级证据

1. 盐酸帕罗西汀与盐酸阿米替林

指标 1:临床疗效评价指标

治疗 1~8 周后,西酞普兰治疗 PSD 临床疗效与盐酸阿米替林相比,临床总有效率差异无统计学意义(Z=1.20, *P*=0.23)(I^2=36%, RR=1.04, 95% CI: 0.98~1.10),试验组与对照组平均临床总有效率分别为 92.09% 和 85.99% 。——1a 级证据

指标 2:抑郁状态评价指标

· HAMD-17

治疗 1 周后,盐酸帕罗西汀组 HAMD-17 项评分与盐酸阿米替林组相比,差异无统计学意义(Z=1.21, *P*=0.22)(I^2=0%, MD=-1.03, 95% CI:-2.69~-0.63)。——2b 级证据

治疗 2 周后,盐酸帕罗西汀组 HAMD-17 项评分与盐酸阿米替林组相比,差异无统计学意义(Z=0.83, *P*=0.40)(I^2=40%, MD=-0.86, 95% CI:-2.88~-0.16)。——1a 级证据

治疗 4 周后,盐酸帕罗西汀组 HAMD-17 项评分肯定优于盐酸阿米替林组(Z=3.57, *P*=0.000 4)(I^2=0%, MD=-1.63, 95% CI:-2.53~-0.74)。——1a 级证据

治疗 6 周后,盐酸帕罗西汀组 HAMD-17 项评分与盐酸阿米替林组相比,差异无统计学意义(Z=0.89, *P*=0.37)(I^2=0%, MD=-0.54, 95% CI:-1.73~-0.65)。——1a 级证据

治疗 8 周后,盐酸帕罗西汀组 HAMD-17 项评分肯定优于盐酸阿米替林组(Z=3.02, *P*=0.003)(I^2=21%, MD=-1.50, 95% CI:-2.48~-0.53)。——1a 级证据

治疗 12 周后,盐酸帕罗西汀组 HAMD-17 项评分为(10 ± 4)分,或许优于盐酸阿米替林组(15 ± 4)分(*P*<0.000 01)。——2b 级证据

治疗 1~12 周后,盐酸帕罗西汀组 HAMD-17 项评分或许优于盐酸阿米替林组(Z=3.77, *P*=0.000 2)(I^2=60%, MD=-1.43, 95% CI:-2.17~-0.68)。——2b 级证据

2. 盐酸帕罗西汀与丙咪嗪

指标 1:临床疗效评价指标

治疗 1~8 周后,盐酸帕罗西汀治疗 PSD 临床疗效与盐酸阿米替林相比,差异无统计学意义(Z=0.18, *P*=0.86)(I^2=0%, RR=1.01, 95% CI: 0.89~1.14),试验组与对照组平均临床总有效率分别为 84.78% 和 83.70%。——1a 级证据

指标 2:抑郁状态评价指标

· HAMD-17

治疗 2 周后,盐酸帕罗西汀组 HAMD-17 项评分为(19.3 ± 11.02)分,与丙咪嗪组(20.32 ± 6.1)分相比,差异无统计学意义(*P*>0.05)。——2b 级证据

治疗 3 周后,盐酸帕罗西汀组 HAMD-17 项评分为(14 ± 9)分,与丙咪嗪组(15 ± 11)分相比,差异无统计学意义(*P*>0.05)。——2b 级证据

治疗 4 周后,盐酸帕罗西汀组 HAMD-17 项评分与丙咪嗪组相比,差异无统计学意义(Z=0.34, *P*=0.73)(I^2=0%, MD=-0.23, 95% CI:-1.53~-1.08)。——1a 级证据

治疗 6 周后,盐酸帕罗西汀组 HAMD-17 项评分为(4 ± 3)分,与丙咪嗪组(5 ± 6)分相比,差异无统计学意义(*P*>0.05)。——2b 级证据

治疗 8 周后，盐酸帕罗西汀组 HAMD-17 项评分与丙咪嗪组相比，差异无统计学意义（Z=0.16，*P*=0.87）（I^2=0%，MD=-0.05，95% CI：-0.69~-0.58）。——1a 级证据

治疗 12 周后，盐酸帕罗西汀组 HAMD-17 项评分与丙咪嗪组相比，差异无统计学意义（Z=0.47，*P*=0.64）（I^2=0%，MD=-1.19，95% CI：-6.10~-3.73）。——1a 级证据

治疗 2~12 周后，盐酸帕罗西汀组 HAMD-17 项评分与丙咪嗪组相比，差异无统计学意义（Z=0.79，*P*=0.43）（I^2=93%，MD=-0.70，95% CI：-2.44~-1.03）。——2b 级证据

3. 盐酸帕罗西汀与麦普替林（马普替林）

指标 1：临床疗效评价指标

治疗 1~8 周后，盐酸帕罗西汀治疗 PSD 临床疗效与麦普替林相比，差异无统计学意义（Z=0.34，*P*=0.73）（I^2=0%，RR=1.02，95% CI：0.93~1.11），试验组与对照组平均临床总有效率分别为 90.36% 和 90.12%。——1a 级证据

指标 2：抑郁状态评价指标

· HAMD-17

治疗 1 周后，盐酸帕罗西汀组 HAMD-17 项评分为（22.0 ± 5.0）分，或许优于麦普替林组（26.0 ± 5.0）分（*P*<0.05）。——2b 级证据

治疗 2 周后，盐酸帕罗西汀组 HAMD-17 项评分与麦普替林组相比，差异无统计学意义（Z=0.73，*P*=0.46）（I^2=95%，MD=-1.51，95% CI：-5.56~-2.53）。——2b 级证据

治疗 4 周后，盐酸帕罗西汀组 HAMD-17 项评分与麦普替林组相比，差异无统计学意义（Z=1.72，*P*=0.09）（I^2=0%，MD=-1.24，95% CI：-2.67~-0.18）。——1a 级证据

治疗 6 周后，盐酸帕罗西汀组 HAMD-17 项评分与麦普替林组相比，差异无统计学意义（Z=1.01，*P*=0.31）（I^2=0%，MD=-0.87，95% CI：-2.56~-0.82）。——1a 级证据

治疗 8 周后，盐酸帕罗西汀组 HAMD-17 项评分为（8.95 ± 3.77）分，与麦普替林组（8.76 ± 4.83）分相比，差异无统计学意义（*P*>0.05）。——2b 级证据

治疗 1~8 周后，盐酸帕罗西汀组 HAMD-17 项评分与麦普替林组相比，差异无统计学意义（Z=1.73，*P*=0.08）（I^2=84%，MD=-1.40，95% CI：-3.00~-0.19）。——2b 级证据

4. 盐酸帕罗西汀与多塞平

指标 1：临床疗效评价指标

治疗 1~8 周后，盐酸帕罗西汀治疗 PSD 临床疗效肯定优于多塞平（Z=2.74，*P*=0.000 6）（I^2=0%，RR=1.14，95% CI：1.04~1.25），试验组与对照组平均临床总有效率分别为 97.62% 和 85.71%。——1a 级证据

指标 2：抑郁状态评价指标

· HAMD-17

治疗 6 周后，盐酸帕罗西汀组 HAMD-17 项评分为（7.5 ± 1.8）分，或许优于多塞平组（11.7 ± 2.1）分（*P*<0.05）。——2b 级证据

治疗 8 周后，盐酸帕罗西汀组 HAMD-17 项评分为（10.3 ± 3.0）分，与多塞平组（9.6 ± 3.6）分相比，差异无统计学意义（*P*>0.05）。——2b 级证据

治疗 6~8 周后，盐酸帕罗西汀组 HAMD-17 项评分与多塞平组相比，差异无统计学意义（Z=0.74，P=0.46）（I^2=95%，MD=-1.82，95% CI：-6.62~-2.98）。——2b 级证据

（二）盐酸帕罗西汀与其他 SSRI 类抗抑郁药

指标 1：临床疗效评价指标

治疗 1~8 周后，盐酸帕罗西汀治疗 PSD 临床疗效与其他 SSRI 类抗抑郁药相比，差异无统计学意义（Z=0.09，P=0.93）（I^2=89%，RR=1.02，95% CI：0.71~1.46），两组平均临床总有效率分别为 85.57% 和 86.73%。——2a 级证据

指标 2：抑郁状态评价指标

- HAMD-17

治疗 1 周后，盐酸帕罗西汀组 HAMD-17 项评分为（10.3 ± 4.6）分，与其他 SSRI 类抗抑郁药组（18.7 ± 3.9）分相比，差异无统计学意义（P>0.05）。——2b 级证据

治疗 3 周后，盐酸帕罗西汀组 HAMD-17 项评分为（13.5 ± 3.4）分，或许优于其他 SSRI 类抗抑郁药组（16.4 ± 4.1）分（P<0.05）。——2b 级证据

治疗 6 周后，盐酸帕罗西汀组 HAMD-17 项评分为（8.7 ± 3.6）分，与其他 SSRI 类抗抑郁药组（9.4 ± 3.7）分相比，差异无统计学意义（P>0.05）。——2b 级证据

治疗 8 周后，盐酸帕罗西汀组 HAMD-17 项评分为（10.65 ± 4.95）分，与其他 SSRI 类抗抑郁药组（8.1 ± 4.89）分相比，差异无统计学意义（P>0.05）。——2b 级证据

治疗 1~8 周后，盐酸帕罗西汀组 HAMD-17 项评分为（7.5 ± 1.8）分，或许优于其他 SSRI 类抗抑郁药组（11.7 ± 2.1）分（P<0.05）。——2b 级证据

1. 盐酸帕罗西汀与盐酸氟西汀

指标：抑郁状态评价指标

- HAMD-17

治疗 1 周后，盐酸帕罗西汀组 HAMD-17 项评分为（10.3 ± 4.6）分，与盐酸氟西汀组（18.7 ± 3.9）分相比，差异无统计学意义（P>0.05）。——2b 级证据

治疗 3 周后，盐酸帕罗西汀组 HAMD-17 项评分为（13.5 ± 3.4）分，或许优于盐酸氟西汀组（16.4 ± 4.1）分（P<0.05）。——2b 级证据

治疗 6 周后，盐酸帕罗西汀组 HAMD-17 项评分为（8.7 ± 3.6）分，与盐酸氟西汀组（9.4 ± 3.7）分相比，差异无统计学意义（P>0.05）。——2b 级证据

治疗 1~6 周后，盐酸帕罗西汀组 HAMD-17 项评分与盐酸氟西汀组相比，差异无统计学意义（Z=1.80，P=0.07）（I^2=27%，MD=-1.38，95% CI：-2.89~-0.13）。——1a 级证据

2. 盐酸帕罗西汀与西酞普兰

指标：临床疗效评价指标

治疗 1~8 周后，盐酸帕罗西汀治疗 PSD 临床有效率肯定优于西酞普兰（P<0.05），两组的临床有效率为 95.00% 和 77.50%。——1a 级证据

3. 盐酸帕罗西汀与盐酸舍曲林

指标 1:临床疗效评价指标

治疗 1~8 周后,盐酸帕罗西汀帕治疗 PSD 临床疗效与盐酸舍曲林相比,盐酸帕罗西汀组或许优于盐酸舍曲林组($P<0.05$),两组临床总有效率分别为 78.95% 和 93.10%。——2b 级证据

指标 2:抑郁状态评价指标

· HAMD-17

治疗 8 周后,盐酸帕罗西汀组 HAMD-17 项评分为(10.65 ± 4.95)分,与盐酸舍曲林组(8.1 ± 4.89)分相比,两组差异无统计学意义($P>0.05$)。——2b 级证据

五、盐酸帕罗西汀结合常规治疗治疗方案

★推荐意见:

与常规治疗对比,疗程为 4 周则强烈建议盐酸帕罗西汀结合常规治疗试用于 PSD 的治疗;疗程为 6 周则盐酸帕罗西汀与常规治疗均可试用于 PSD 的治疗;疗程为 8 周或 12 周则强烈推荐盐酸帕罗西汀结合常规治疗应用于 PSD 的治疗;疗程为 10 周则弱度建议盐酸帕罗西汀结合常规治疗试用于 PSD 的治疗;疗程为 16 周则较强建议盐酸帕罗西汀结合常规治疗试用于 PSD 的治疗。

治疗原则:通过阻止 5-HT 的再吸收而提高神经突触间隙内 5-HT 的浓度,从而产生抗抑郁作用。

药物名称:赛乐特。

药物组成:氟苯哌苯醚。

服用方法:20mg,每日 1 次。

疗程:4~16 周。

盐酸帕罗西汀结合常规治疗与常规疗法

指标 1:临床疗效评价指标

治疗 4 周后,盐酸帕罗西汀结合常规疗法治疗 PSD 临床疗效可能优于常规疗法($Z=3.22$, $P=0.001$)($I^2=58\%$, RR=5.72, 95% CI: 1.98~16.53)。——2a 级证据

治疗 6 周后,盐酸帕罗西汀结合常规疗法治疗 PSD 临床疗效与常规疗法相比,差异无统计学意义($Z=1.48$, $P=0.14$)($I^2=68\%$, RR=3.30, 95% CI: 0.68~16.01)。——2a 级证据

治疗 8 周后,盐酸帕罗西汀结合常规疗法治疗 PSD 临床疗效肯定优于常规疗法($Z=8.36$, $P<0.000\,01$)($I^2=21\%$, RR=5.84, 95% CI: 3.86~8.82)。——1a 级证据

治疗 10 周后,盐酸帕罗西汀结合常规疗法治疗 PSD 临床疗效或许优于常规疗法($P<0.01$),两组临床总有效率分别为 83.33% 和 53.33%。——2c 级证据

治疗 12 周后,盐酸帕罗西汀结合常规疗法治疗 PSD 临床疗效肯定优于常规疗法($Z=4.1$, $P<0.000\,1$)($I^2=29\%$, RR=7.59, 95% CI: 2.88~19.98)。——1a 级证据

治疗 16 周后，盐酸帕罗西汀结合常规疗法治疗 PSD 临床疗效或许优于常规疗法（$P<0.01$），两组临床总有效率分别为 100% 和 44.62%。——2b 级证据

治疗 4~16 周后，盐酸帕罗西汀结合常规疗法治疗 PSD 临床疗效肯定优于常规疗法（Z=9.53，$P<0.000\ 01$）（$I^2=42\%$，RR=6.05，95% CI：4.18~8.76），试验组与对照组平均临床总有效率分别为 89.95% 和 58.70%。——1a 级证据

指标 2：抑郁状态评价指标

· HAMD-17

治疗 1 周后，盐酸帕罗西汀结合常规疗法 HAMD-17 项评分为（21.89 ± 4.18）分，可能优于常规疗法（22.15 ± 4.28）分（$P<0.05$）。——2a 级证据

治疗 2 周后，盐酸帕罗西汀结合常规疗法 HAMD-17 项评分可能优于常规疗法（Z=2.45，$P=0.01$）（$I^2=95\%$，MD=-2.22，95% CI：-4.00~-0.45）。——2a 级证据

治疗 4 周后，盐酸帕罗西汀结合常规疗法 HAMD-17 项评分可能优于常规疗法（Z=5.96，$P<0.000\ 01$）（$I^2=98\%$，MD=-4.74，95% CI：-6.30~-3.18）。——2a 级证据

治疗 6 周后，盐酸帕罗西汀结合常规疗法 HAMD-17 项评分可能优于常规疗法（Z=0.63，$P<0.000\ 01$）（$I^2=99\%$，MD=-1.88，95% CI：-7.74~3.99）。——2a 级证据

治疗 8 周后，盐酸帕罗西汀结合常规疗法 HAMD-17 项评分可能优于常规疗法（Z=11.04，$P<0.000\ 01$）（$I^2=93\%$，MD=-6.57，95% CI：-7.73~-5.40）。——2a 级证据

治疗 10 周后，盐酸帕罗西汀结合常规疗法 HAMD-17 项评分为（7.44 ± 5.44）分，或许优于常规疗法（12.4 ± 2.81）分（$P<0.01$）。——2b 级证据

治疗 12 周后，盐酸帕罗西汀结合常规疗法 HAMD-17 项评分可能优于常规疗法（Z=3.2，$P=0.001$）（$I^2=99\%$，MD=-8.58，95% CI：-13.82~-3.33）。——2a 级证据

治疗 24 周后，盐酸帕罗西汀结合常规疗法 HAMD-17 项评分为（9.53 ± 0.14）分，或许优于常规疗法（17.63 ± 0.19）分（$P<0.01$）。——2c 级证据

治疗 1~24 周后，盐酸帕罗西汀结合常规疗法 HAMD-17 项评分可能优于常规疗法（Z=8.28，$P<0.000\ 01$）（$I^2=100.00\%$，MD=-4.89，95% CI：-6.04~-3.73）。——2a 级证据

指标 3：日常生活能力评价指标

· BI

治疗 1 周后，盐酸帕罗西汀结合常规疗法 BI 评分为（30.95 ± 6.83）分，可能优于常规疗法（31.15 ± 5.26）分（$P<0.05$）。——2a 级证据

治疗 2 周后，盐酸帕罗西汀结合常规疗法 BI 评分为（48.3 ± 6.5）分，可能优于常规疗法（34.7 ± 5.8）分（$P<0.05$）。——2a 级证据

治疗 4 周后，盐酸帕罗西汀结合常规疗法 BI 评分肯定优于常规疗法（Z=17.36，$P<0.000\ 01$）（$I^2=97\%$，MD=9.59，95% CI：8.51~10.67）。——1a 级证据

治疗 6 周后，盐酸帕罗西汀结合常规疗法 BI 评分为（28.97 ± 6.66）分，或许优于常规疗法（25.02 ± 6.17）分（$P<0.05$）。——2b 级证据

治疗 8 周后，盐酸帕罗西汀结合常规疗法 BI 评分可能优于常规疗法（Z=16.04，

$P<0.000\ 01$)($I^2=91\%$,MD=10.88,95% CI:9.55~12.21)。——2a 级证据

治疗 12 周后,盐酸帕罗西汀结合常规疗法 BI 评分为(65.72 ± 5.92)分,或许优于常规疗法(51.76 ± 7.32)分($P<0.05$)。——2b 级证据

治疗 1~12 周后,盐酸帕罗西汀结合常规疗法 BI 评分可能优于常规疗法(Z=25.80,$P<0.000\ 01$)($I^2=95\%$,MD=9.35,95% CI:8.64~10.06)。——2a 级证据

指标 4:神经功能缺损症状评价指标

· NIHSS

治疗 1 周后,盐酸帕罗西汀结合常规疗法 NIHSS 评分为(14.52 ± 3.89)分,可能优于常规疗法(14.25 ± 5.16)分($P<0.05$)。——2a 级证据

治疗 2 周后,盐酸帕罗西汀结合常规疗法 NIHSS 评分肯定优于常规疗法(Z=2.27,$P=0.02$)($I^2=29\%$,MD=-1.66,95% CI:-3.10~-0.22)。——1a 级证据

治疗 4 周后,盐酸帕罗西汀结合常规疗法 NIHSS 评分可能优于常规疗法(Z=8.73,$P<0.000\ 01$)($I^2=75\%$,MD=-2.37,95% CI:-2.90~-1.84)。——2a 级证据

治疗 6 周后,盐酸帕罗西汀结合常规疗法 NIHSS 评分为(9.03 ± 3.24)分,或许优于常规疗法(14.81 ± 3.69)分($P<0.05$)。——2b 级证据

治疗 8 周后,盐酸帕罗西汀结合常规疗法 NIHSS 评分肯定优于常规疗法(Z=15.3,$P<0.000\ 01$)($I^2=23\%$,MD=-4.18,95% CI:-4.72~-3.63)。——1a 级证据

治疗 12 周后,盐酸帕罗西汀结合常规疗法 NIHSS 评分可能优于常规疗法(Z=7.44,$P<0.000\ 01$)($I^2=67\%$,MD=-4.55,95% CI:-5.75~-3.35)。——2a 级证据

治疗 1~12 周后,盐酸帕罗西汀结合常规疗法 NIHSS 评分可能优于常规疗法(Z=19.17,$P<0.000\ 01$)($I^2=78\%$,MD=-3.29,95% CI:-3.63~-2.95)。——2a 级证据

六、盐酸舍曲林治疗方案

★推荐意见:

(1)与三环类抗抑郁药对比,疗程为 1~6 周则强烈推荐盐酸舍曲林应用于 PSD 的治疗。

(2)与盐酸阿米替林对比,疗程为 1~12 周则强烈推荐盐酸舍曲林应用于 PSD 的治疗。

(3)疗程为 1~8 周则盐酸舍曲林与丙咪嗪均可应用于 PSD 的治疗。

(4)疗程为 1~6 周则盐酸舍曲林与麦普替林均可试用于 PSD 的治疗。

(5)疗程为 1~6 周则盐酸舍曲林与盐酸氟西汀均可试用于 PSD 的治疗。

治疗原则:抗抑郁。

药物名称:左洛复、彼迈乐。

药物组成:盐酸舍曲林。

服用方法:50~100mg,每日 1 次。

疗程:6~8 周。

(一)盐酸舍曲林与三环类抗抑郁药

指标 1:临床疗效评价指标

治疗 1~6 周后,盐酸舍曲林治疗 PSD 临床疗效肯定优于三环类抗抑郁药(Z=2.02, P=0.04)(I^2=35%, RR=1.10, 95% CI: 1.00~1.20),试验组与对照组平均临床总有效率分别为 78.57% 和 72.70%。——1a 级证据

指标 2:抑郁状态评价指标

· HAMD-17

治疗 1 周后,盐酸舍曲林组 HAMD-17 项评分或许优于三环类抗抑郁药组(Z=3.81, P=0.000 1)(I^2=71%, MD=-2.51, 95% CI: -3.80~-1.22)。——2b 级证据

治疗 2 周后,盐酸舍曲林组 HAMD-17 项评分肯定优于三环类抗抑郁药组(Z=3.99, P<0.000 1)(I^2=0%, MD=-1.82, 95% CI: -2.71~-0.92)。——1a 级证据

治疗 3 周后,盐酸舍曲林组 HAMD-17 项评分或许优于三环类抗抑郁药组(Z=9.16, P<0.000 01)(I^2=61%, MD=-3.32, 95% CI: -4.03~-2.61)。——2b 级证据

治疗 4 周后,盐酸舍曲林组 HAMD-17 项评分肯定优于三环类抗抑郁药组(Z=5.19, P<0.000 01)(I^2=0%, MD=-2.07, 95% CI: -2.85~-1.29)。——1a 级证据

治疗 6 周后,盐酸舍曲林组 HAMD-17 项评分与三环类抗抑郁药组相比,差异无统计学意义(Z=0.75, P=0.45)(I^2=81%, MD=0.42, 95% CI: -0.68~1.51)。——2b 级证据

治疗 8 周后,盐酸舍曲林组 HAMD-17 项评分或许优于三环类抗抑郁药组(Z=9.55, P<0.000 1)(I^2=90%, MD=-4.43, 95% CI: -5.35~-3.52)。——2b 级证据

治疗 12 周后,盐酸舍曲林组 HAMD-17 项评分为(11.13 ± 1.68)分,或许优于三环类抗抑郁药组(14.58 ± 2.01)分(P<0.000 01)。——2b 级证据

治疗 1~12 周后,盐酸舍曲林治疗 PSD 临床疗效或许优于三环类抗抑郁药组(Z=13.41, P<0.000 01)(I^2=78%, MD=-2.50, 95% CI: -2.86~-2.13)。——2b 级证据

1. 盐酸舍曲林与盐酸阿米替林

指标 1:临床疗效评价指标

治疗 1~12 周后,盐酸舍曲林治疗 PSD 临床疗效肯定优于盐酸阿米替林(Z=1.92, P=0.05)(I^2=47%, RR=1.13, 95% CI: 1.00~1.29),试验组与对照组平均临床总有效率分别为 75.37% 和 67.98%。——1a 级证据

指标 2:抑郁状态评价指标

· HAMD-17

治疗 1 周后,盐酸舍曲林组 HAMD-17 项评分为(22.32 ± 4.02)分,与盐酸阿米替林组(23.66 ± 4.26)分相比,差异无统计学意义(P>0.05)。——2b 级证据

治疗 2 周后,盐酸舍曲林组 HAMD-17 项评分肯定优于盐酸阿米替林组(Z=4.19, P<0.000 1)(I^2=0%, MD=-2.14, 95% CI: -3.14~-1.14)。——1a 级证据

治疗 3 周后,盐酸舍曲林组 HAMD-17 项评分为(9.1 ± 6.5)分,与盐酸阿米替林组

(9.8 ± 6.5)分相比,差异无统计学意义($P>0.05$)。——2b 级证据

治疗 4 周后,盐酸舍曲林组 HAMD-17 项评分肯定优于盐酸阿米替林组(Z=0.59,$P<0.000\,01$)($I^2=0\%$,MD=-2.28,95% CI:-3.10~-1.46)。——1a 级证据

治疗 6 周后,盐酸舍曲林组 HAMD-17 项评分与盐酸阿米替林组相比,差异无统计学意义(Z=0.37,$P=0.71$)($I^2=93\%$,MD=-0.28,95% CI:-1.20~1.75)。——2b 级证据

治疗 8 周后,盐酸舍曲林组 HAMD-17 项评分或许优于盐酸阿米替林组(Z=9.55,$P<0.000\,01$)($I^2=90\%$,MD=-4.43,95% CI:-5.35~-2.72)。——2b 级证据

治疗 12 周后,盐酸舍曲林组 HAMD-17 项评分为(11.13 ± 1.68)分,或许优于盐酸阿米替林组(14.58 ± 2.01)分($P<0.000\,01$)。——2b 级证据

治疗 1~12 周后,盐酸舍曲林组 HAMD-17 项评分或许优于盐酸阿米替林组(Z=13.70,$P<0.000\,01$)($I^2=81\%$,MD=-2.77,95% CI:-3.17~-2.38)。——2b 级证据

· SDS

治疗 2 周后,盐酸舍曲林组 SDS 评分为(32.6 ± 13.2)分,或许优于盐酸阿米替林组(41.8 ± 14.1)分($P<0.05$)。——2b 级证据

治疗 3 周后,盐酸舍曲林组 SDS 评分为(15.8 ± 12.8)分,与盐酸阿米替林组(17.8 ± 13.0)分相比,差异无统计学意义($P>0.05$)。——2b 级证据

治疗 2~3 周后,盐酸舍曲林组 SDS 评分与盐酸阿米替林组相比,差异无统计学意义(Z=1.53,$P=0.13$)($I^2=55\%$,MD=-5.51,95% CI:-12.56~1.55)。——2b 级证据

2. 盐酸舍曲林与丙咪嗪

指标 1:临床疗效评价指标

治疗 1~8 周后,盐酸舍曲林治疗 PSD 临床有效率为 83.61%,丙咪嗪有效率为 81.67%($P>0.05$),盐酸舍曲林组与丙咪嗪组相比,差异无统计学意义。——1a 级证据

指标 2:抑郁状态评价指标

· HAMD-17

治疗 1 周后,盐酸舍曲林组 HAMD-17 项评分为(20.11 ± 6.79)分,与丙咪嗪组(19.93 ± 11.78)分相比,差异无统计学意义($P>0.05$)。——2b 级证据

治疗 2 周后,盐酸舍曲林组 HAMD-17 项评分为(18.57 ± 7.56)分,与丙咪嗪组(18.93 ± 8.19)分相比,差异无统计学意义($P>0.05$)。——2b 级证据

治疗 4 周后,盐酸舍曲林组 HAMD-17 项评分为(15.27 ± 11.34)分,与丙咪嗪组(14.68 ± 9.72)分相比,差异无统计学意义($P>0.05$)。——2b 级证据

治疗 6 周后,盐酸舍曲林组 HAMD-17 项评分为(5.79 ± 6.35)分,与丙咪嗪组(4.67 ± 3.86)分相比,差异无统计学意义($P>0.05$)。——2b 级证据

治疗 1~6 周后,盐酸舍曲林组 HAMD-17 项评分与丙咪嗪组相比,差异无统计学意义(Z=0.86,$P=0.39$)($I^2=0\%$,MD=0.58,95% CI:-0.74~-1.91)。——1a 级证据

3. 盐酸舍曲林与麦普替林(马普替林)

指标 1:临床疗效评价指标

治疗 1~6 周后,盐酸舍曲林治疗 PSD 有效率为 90.00%,麦普替林有效率为 86.7%($P>0.05$),盐酸舍曲林疗效与麦普替林组相比,差异无统计学意义。——2a 级证据

指标 2:抑郁状态评价指标

· HAMD-17

治疗 1 周后,盐酸舍曲林组 HAMD-17 项评分为(20.65 ± 4.04)分,或许优于麦普替林组(24.87 ± 3.28)分($P<0.05$)。——2b 级证据

治疗 2 周后,盐酸舍曲林组 HAMD-17 项评分为(15.61 ± 5.69)分,与麦普替林组(16.36 ± 5.32)分相比,差异无统计学意义($P>0.05$)。——2b 级证据

治疗 4 周后,盐酸舍曲林组 HAMD-17 项评分为(11.12 ± 6.93)分,与麦普替林组(11.83 ± 6.15)分相比,差异无统计学意义($P>0.05$)。——2b 级证据

治疗 6 周后,盐酸舍曲林组 HAMD-17 项评分为(8.59 ± 6.64)分,与麦普替林组(9.68 ± 6.54)分相比,差异无统计学意义($P>0.05$)。——2b 级证据

治疗 1~6 周后,盐酸舍曲林组 HAMD-17 项评分或许优于麦普替林组(Z=3.74, P=0.000 2)(I^2=55%,MD=-2.47,95% CI:-3.76~-1.18)。——2b 级证据

(二)盐酸舍曲林与其他 SSRI 类抗抑郁药(盐酸氟西汀)

指标 1:临床疗效评价指标

治疗 1~6 周后,盐酸舍曲林治疗 PSD 有效率为 88.57%, SSRI 类抗抑郁药为 74.29%,两组临床总有效率差异无统计学意义($P>0.05$)。——2a 级证据

指标 2:抑郁状态评价指标

· HAMD-17

治疗 1 周后,盐酸舍曲林组 HAMD-17 项评分为(23.69 ± 7.22)分,与氟西汀组(26.87 ± 8.69)分相比,差异无统计学意义($P>0.05$)。——2b 级证据

治疗 2 周后,盐酸舍曲林组 HAMD-17 项评分为(18.27 ± 5.79)分,与氟西汀组(20.46 ± 5.30)分相比,差异无统计学意义($P>0.05$)。——2b 级证据

治疗 4 周后,盐酸舍曲林组 HAMD-17 项评分为(13.53 ± 5.32)分,与氟西汀组(12.85 ± 6.41)分相比,差异无统计学意义($P>0.05$)。——2b 级证据

治疗 6 周后,盐酸舍曲林组 HAMD-17 项评分为(9.65 ± 4.38)分,与氟西汀组(10.28 ± 6.32)分相比,差异无统计学意义($P>0.05$)。——2b 级证据

治疗 1~6 周后,盐酸舍曲林治疗 PSD 临床疗效与其他 SSRI 类抗抑郁药相比,差异无统计学意义(Z=1.43,P=0.15)(I^2=16%,MD=-1.13,95% CI:-2.68~0.42)。——1a 级证据

七、盐酸舍曲林结合常规疗法治疗方案

★推荐意见：

疗程为1周则盐酸舍曲林结合常规疗法与常规疗法均可应用于PSD的治疗；疗程为2周则盐酸舍曲林结合常规疗法与常规疗法均可试用于PSD的治疗；与常规疗法对比，疗程为4周则强烈建议盐酸舍曲林结合常规疗法试用于PSD的治疗，疗程为6周则较强建议盐酸舍曲林结合常规疗法试用于PSD的治疗，疗程为8周或12周则强烈建议盐酸舍曲林结合常规疗法试用于PSD的治疗。

治疗原则：抗抑郁。

药物名称：左洛复、彼迈乐。

药物组成：盐酸舍曲林。

服用方法：25~50mg，每日1次。

疗程：4~12周。

（一）盐酸舍曲林结合常规疗法与常规疗法

指标1：抑郁状态评价指标

· HAMD-17

治疗1周后，盐酸舍曲林结合常规疗法HAMD-17项评分与常规疗法相比，差异无统计学意义（Z=0.47，P=0.64）（I^2=0%，MD=0.34，95% CI：-1.07~1.75）。——1a级证据

治疗2周后，盐酸舍曲林结合常规疗法HAMD-17项评分与常规疗法相比，差异无统计学意义（Z=1.35，P=0.18）（I^2=90%，MD=-2.16，95% CI：-5.30~0.98）。——2a级证据

治疗4周后，盐酸舍曲林结合常规疗法HAMD-17项评分可能优于常规疗法（Z=2.97，P=0.003）（I^2=95%，MD=-3.47，95% CI：-5.76~-1.18）。——2a级证据

治疗6周后，盐酸舍曲林结合常规疗法HAMD-17项评分为（13.9±1.9）分，或许优于常规疗法（6.5±1.4）分（P<0.05）。——2b级证据

治疗8周后，盐酸舍曲林结合常规疗法HAMD-17项评分可能优于常规疗法（Z=8.89，P<0.000 01）（I^2=91%，MD=-6.74，95% CI：-8.23~-5.25）。——2a级证据

治疗12周后，盐酸舍曲林结合常规疗法HAMD-17项评分可能优于常规疗法（Z=5.32，P<0.000 01）（I^2=93%，MD=-6.05，95% CI：-8.28~-3.82）。——2a级证据

治疗1~12周后，盐酸舍曲林结合常规疗法HAMD-17项评分可能优于常规疗法（Z=4.84，P<0.000 01）（I^2=98%，MD=-4.00，95% CI：-5.62~-2.38）。——2a级证据

指标2：日常生活能力评价指标

· BI

治疗1周后，盐酸舍曲林结合常规疗法BI评分为（31.58±9.24）分，与常规疗法（31.65±6.58）分相比，差异无统计学意义（P>0.05）。——2b级证据

治疗2周后，盐酸舍曲林结合常规疗法BI评分为（66.3±4.2）分，或许优于常规疗法

（54.4 ± 3.9）分（Z=12.28，P<0.05）。——2b 级证据

治疗 4 周后，盐酸舍曲林结合常规疗法 BI 评分可能优于常规疗法（Z=2.88，P=0.004）（I^2=93%，MD=8.93，95% CI：2.85~15.01）。——2a 级证据

治疗 8 周后，盐酸舍曲林结合常规疗法 BI 评分可能优于常规疗法（Z=3.36，P=0.000 8）（I^2=96%，MD=11.49，95% CI：4.79~18.18）。——2a 级证据

治疗 12 周后，盐酸舍曲林结合常规疗法 BI 评分肯定优于常规疗法（Z=13.61，P<0.000 01）（I^2=0%，MD=13.66，95% CI：11.70~15.63）。——1a 级证据

治疗 1~12 周后，盐酸舍曲林结合常规疗法 BI 评分可能优于常规疗法（Z=6.35，P<0.000 01）（I^2=94%，MD=10.33，95% CI：7.14~13.51）。——2a 级证据

指标 3：神经功能缺损症状评价指标

· NIHSS

治疗 1 周后，盐酸舍曲林结合常规疗法 NIHSS 评分为（12.56 ± 3.64）分，与常规疗法（13.17 ± 4.28）分相比，差异无统计学意义（P>0.05）。——2b 级证据

治疗 3 周后，盐酸舍曲林结合常规疗法 NIHSS 评分为（10.32 ± 2.75）分，或许优于常规疗法（11.66 ± 3.38）分（P<0.05）。——2b 级证据

治疗 4 周后，盐酸舍曲林结合常规疗法 NIHSS 评分与常规疗法相比，差异无统计学意义（Z=0.63，P=0.53）（I^2=99%，MD=3.33，95% CI：-7.04~13.69）。——2a 级证据

治疗 8 周后，盐酸舍曲林结合常规疗法 NIHSS 评分肯定优于常规疗法（Z=4.67，P<0.000 01）（I^2=0%，MD=-1.37，95% CI：-1.95~-0.80）。——1a 级证据

治疗 12 周后，盐酸舍曲林结合常规疗法 NIHSS 评分可能优于常规疗法（Z=5.59，P<0.000 01）（I^2=58%，MD=-2.45，95% CI：-3.31~-1.59）。——2a 级证据

治疗 1~12 周后，盐酸舍曲林结合常规疗法 NIHSS 评分与常规疗法相比，差异无统计学意义（Z=0.62，P=0.54）（I^2=98%，MD=-0.82，95% CI：-3.41~1.78）。——2a 级证据

八、盐酸氟西汀治疗方案

★推荐意见：

（1）与三环类抗抑郁药对比，疗程为 1~8 周则强烈建议盐酸氟西汀试用于 PSD 的治疗。

（2）与盐酸阿米替对比，疗程为 1~8 周则强烈建议盐酸氟西汀试用于 PSD 的治疗。

（3）疗程为 1~12 周则盐酸氟西汀与丙咪嗪均可应用于 PSD 的治疗。

（4）与多塞平对比，疗程为 1~6 周则较强建议盐酸氟西汀试用于 PSD 的治疗。

（5）疗程为 1~6 周则国产盐酸氟西汀与进口盐酸氟西汀均可试用于 PSD 的治疗。

（6）与西酞普兰对比，疗程为 12 周则较强建议盐酸氟西汀试用于 PSD 的治疗。

（7）与盐酸帕罗西汀对比，疗程为 2 周则较强建议盐酸氟西汀试用于 PSD 的治疗；疗程为 4~6 周则盐酸氟西汀与盐酸帕罗西汀均可试用于 PSD 的治疗。

治疗原则：抗抑郁。

药物名称：百忧解、百优解。

药物组成：盐酸氟西汀。

服用方法：50~100mg，每日 1 次。

疗程：6~8 周。

（一）盐酸氟西汀与三环类抗抑郁药

指标 1：临床疗效评价指标

治疗 1~8 周后，盐酸氟西汀治疗 PSD 临床疗效可能优于三环类抗抑郁药（$Z=2.02$，$P=0.04$）（$I^2=63\%$，RR=1.13，95% CI：1.00~1.26），两组平均临床总有效率分别为 87.67% 和 84.98%。——2a 级证据

指标 2：抑郁状态评价指标

· HAMD-17

治疗 1 周后，盐酸氟西汀组 HAMD-17 项评分或许优于三环类抗抑郁药组（$Z=2.68$，$P=0.04$）（$I^2=98\%$，MD=-3.37，95% CI：-6.58~-0.15）。——2b 级证据

治疗 2 周后，盐酸氟西汀组 HAMD-17 项评分或许优于三环类抗抑郁药组（$Z=5.68$，$P<0.000\ 01$）（$I^2=89\%$，MD=-3.76，95% CI：-5.06~-2.46）。——2b 级证据

治疗 3 周后，盐酸氟西汀组 HAMD-17 项评分或许优于三环类抗抑郁药组（$Z=2.38$，$P=0.02$）（$I^2=63\%$，MD=-6.02，95% CI：-10.97~-1.07）。——2b 级证据

治疗 4 周后，盐酸氟西汀组 HAMD-17 项评分或许优于三环类抗抑郁药组（$Z=3.36$，$P=0.000\ 8$）（$I^2=97\%$，MD=-3.14，95% CI：-4.98~-1.31）。——2b 级证据

治疗 6 周后，盐酸氟西汀组 HAMD-17 项评分或许优于三环类抗抑郁药组（$Z=4.30$，$P<0.000\ 1$）（$I^2=97\%$，MD=-4.18，95% CI：-6.09~-2.28）。——2b 级证据

治疗 8 周后，盐酸氟西汀组 HAMD-17 项评分为（9.5 ± 5.4）分，与三环类抗抑郁药组（盐酸阿米替林）（11.1 ± 6.1）分相比，差异无统计学意义（$P>0.05$）。——2b 级证据

治疗 12 周后，盐酸氟西汀组 HAMD-17 项评分或许优于三环类抗抑郁药组（$Z=2.68$，$P=0.007$）（$I^2=96\%$，MD=9.77，95% CI：2.61~-0.12）。——2b 级证据

治疗 1~12 周后，盐酸氟西汀组 HAMD-17 项评分与三环类抗抑郁药组相比，差异无统计学意义（$Z=3.34$，$P=0.31$）（$I^2=85\%$，MD=-1.21，95% CI：-1.91~-0.50）。——2b 级证据

1. 盐酸氟西汀与盐酸阿米替林

指标 1：临床疗效评价指标

治疗 1~8 周后，盐酸氟西汀治疗 PSD 临床疗效可能优于盐酸阿米替林（$Z=2.02$，$P=0.04$）（$I^2=63\%$，MD=1.13，95% CI：1.00~1.26），试验组与对照组平均临床总有效率分别为 87.67% 和 84.98%。——2a 级证据

指标 2：抑郁状态评价指标

· HAMD-17

治疗 1 周后，盐酸氟西汀组 HAMD-17 项评分或许优于盐酸阿米替林组（$Z=2.68$，

P=0.04)(I^2=98%,MD=-3.37,95% CI:-6.58~-0.15)。——2b 级证据

治疗 2 周后,盐酸氟西汀组 HAMD-17 项评分或许优于盐酸阿米替林组(Z=5.68,P<0.000 01)(I^2=89%,MD=-3.76,95% CI:-5.06~-2.46)。——2b 级证据

治疗 3 周后,盐酸氟西汀组 HAMD-17 项评分为(17.23 ± 10.43)分,或许优于盐酸阿米替林组(26.42 ± 12.10)分(P<0.05)。——2b 级证据

治疗 4 周后,盐酸氟西汀组 HAMD-17 项评分或许优于盐酸阿米替林组(Z=4.00,P<0.000 01)(I^2=62%,MD=-2.57,95% CI:-3.83~-1.31)。——2b 级证据

治疗 6 周后,盐酸氟西汀组 HAMD-17 项评分或许优于盐酸阿米替林组(Z=2.33,P=0.02)(I^2=65%,MD=-1.58,95% CI:-2.90~-0.25)。——2b 级证据

治疗 8 周后,盐酸氟西汀组 HAMD-17 项评分为(9.5 ± 5.4)分,与盐酸阿米替林组(11.1 ± 6.1)分相比,差异无统计学意义(P>0.05)。——2b 级证据

治疗 1~8 周后,盐酸氟西汀组 HAMD-17 项评分与盐酸阿米替林组相比,差异无统计学意义(Z=3.34,P=0.31)(I^2=85%,MD=-1.21,95% CI:-1.91~-0.50)。——2b 级证据

2. 盐酸氟西汀与丙咪嗪

指标 1:临床疗效评价指标

治疗 1~12 周后,盐酸氟西汀治疗 PSD 临床疗效与丙咪嗪相比,差异无统计学意义(Z=1.74,P=0.08)(I^2=0%,RR=1.10,95% CI:0.99~1.22),试验组与对照组平均临床总有效率分别为 94.37% 和 84.04%。——1a 级证据

指标 2:抑郁状态评价指标

· HAMD-17

治疗 2 周后,盐酸氟西汀组 HAMD-17 项评分为(10.78 ± 8.14)分,或许优于丙咪嗪组(19.16 ± 9.68)分(P<0.05)。——2b 级证据

治疗 3 周后,盐酸氟西汀组 HAMD-17 项评分为(14 ± 5)分,或许优于丙咪嗪组(18 ± 4)分(P<0.05)。——2b 级证据

治疗 4 周后,盐酸氟西汀组 HAMD-17 项评分为(6.72 ± 4.23)分,与丙咪嗪组(7.86 ± 5.17)分相比,差异无统计学意义(P>0.05)。——2b 级证据

治疗 6 周后,盐酸氟西汀组 HAMD-17 项评分或许优于丙咪嗪组(Z=2.90,P=0.004)(I^2=88%,MD=-8.13,95% CI:-13.61~-2.64)。——2b 级证据

治疗 12 周后,盐酸氟西汀组 HAMD-17 项评分为(21.3 ± 2.64)分,或许优于丙咪嗪组(7.9 ± 4.2)分(P<0.05)。——2b 级证据

治疗 1~12 周后,盐酸氟西汀组 HAMD-17 项评分与丙咪嗪组相比,差异无统计学意义(Z=0.73,P=0.44)(I^2=98%,MD=-2.73,95% CI:-9.73~-4.27)。——2b 级证据

3. 盐酸氟西汀与多塞平

指标 1:临床疗效评价指标

治疗 1~6 周后,盐酸氟西汀治疗 PSD 的总有效率为 98.04%,或许优于多塞平的 84.31%(P<0.05)。——2b 级证据

指标 2:抑郁状态评价指标

· HAMD-17

治疗 1 周后,盐酸氟西汀组 HAMD-17 项评分为(16.2 ± 2.1)分,或许优于多塞平组(19.9 ± 1.6)分(P<0.05)。——2b 级证据

治疗 2 周后,盐酸氟西汀组 HAMD-17 项评分或许优于多塞平组(Z=6.26, P<0.000 01)(I^2=67%,MD=-2.81,95% CI:-3.68~-1.93)。——2b 级证据

治疗 4 周后,盐酸氟西汀组 HAMD-17 项评分与多塞平组相比,差异无统计学意义(Z=1.86,P=0.06)(I^2=99%,MD=-4.47,95% CI:-9.18~-0.2)。——2b 级证据

治疗 6 周后,盐酸氟西汀组 HAMD-17 项评分或许优于多塞平组(Z=2.02, P=0.04)(I^2=99%,MD=-5.11,95% CI:-10.08~-0.14)。——2b 级证据

治疗 1~6 周后,盐酸氟西汀组 HAMD-17 项评分或许优于多塞平组(Z=5.16,P<0.000 01)(I^2=98%,MD=-4.19,95% CI:-5.79~-2.60)。——2b 级证据

指标 3:神经功能缺损症状评价指标

· NIHSS

治疗 2 周后,盐酸氟西汀组 NIHSS 评分为(8.1 ± 2.9)分,或许优于多塞平组(13.5 ± 3.2)分(P<0.05)。——2b 级证据

治疗 4 周后,盐酸氟西汀组 NIHSS 评分为(7.9 ± 3.1)分,或许优于多塞平组(12.5 ± 2.7)分(P<0.05)。——2b 级证据

治疗 6 周后,盐酸氟西汀组 NIHSS 评分为(6.2 ± 2.5)分,或许优于多塞平组(11.8 ± 3.1)分(P<0.05)。——2b 级证据

治疗 2~6 周后,盐酸氟西汀组 NIHSS 评分肯定优于多塞平组(Z=13.80, P<0.05)(I^2=0%,MD=-5.20,95% CI:-5.94~-4.46)。——1a 级证据

(二)盐酸氟西汀与其他 SSRI 类抗抑郁药

指标 1:抑郁状态评价指标

· HAMD-17

治疗 2 周后,盐酸氟西汀组 HAMD-17 项评分与其他 SSRI 类抗抑郁药组相比,差异无统计学意义(Z=0.69,P=0.49)(I^2=79%,MD=-1.03,95% CI:-3.96~-1.90)。——2b 级证据

治疗 4 周后,盐酸氟西汀组 HAMD-17 项评分与其他 SSRI 类抗抑郁药组相比,差异无统计学意义(Z=1.58,P=0.11)(I^2=0%,MD=-0.96,95% CI:-2.14~-0.23)。——1a 级证据

治疗 6 周后,盐酸氟西汀组 HAMD-17 项评分为(6.29 ± 4.57)分,与其他 SSRI 类抗抑郁药组(6.38 ± 4.71)分相比,差异无统计学意义(P>0.05)。——2b 级证据

治疗 12 周后,盐酸氟西汀组 HAMD-17 项评分为(19.4 ± 5.1)分,或许优于其他 SSRI 类抗抑郁药组(12.1 ± 3.4)分(P<0.05)。——2b 级证据

治疗 2~12 周后,盐酸氟西汀治疗 PSD 临床疗效与其他 SSRI 类抗抑郁药组相比,差异无统计学意义(Z=0.43,P=0.67)(I^2=94%,MD=0.49,95% CI:-1.74~2.71)。——2b 级证据

1. 国产盐酸氟西汀与进口盐酸氟西汀

指标 1:临床疗效评价指标

治疗 1~6 周后,国产盐酸氟西汀治疗 PSD 与进口盐酸氟西汀相比,差异无统计学意义,两组临床总有效率分别为 96.15% 和 98.08%($P>0.05$)。——2b 级证据

指标 2:抑郁状态评价指标

· HAMD-17

治疗 2 周后,国产盐酸氟西汀组 HAMD-17 项评分为(14.95 ± 5.61)分,与进口盐酸氟西汀组(14.35 ± 6.19)分组相比,差异无统计学意义($P>0.05$)。——2b 级证据

治疗 4 周后,国产盐酸氟西汀组 HAMD-17 项评分为(10.45 ± 4.96)分,与进口盐酸氟西汀组(10.68 ± 5.04)分组相比,差异无统计学意义($P>0.05$)。——2b 级证据

治疗 6 周后,国产盐酸氟西汀组 HAMD-17 项评分为(6.29 ± 4.57)分,与进口盐酸氟西汀组(6.38 ± 4.71)分组相比,差异无统计学意义($P>0.05$)。——2b 级证据

治疗 2~6 周后,国产盐酸氟西汀组 HAMD-17 项评分与进口盐酸氟西汀组相比,差异无统计学意义(Z=0.06, $P=0.95$)($I^2=0\%$, MD=-0.03, 95% CI: -1.10~-1.17)。——1a 级证据

2. 盐酸氟西汀与西酞普兰

指标:抑郁状态评价指标

· HAMD-17

治疗 12 周后,盐酸氟西汀组 HAMD-17 项评分为(19.4 ± 5.1)分,或许优于西酞普兰组(12.1 ± 3.4)分($P<0.05$)。——2b 级证据

3. 盐酸氟西汀与盐酸帕罗西汀

指标 1:抑郁状态评价指标

· HAMD-17

治疗 2 周后,盐酸氟西汀组 HAMD-17 项评分为(11.1 ± 3.2)分,或许优于盐酸帕罗西汀组(13.5 ± 3.3)分($P<0.05$)。——2b 级证据

治疗 4 周后,盐酸氟西汀组 HAMD-17 项评分为(9.1 ± 2.7)分,与盐酸帕罗西汀组(10.5 ± 2.9)分相比,差异无统计学意义($P>0.05$)。——2b 级证据

治疗 6 周后,盐酸氟西汀组 HAMD-17 项评分为(5.2 ± 1.7)分,与盐酸帕罗西汀组(5.5 ± 1.9)分相比,差异无统计学意义($P>0.05$)。——2b 级证据

治疗 2~8 周后,盐酸氟西汀组 HAMD-17 项评分与盐酸帕罗西汀组相比,差异无统计学意义(Z=1.89, $P=0.06$)($I^2=70\%$, MD=-1.25, 95% CI: -2.55~-0.05)。——2b 级证据

指标 2:神经功能缺损症状评价指标

· SSS

治疗 4 周后,盐酸氟西汀组 SSS 评分为(15.4 ± 6.1)分,与盐酸帕罗西汀组(14.7 ± 5.6)分相比,差异无统计学意义($P>0.05$)。——2b 级证据

治疗 8 周后,盐酸氟西汀组 SSS 评分为(10.29 ± 4.3)分,与盐酸帕罗西汀组(10.1 ± 4.2)分相比,差异无统计学意义($P>0.05$)。——2b 级证据

治疗 4~8 周后，盐酸氟西汀组 SSS 评分与盐酸帕罗西汀组相比，差异无统计学意义（Z=0.46，P=0.76）（I^2=0%，MD=0.37，95% CI：-1.18~-1.91）。——1a 级证据

九、盐酸氟西汀结合常规疗法治疗方案

★推荐意见：

与常规疗法对比，疗程为 4 周则较强建议盐酸氟西汀结合常规疗法试用于 PSD 的治疗，疗程为 6 周、8 周或 12 周则强烈建议盐酸氟西汀结合常规疗法应用于 PSD 的治疗。

治疗原则：抗抑郁。

药物名称：百忧解、百优解。

药物组成：盐酸氟西汀。

服用方法：20mg，每日 1 次。

疗程：4~12 周。

盐酸氟西汀结合常规疗法与常规疗法

指标 1：临床疗效评价指标

治疗 4 周后，盐酸氟西汀结合常规疗法治疗 PSD 临床疗效或许优于常规疗法（P<0.05），试验组和对照组的总有效率分别为 88.33% 和 66.67%。——2b 级证据

治疗 6 周后，盐酸氟西汀结合常规疗法治疗 PSD 临床疗效肯定优于常规疗法（Z=6.40，P<0.000 01）（I^2=0%，RR=7.66，95% CI：4.11~14.29）。——1a 级证据

治疗 8 周后，盐酸氟西汀结合常规疗法治疗 PSD 临床疗效肯定优于常规疗法（Z=6.31，P<0.000 01）（I^2=0%，RR=3.30，95% CI：2.28~4.78）。——1a 级证据

治疗 12 周后，盐酸氟西汀结合常规疗法治疗 PSD 临床疗效肯定优于常规疗法（Z=5.85，P<0.000 01）（I^2=0%，RR=4.83，95% CI：2.85~8.18）。——1a 级证据

治疗 4~12 周后，盐酸氟西汀结合常规疗法治疗 PSD 临床疗效肯定优于常规疗法（Z=10.82，P<0.000 01）（I^2=0%，RR=4.25，95% CI：3.27~5.53），试验组与对照组临床总有效率分别为 90.19% 和 69.54%。——1a 级证据

指标 2：抑郁状态评价指标

· HAMD-17

治疗 1 周后，盐酸氟西汀结合常规疗法 HAMD-17 项评分可能优于常规疗法（Z=2.28，P=0.02）（I^2=68%，MD=-1.50，95% CI：-2.79~-0.21）。——2a 级证据

治疗 2 周后，盐酸氟西汀结合常规疗法 HAMD-17 项评分可能优于常规疗法（Z=4.73，P<0.000 01）（I^2=98%，MD=-4.06，95% CI：-5.75~-2.38）。——2a 级证据

治疗 3 周后，盐酸氟西汀结合常规疗法 HAMD-17 项评分与常规疗法相比，差异无统计学意义（Z=0.47，P=0.64）（I^2=99%，MD=-2.43，95% CI：-12.58~7.72）。——2a 级证据

治疗 4 周后，盐酸氟西汀结合常规疗法 HAMD-17 项评分可能优于常规疗法（Z=7.15，P<0.000 01）（I^2=99%，MD=-5.76，95% CI：-7.35~-4.18）。——2a 级证据

治疗 6 周后，盐酸氟西汀结合常规疗法 HAMD-17 项评分可能优于常规疗法（Z=2.28，P=0.02）（I^2=100%，MD=-4.78，95% CI：-8.89~-0.67）。——2a 级证据

治疗 8 周后，盐酸氟西汀结合常规疗法 HAMD-17 项评分可能优于常规疗法（Z=9.08，P<0.000 01）（I^2=99%，MD=-7.09，95% CI：-8.62~-5.56）。——2a 级证据

治疗 12 周后，盐酸氟西汀结合常规疗法 HAMD-17 项评分可能优于常规疗法（Z=5.82，P<0.000 01）（I^2=83%，MD=-5.51，95% CI：-7.37~-3.66）。——2a 级证据

治疗 16 周后，盐酸氟西汀结合常规疗法 HAMD-17 项评分为（8.76 ± 5.62）分，或许优于常规疗法（15.73 ± 6.61）分（P<0.01）。——2b 级证据

治疗 24 周后，盐酸氟西汀结合常规疗法 HAMD-17 项评分肯定优于常规疗法（Z=12.39，P<0.000 01）（I^2=0%，MD=-6.14，95% CI：-7.11~-5.17）。——1a 级证据

治疗 48 周后，盐酸氟西汀结合常规疗法 HAMD-17 项评分为（12.95 ± 11.54）分，或许优于常规疗法（18.26 ± 13.72）分（P<0.05）。——2b 级证据

治疗 1~48 周后，盐酸氟西汀结合常规疗法 HAMD-17 项评分可能优于常规疗法（Z=16.91，P<0.000 01）（I^2=99%，MD=-5.65，95% CI：-6.30~-4.99）。——2a 级证据

指标 3：日常生活能力评价指标

· BI

治疗 1 周后，盐酸氟西汀结合常规疗法 BI 评分为（44.3 ± 2.6）分，或许优于常规疗法（35.8 ± 7.4）分（P<0.01）。——2b 级证据

治疗 4 周后，盐酸氟西汀结合常规疗法 BI 评分可能优于常规疗法（Z=11.61，P<0.000 01）（I^2=70%，MD=13.51，95% CI：11.23~15.79）。——2a 级证据

治疗 6 周后，盐酸氟西汀结合常规疗法 BI 评分与常规疗法相比，差异无统计学意义（Z=1.85，P=0.06）（I^2=97%，MD=24.13，95% CI：-1.44~49.71）。——2a 级证据

治疗 8 周后，盐酸氟西汀结合常规疗法 BI 评分可能优于常规疗法（Z=7.89，P<0.000 01）（I^2=91%，MD=14.97，95% CI：11.25~18.69）。——2a 级证据

治疗 12 周后，盐酸氟西汀结合常规疗法 BI 评分为（68.32 ± 9.13）分，或许优于常规疗法（51.6 ± 6.76）分（P<0.05）。——2b 级证据

治疗 1~12 周后，盐酸氟西汀结合常规疗法 BI 评分可能优于常规疗法（Z=10.91，P<0.000 01）（I^2=92%，MD=14.97，95% CI：12.28~17.66）。——2a 级证据

· ADL

治疗 4 周后，盐酸氟西汀结合常规疗法 ADL 评分肯定优于常规疗法（Z=2.15，P=0.03）（I^2=38%，MD=4.26，95% CI：0.38~8.13）。——1a 级证据

治疗 6 周后，盐酸氟西汀结合常规疗法 ADL 评分为（68.4 ± 8.4）分，或许优于常规疗法（57.3 ± 8.3）分（P<0.01）。——2c 级证据

治疗 8 周后，盐酸氟西汀结合常规疗法 ADL 评分为（73.0 ± 4.4）分，或许优于常规疗法（67.0 ± 4.1）分（P<0.05）。——2b 级证据

治疗 4~8 周后，盐酸氟西汀结合常规疗法 ADL 评分可能优于常规疗法（Z=3.82，

P=0.000 1)(I^2=76%,MD=6.63,95% CI:3.23~10.03)。——2a 级证据

指标 4:神经功能缺损症状评价指标

· NIHSS

治疗 2 周后,盐酸氟西汀结合常规疗法 NIHSS 评分可能优于常规疗法(Z=2.88,P=0.004)(I^2=63%,MD=−2.81,95% CI:−4.73~−0.90)。——2a 级证据

治疗 3 周后,盐酸氟西汀结合常规疗法 NIHSS 评分为(6.59 ± 1.5)分,可能优于常规疗法(7.95 ± 2.12)分(P<0.01)。——2b 级证据

治疗 4 周后,盐酸氟西汀结合常规疗法 NIHSS 评分可能优于常规疗法(Z=2.16,P=0.03)(I^2=95%,MD=−3.05,95% CI:−5.81~−0.28)。——2a 级证据

治疗 8 周后,盐酸氟西汀结合常规疗法 NIHSS 评分与常规疗法相比,差异无统计学意义(Z=0.77,P=0.44)(I^2=99%,MD=−2.17,95% CI:−7.68~3.34)。——2a 级证据

治疗 12 周后,盐酸氟西汀结合常规疗法 NIHSS 评分可能优于常规疗法(Z=4.23,P<0.000 1)(I^2=77%,MD=−2.95,95% CI:−4.32~−1.59)。——2a 级证据

治疗 16 周后,盐酸氟西汀结合常规疗法 NIHSS 评分为(9.93 ± 7.59)分,或许优于常规疗法(15.93 ± 8.69)分(P<0.01)。——2b 级证据

治疗 24 周后,盐酸氟西汀结合常规疗法 NIHSS 评分为(10.41 ± 6.36)分,或许优于常规疗法(14.43 ± 7.94)分(P<0.05)。——2b 级证据

治疗 2~24 周后,盐酸氟西汀结合常规疗法 NIHSS 评分可能优于常规疗法(Z=3.19,P=0.001)(I^2=97%,MD=−2.87,95% CI:−4.64~−1.11)。——2a 级证据

第二节　非 SSRI 类抗抑郁药

去甲肾上腺素(NE)和特异性 5-HT 能类抗抑郁药(NaSSA)、5-HT 和 NE 再摄取抑制类抗抑郁药(SNRI)、NE 能再摄取抑制类抗抑郁药、5- 羟色胺拮抗剂 / 再摄取抑制类抗抑郁药等较新型药物在临床上也较为普及。其作用机制可概括为通过抑制神经突触间隙中 5-HT、NE 或多巴胺(DA)的再摄取,增加神经递质在突触间隙内的含量,减少激素的激动效应,从而达到抗抑郁目的。TCA 类抗抑郁药是最早、最传统的抗抑郁西药,一度成为临床应用最广泛的抗抑郁药物,对其药理及毒理作用研究也较为充分。其作用机制是通过调节神经突触间隙、突触后神经递质释放 - 传递 - 结合环节而达到抗抑郁的目的。黛力新作为新型复方抗抑郁药物,其主要有效成分是氟哌噻吨和美利曲辛,其中氟哌噻吨可直接作用于突触前膜 DA 受体,促进 DA 的合成及释放;美利曲辛作用于突触,抑制其前膜对 5-HT 和 NE 的再摄取,使神经递质的浓度增加,从而提高患者的兴奋状态,改善患者抑郁状态。总体来说,单纯西药抗抑郁药在缓解 PSD 患者症状方面明显优于安慰剂,特别是在抑郁状态、日常生活能力、神经系统症状改善方面。对于 PSD 的治疗,疗程时间越长,PSD 的症状改善程度越轻,特别是治疗 2~3 个月后。

本章节选取单纯非 SSRI 类西药抗抑郁药物为主要治疗方法,对比不同种类非 SSRI 类

西药抗抑郁药、SSRI类西药抗抑郁药物、神经内科治疗以及常规疗法，从临床疗效及症状评分角度评价单纯非SSRI类西药抗抑郁药物治疗PSD的临床优势，并制订合理的治疗方案，供临床参考选用。

一、氟哌噻吨美利曲辛治疗方案

★推荐意见：

（1）与三环类抗抑郁药物对比，疗程为4周则强烈推荐氟哌噻吨美利曲辛应用于PSD的治疗，疗程为6周则强烈建议氟哌噻吨美利曲辛试用于PSD的治疗，疗程为8周则强烈推荐氟哌噻吨美利曲辛应用于PSD的治疗。

（2）与SNRI对比，疗程为6周或8周则弱度建议氟哌噻吨美利曲辛试用于PSD的治疗。

（3）与乌灵胶囊对比，疗程为4周则弱度建议氟哌噻吨美利曲辛试用于PSD的治疗。

（4）与阿普唑仑联合七叶神安片对比，疗程为4周则强烈建议氟哌噻吨美利曲辛试用于PSD的治疗。

（5）与谷维素对比，疗程为6周则弱度建议氟哌噻吨美利曲辛试用于PSD的治疗。

（6）与常规治疗对比，疗程为1周或2周则弱度建议氟哌噻吨美利曲辛试用于PSD的治疗，疗程为4周则强烈推荐氟哌噻吨美利曲辛应用于PSD的治疗，疗程为6周则氟哌噻吨美利曲辛与常规治疗均可试用于PSD的治疗，疗程为12周则弱度建议氟哌噻吨美利曲辛试用于PSD的治疗。

治疗原则：抗抑郁。

药物名称：黛力新。

药物组成：盐酸氟哌噻吨/盐酸美利曲辛（噻吨衍生物/非选择性单胺再吸收抑制剂）。

服用方法：根据症状严重程度给药，①每次1片，每日2次；②每次2片，每日1次；③每次1片，每日3次；④每次1~2片，每日2次。

疗程：4~8周。

（一）氟哌噻吨美利曲辛与三环类抗抑郁药

指标1：临床疗效评价指标

治疗4周后，氟哌噻吨美利曲辛治疗PSD临床疗效肯定优于三环类抗抑郁药（Z=5.14，P<0.000 01）（I^2=23%，RR=2.00，95% CI：1.53~2.60），试验组与对照组平均临床总有效率分别为81.45%和41.38%。——1a级证据

治疗6周后，氟哌噻吨美利曲辛治疗PSD临床疗效可能优于三环类抗抑郁药（Z=3.43，P=0.000 6）（I^2=81%，RR=1.26，95% CI：1.11~1.44），试验组与对照组平均临床总有效率分别为93.32%和74.04%。——2a级证据

治疗8周后，氟哌噻吨美利曲辛治疗PSD临床疗效肯定优于三环类抗抑郁药（Z=3.91，P<0.000 1）（I^2=40%，RR=1.17，95% CI：1.08~1.26），两组平均临床总有效率分别为95.36%

和 80.76%。——1a 级证据

治疗 4~8 周后，氟哌噻吨美利曲辛治疗 PSD 临床疗效可能优于三环类抗抑郁药（Z=5.10，P<0.000 01）（I^2=81%，RR=1.28，95% CI：1.16~1.40），两组平均临床总有效率分别为 92.38% 和 72.08%。——2a 级证据

指标 2：抑郁状态评价指标

· HAMD-17

治疗 2 周后，氟哌噻吨美利曲辛组 HAMD-17 项评分可能优于三环类抗抑郁药组（Z=4.20，P<0.000 1）（I^2=75%，MD=-1.95，95% CI：-2.86~-1.04）。——2a 级证据

治疗 4 周后，氟哌噻吨美利曲辛组 HAMD-17 项评分可能优于三环类抗抑郁药组（Z=6.95，P<0.000 01）（I^2=95%，MD=-5.49，95% CI：-7.04~-3.94）。——2a 级证据

治疗 6 周后，氟哌噻吨美利曲辛组 HAMD-17 项评分可能优于三环类抗抑郁药组（Z=6.25，P<0.000 01）（I^2=82%，MD=-4.53，95% CI：-5.95~-3.11）。——2a 级证据

治疗 8 周后，氟哌噻吨美利曲辛组 HAMD-17 项评分可能优于三环类抗抑郁药组（Z=7.96，P<0.000 01）（I^2=80%，MD=-4.02，95% CI：-5.01~-3.03）。——2a 级证据

治疗 2~8 周后，氟哌噻吨美利曲辛组 HAMD-17 项评分可能优于三环类抗抑郁药组（Z=10.68，P<0.000 01）（I^2=94%，MD=-4.11，95% CI：-4.86~-3.35）。——2a 级证据

· HAMD-24

治疗 2 周后，氟哌噻吨美利曲辛组 HAMD-24 项评分与三环类抗抑郁药组相比，差异无统计学意义（Z=1.38，P=0.17）（I^2=99%，MD=-3.56，95% CI：-8.61~1.49）。——2a 级证据

治疗 4 周后，氟哌噻吨美利曲辛组 HAMD-24 项评分可能优于三环类抗抑郁药组（Z=2.47，P=0.01）（I^2=94%，MD=-2.74，95% CI：-4.91~-0.56）。——2a 级证据

治疗 6 周后，氟哌噻吨美利曲辛组 HAMD-24 项评分可能优于三环类抗抑郁药组（Z=2.13，P=0.03）（I^2=98%，MD=-3.2，95% CI：-6.15~-0.26）。——2a 级证据

治疗 2~8 周后，氟哌噻吨美利曲辛组 HAMD-24 项评分可能优于三环类抗抑郁药组（Z=3.35，P=0.000 8）（I^2=98%，MD=-3.16，95% CI：-5.02~-1.31）。——2a 级证据

· SDS

治疗 4 周后，氟哌噻吨美利曲辛组 SDS 评分为（25.27 ± 8.81）分，或许优于三环类抗抑郁药组（60.87 ± 8.61）分（P<0.05）。——2c 级证据

指标 3：日常生活能力评价指标

· ADL

治疗 2 周后，氟哌噻吨美利曲辛组 ADL 评分为（39.86 ± 9.02）分，或许优于三环类抗抑郁药组（35.72 ± 9.12）分（P<0.01）。——2c 级证据

治疗 4 周后，氟哌噻吨美利曲辛组 ADL 评分为（57.87 ± 12.46）分，或许优于三环类抗抑郁药组（49.84 ± 12.65）分（P<0.01）。——2c 级证据

治疗 8 周后，氟哌噻吨美利曲辛组 ADL 评分为（80.06 ± 12.44）分，或许优于三环类抗抑郁药组（70.86 ± 14.02）分（P<0.01）。——2c 级证据

治疗 2~8 周后，氟哌噻吨美利曲辛组 ADL 评分可能优于三环类抗抑郁药组（Z=4.01，$P<0.0001$）（$I^2=19\%$，MD=6.52，95% CI：3.33~9.70）。——2a 级证据

指标 4：神经功能缺损症状评价指标

· NIHSS

治疗 2 周后，氟哌噻吨美利曲辛组 NIHSS 评分（9.72 ± 2.34）分，或许优于三环类抗抑郁药组（10.25 ± 2.25）分（$P<0.01$）。——2c 级证据

治疗 4 周后，氟哌噻吨美利曲辛组 NIHSS 评分与三环类抗抑郁药组相比，差异无统计学意义（Z=1.91，$P=0.06$）（$I^2=84\%$，MD=−1.85，95% CI：−3.75，~0.05）。——2a 级证据

治疗 8 周后，氟哌噻吨美利曲辛组 NIHSS 评分可能优于三环类抗抑郁药组（Z=2.37，$P=0.02$）（$I^2=87\%$，MD=−2.35，95% CI：−4.30~−0.40）。——2a 级证据

治疗 2~8 周后，氟哌噻吨美利曲辛组 NIHSS 评分可能优于三环类抗抑郁药组（Z=3.39，$P=0.0007$）（$I^2=81\%$，MD=−1.78，95% CI：−2.80~−0.75）。——2a 级证据

（二）氟哌噻吨美利曲辛与 SNRI 类抗抑郁药

指标 1：临床疗效评价指标

治疗 6 周后，氟哌噻吨美利曲辛组治疗 PSD 的临床总有效率为 87.50%，或许优于 SNRI 类抗抑郁药组的 85.00%（$P<0.05$）。——2c 级证据

治疗 8 周后，氟哌噻吨美利曲辛组治疗 PSD 的临床总有效率为 98.00%，或许优于 SNRI 类抗抑郁药组的 84.00%（$P<0.05$）。——2c 级证据

治疗 6~8 周后，氟哌噻吨美利曲辛组治疗 PSD 临床疗效与 SNRI 类抗抑郁药组相比，差异无统计学意义（Z=1.72，$P=0.09$）（$I^2=25\%$，RR=1.11，95% CI：0.99~1.26）两组平均临床总有效率分别为 93.33% 和 84.44%。——2a 级证据

指标 2：抑郁状态评价指标

· HAMD-17

治疗 2 周后，氟哌噻吨美利曲辛组 HAMD-17 项评分为（13.9 ± 3.9）分，或许优于 SNRI 类抗抑郁药组（14.1 ± 3.7）分（$P<0.05$）。——2c 级证据

治疗 4 周后，氟哌噻吨美利曲辛组 HAMD-17 项评分为（9.9 ± 2.1）分，或许优于 SNRI 类抗抑郁药组（10.2 ± 2.9）分（$P<0.05$）。——2c 级证据

治疗 6 周后，氟哌噻吨美利曲辛组 HAMD-17 项评分为（7.1 ± 3.4）分，或许优于 SNRI 类抗抑郁药组（7.9 ± 3.2）分（$P<0.05$）。——2c 级证据

治疗 8 周后，氟哌噻吨美利曲辛组 HAMD-17 项评分为（5.48 ± 0.87）分，或许优于 SNRI 类抗抑郁药组（8.76 ± 1.21）分（$P<0.05$）。——2c 级证据

治疗 2~8 周后，氟哌噻吨美利曲辛组 HAMD-17 项评分与 SNRI 类抗抑郁药组相比，差异无统计学意义（Z=1.23，$P=0.22$）（$I^2=93\%$，MD=−1.21，95% CI：−3.15~0.72）。——2a 级证据

指标 3:神经功能缺损症状评价指标

· NIHSS

治疗 2 周后,氟哌噻吨美利曲辛组 NIHSS 评分为(12.9 ± 4.8)分,或许优于 SNRI 类抗抑郁药组(13 ± 4.6)分(P<0.05)。——2c 级证据

治疗 4 周后,氟哌噻吨美利曲辛组 NIHSS 评分为(9.9 ± 4.3)分,或许优于 SNRI 类抗抑郁药组(10.9 ± 3.3)分(P<0.05)。——2c 级证据

治疗 6 周后,氟哌噻吨美利曲辛组 NIHSS 评分为(7.9 ± 3.3)分,或许优于 SNRI 类抗抑郁药组(8 ± 2.2)分(P<0.05)。——2c 级证据

治疗 8 周后,氟哌噻吨美利曲辛组 NIHSS 评分为(5.97 ± 1.03)分,或许优于 SNRI 类抗抑郁药组(7.86 ± 1.16)分(P<0.05)。——2c 级证据

治疗 2~8 周后,氟哌噻吨美利曲辛组 NIHSS 评分与 SNRI 类抗抑郁药组相比,差异无统计学意义(Z=1.65,P=0.10)(I^2=70%,MD=-0.94,95% CI:-2.05~0.18)。——2a 级证据

(三)氟哌噻吨美利曲辛与乌灵胶囊

指标 1:临床疗效评价指标

治疗 4 周后,氟哌噻吨美利曲辛组治疗 PSD 的临床总有效率为 94.30%,或许优于乌灵胶囊组的 77.40%(P<0.05)。——2c 级证据

指标 2:抑郁状态评价指标

· HAMD-17

治疗 4 周后,氟哌噻吨美利曲辛组 HAMD-17 项评分为(15.56 ± 5.96)分,或许优于乌灵胶囊组(20.36 ± 5.56)分(P<0.05)。——2c 级证据

指标 3:神经功能缺损症状评价指标

· NIHSS

治疗 4 周后,氟哌噻吨美利曲辛组 NIHSS 评分为(15.65 ± 8.95)分,或许优于乌灵胶囊组(18.76 ± 8.52)分(P<0.05)。——2c 级证据

(四)氟哌噻吨美利曲辛与阿普唑仑片联合七叶神安片

指标:抑郁状态评价指标

· HAMD-17

治疗 4 周后,氟哌噻吨美利曲辛 HAMD-17 项评分可能优于阿普唑仑片联合七叶神安片(Z=2.74,P=0.006)(I^2=92%,MD=-10.24,95% CI:-17.57~-2.91)。——2a 级证据

(五)氟哌噻吨美利曲辛与谷维素

指标 1:抑郁状态评价指标

· HAMD-17

治疗 6 周后,氟哌噻吨美利曲辛组 HAMD-17 项评分为(7.55 ± 2.24)分,或许优于谷维

素组（20.35 ± 4.26）分（$P<0.001$）。——2c 级证据

指标 2：神经功能缺损症状评价指标

· NIHSS

治疗 6 周后，氟哌噻吨美利曲辛组 NIHSS 评分为（7.28 ± 3.62）分，或许优于谷维素组（14.65 ± 5.83）分（$P<0.05$）。——2c 级证据

（六）氟哌噻吨美利曲辛与常规治疗

指标 1：临床疗效评价指标

治疗 1 周后，氟哌噻吨美利曲辛组治疗 PSD 的临床总有效率为 82.86%，或许优于常规治疗组的 57.14%（$P<0.05$）。——2c 级证据

治疗 2 周后，氟哌噻吨美利曲辛组治疗 PSD 的临床总有效率为 94.29%，或许优于常规治疗组的 80%（$P<0.01$）。——2c 级证据

治疗 4 周后，氟哌噻吨美利曲辛治疗 PSD 临床疗效肯定优于常规治疗（Z=4.89，$P<0.000\,01$）（I^2=43%，RR=1.26，95% CI：1.15~1.38），两组平均临床总有效率分别为 90.20% 和 70.18%。——1a 级证据

治疗 6 周后，氟哌噻吨美利曲辛治疗 PSD 临床疗效与常规治疗相比，差异无统计学意义（Z=1.81，$P=0.07$）（I^2=89%，RR=1.59，95% CI：0.96~2.63），两组平均临床总有效率分别为 85.34% 和 56.03%。——2a 级证据

治疗 12 周后，氟哌噻吨美利曲辛治疗 PSD 的临床总有效率为 91.11%，或许优于常规治疗组的 66.67%（$P<0.05$）。——2c 级证据

治疗 1~12 周后，氟哌噻吨美利曲辛治疗 PSD 临床疗效可能优于常规治疗（Z=5.98，$P<0.000\,01$）（I^2=57%，RR=1.29，95% CI：1.19~1.41），两组平均临床总有效率分别为 89.01% 和 66.52%。——2a 级证据

指标 2：抑郁状态评价指标

· HAMD-17

治疗 1 周后，氟哌噻吨美利曲辛组 HAMD-17 项评分为（17.13 ± 4.18）分，或许优于神经内科常规治疗组（22.86 ± 4.45）分（$P<0.05$）。——2c 级证据

治疗 2 周后，氟哌噻吨美利曲辛组 HAMD-17 项评分与神经内科常规治疗组相比，差异无统计学意义（Z=1.77，$P=0.08$）（I^2=100%，MD=−293.46，95% CI：−618.23~31.32）。——2a 级证据

治疗 4 周后，氟哌噻吨美利曲辛组 HAMD-17 项评分可能优于神经内科常规治疗组（Z=3.52，$P=0.000\,4$）（I^2=100%，MD=−5.66，95% CI：−8.81~−2.51）。——2a 级证据

治疗 6 周后，氟哌噻吨美利曲辛组 HAMD-17 项评分可能优于神经内科常规治疗组（Z=3.90，$P<0.000\,1$）（I^2=98%，MD=−7.04，95% CI：−10.58~−3.50）。——2a 级证据

治疗 8 周后，氟哌噻吨美利曲辛组 HAMD-17 项评分可能优于神经内科常规治疗组（Z=3.97，$P<0.000\,1$）（I^2=98%，MD=−6.33，95% CI：−9.46~−3.20）。——2a 级证据

治疗 1~8 周后，氟哌噻吨美利曲辛组 HAMD-17 项评分或许优于神经内科常规治疗组（Z=4.41，P<0.001）（I^2=100%，MD=-63.53，95% CI：-91.78~-35.28）。——2c 级证据

· HAMD-24

治疗 1 周后，氟哌噻吨美利曲辛组 HAMD-24 项评分为（10.58 ± 1.26）分，或许优于神经内科常规治疗组（14.68 ± 2.04）分（P<0.05）。——2c 级证据

治疗 2 周后，氟哌噻吨美利曲辛组 HAMD-24 项评分与神经内科常规治疗组相比，差异无统计学意义（Z=1.52，P=0.13）（I^2=95%，MD=-4.78，95% CI：-10.95~1.40）。——2a 级证据

治疗 4 周后，氟哌噻吨美利曲辛组 HAMD-24 项评分可能优于神经内科常规治疗组（Z=5.47，P<0.000 01）（I^2=96%，MD=-7.06，95% CI：-9.59~-4.53）。——2a 级证据

治疗 6 周后，氟哌噻吨美利曲辛组 HAMD-24 项评分为（7.43 ± 3.39）分，或许优于神经内科常规治疗组（14.14 ± 4.26）分（P<0.05）。——2c 级证据

治疗 1~6 周后，氟哌噻吨美利曲辛组 HAMD-24 项评分或许优于神经内科常规治疗组（Z=7.18，P<0.000 01）（I^2=95%，MD=-6.15，95% CI：-7.83~-4.47）。——2b 级证据

· SDS

治疗 1 周后，氟哌噻吨美利曲辛组 SDS 评分为（44.46 ± 5.38）分，或许优于神经内科常规治疗组（53.58 ± 6.23）分（P<0.05）。——2c 级证据

治疗 2 周后，氟哌噻吨美利曲辛组 SDS 评分为（36.37 ± 7.07）分，或许优于神经内科常规治疗组（43.28 ± 7.15）分（P<0.05）。——2c 级证据

治疗 1~2 周后，氟哌噻吨美利曲辛组 SDS 评分或许优于神经内科常规治疗组（Z=8.59，P<0.000 01）（I^2=16%，MD=-8.50，95% CI：-10.45~-6.56）。——2b 级证据

指标 3：日常生活能力评价指标

· ADL

治疗 4 周后，氟哌噻吨美利曲辛组 ADL 评分可能优于神经内科常规治疗组（Z=4.58，P<0.000 01）（I^2=73%，MD=7.04，95% CI：4.03~10.05）。——2a 级证据

治疗 6 周后，氟哌噻吨美利曲辛组 ADL 评分为（48.69 ± 6.73）分，或许优于神经内科常规治疗组（29.89 ± 6.41）分（P<0.05）。——2c 级证据

治疗 8 周后，氟哌噻吨美利曲辛组 ADL 评分为（65.6 ± 4.1）分，或许优于神经内科常规治疗组（51.5 ± 4.4）分（P<0.05）。——2c 级证据

治疗结束后，氟哌噻吨美利曲辛组 ADL 评分或许优于神经内科常规治疗组（Z=4.12，P<0.000 1）（I^2=96%，MD=11.77，95% CI：6.17~17.37）。——2b 级证据

指标 4：神经功能缺损症状评价指标

· CSS

治疗 2 周后，氟哌噻吨美利曲辛组 CSS 评分为（27.6 ± 2.4）分，或许优于神经内科常规治疗组（28.5 ± 1.9）分（P<0.05）。——2c 级证据

治疗 4 周后，氟哌噻吨美利曲辛组 CSS 评分为（15.4 ± 0.8）分，或许优于神经内科常规治疗组（27.3 ± 1.5）分（P<0.05）。——2c 级证据

治疗 2~4 周后，氟哌噻吨美利曲辛组 CSS 评分与神经内科常规治疗组相比，差异无统计学意义（Z=1.16，*P*=0.24）（I^2=100%，MD=-6.41，95% CI：-17.19~4.37）。——2b 级证据

· NIHSS

治疗 4 周后，氟哌噻吨美利曲辛组 NIHSS 评分可能优于神经内科常规治疗组（Z=4.55，*P*<0.000 01）（I^2=95%，MD=-3.67，95% CI：-5.25~-2.09）。——2a 级证据

治疗 6 周后，氟哌噻吨美利曲辛组 NIHSS 评分为（13.31 ± 3.14）分，或许优于神经内科常规治疗组（16.31 ± 4.1）分（*P*<0.01）。——2c 级证据

治疗 8 周后，氟哌噻吨美利曲辛组 NIHSS 评分与神经内科常规治疗组相比，差异无统计学意义（Z=0.40，*P*=0.69）（I^2=99%，MD=1.03，95% CI：-4.07~6.14）。——2a 级证据

治疗 12 周后，氟哌噻吨美利曲辛组 NIHSS 评分为（5.15 ± 2.52）分，或许优于神经内科常规治疗组（2.64 ± 1.32）分（*P*<0.05）。——2c 级证据

治疗 4~12 周后，氟哌噻吨美利曲辛组 NIHSS 评分可能优于神经内科常规治疗组（Z=2.01，*P*=0.04）（I^2=98%，MD=-2.01，95% CI：-3.97~-0.05）。——2a 级证据

二、米氮平治疗方案

★推荐意见：

（1）与选择性 5-HT 再摄取抑制剂对比，疗程为 4 周则弱度建议米氮平试用于 PSD 的治疗；疗程为 6 周则米氮平与选择性 5-HT 再摄取抑制剂均可应用于 PSD 的治疗；疗程为 8 周则米氮平与选择性 5-HT 再摄取抑制剂均可试用于 PSD 的治疗。

（2）疗程为 6~8 周则米氮平与三环类抗抑郁药均可试用于 PSD 的治疗。

（3）与神经内科常规治疗对比，疗程为 8 周则弱度建议米氮平试用于 PSD 的治疗。

治疗原则：抗抑郁。

药物名称：派迪生、瑞美隆、华裕、米尔宁、米氮平片。

药物组成：米氮平（NaSSA）。

服用方法：根据病情严重程度给药，15~45mg，睡前服用。

疗程：4~12 周。

（一）米氮平与 SSRI 类抗抑郁药

指标 1：临床疗效评价指标

治疗 4 周后，米氮平组治疗 PSD 临床总有效率为 89.10%，或许优于 SSRI 类抗抑郁药组的 68.89%（*P*<0.05）。——2c 级证据

治疗 6 周后，米氮平组治疗 PSD 临床疗效与 SSRI 类抗抑郁药组相比，差异无统计学意义（Z=1.46，*P*=0.14）（I^2=0%，RR=1.07，95% CI：0.98~1.18），两组平均临床总有效率分别为 93.32% 和 74.04%。——1a 级证据

治疗 8 周后，米氮平组治疗 PSD 临床疗效与 SSRI 类抗抑郁药组相比，差异无统计学意义（Z=0.64，*P*=0.52）（I^2=94%，RR=1.21，95% CI：0.67~2.17），两组平均临床总有效率分别为

95.36% 和 80.76%。——2a 级证据

治疗 6~8 周后，米氮平组治疗 PSD 临床疗效可能优于 SSRI 类抗抑郁药组（Z=1.77，P=0.08）（I^2=76%，RR=1.14，95% CI：0.99~1.32），试验组与对照组平均临床总有效率分别为 91.76% 和 76.67%。——2a 级证据

指标 2：抑郁状态评价指标

· HAMD-17

治疗 1 周后，米氮平组 HAMD-17 项评分与 SSRI 类抗抑郁药组相比，差异无统计学意义（Z=0.14，P=0.89）（I^2=97%，MD=0.35，95% CI：-4.61~5.30）。——2a 级证据

治疗 2 周后，米氮平组 HAMD-17 项评分肯定优于 SSRI 类抗抑郁药组（Z=3.15，P=0.002）（I^2=33%，MD=-1.18，95% CI：-1.92~-0.45）。——1a 级证据

治疗 4 周后，米氮平组 HAMD-17 项评分可能优于 SSRI 类抗抑郁药组（Z=2.08，P=0.04）（I^2=76%，MD=-1.50，95% CI：-2.91~-0.08）。——2a 级证据

治疗 6 周后，米氮平组 HAMD-17 项评分与 SSRI 类抗抑郁药组相比，差异无统计学意义（Z=1.12，P=0.26）（I^2=87%，MD=-2.08，95% CI：-5.72~1.55）。——2a 级证据

治疗 8 周后，米氮平组 HAMD-17 项评分肯定优于 SSRI 类抗抑郁药组（Z=4.24，P<0.000 1）（I^2=0%，MD=-2.55，95% CI：-3.73~-1.37）。——1a 级证据

治疗 1~8 周后，米氮平组 HAMD-17 项评分可能优于 SSRI 类抗抑郁药组（Z=2.44，P=0.01）（I^2=88%，MD=-1.28，95% CI：-2.32~-0.25）。——2a 级证据

· SDS

治疗 1 周时，米氮平组 SDS 评分为（40.75 ± 13.46）分，或许优于 SSRI 类抗抑郁药组（48.47 ± 14.54）分（P<0.01）。——2c 级证据

治疗 2 周时，米氮平组 SDS 评分为（36.45 ± 15.81）分，或许优于 SSRI 类抗抑郁药组（53.58 ± 6.23）分（P<0.01）。——2c 级证据

治疗 4 周时，米氮平组 SDS 评分为（24.36 ± 13.9）分，或许优于 SSRI 类抗抑郁药组（27.47 ± 13.54）分（P<0.01）。——2c 级证据

治疗 8 周时，米氮平组 SDS 评分为（16.54 ± 13.11）分，或许优于 SSRI 类抗抑郁药组（17.87 ± 12.74）分（P<0.01）。——2c 级证据

治疗 1~8 周时，米氮平组 SDS 评分与 SSRI 类抗抑郁药组相比，差异无统计学意义（Z=0.22，P=0.83）（I^2=87%，MD=1.10，95% CI：-8.73~10.93）。——2a 级证据

指标 3：神经功能缺损症状评价指标

· NIHSS

治疗 2 周时，米氮平组 NIHSS 评分为（13.73 ± 2.12）分，或许优于 SSRI 类抗抑郁药组（13.86 ± 2.31）分（P<0.05）。——2c 级证据

治疗 4 周时，米氮平组 NIHSS 评分为（8.59 ± 4.11）分，或许优于 SSRI 类抗抑郁药组（10.61 ± 3.12 分）（P<0.05）。——2c 级证据

治疗 2~4 周时，米氮平组 NIHSS 评分与 SSRI 类抗抑郁药组相比，差异无统计学意义

（$Z=1.04$，$P=0.30$）（$I^2=78\%$，MD=−0.98，95% CI：−2.82~0.86）。——2a 级证据

（二）米氮平与三环类抗抑郁药

指标 1：临床疗效评价指标

治疗 6 周后，米氮平组治疗 PSD 临床疗效与三环类抗抑郁药组相比，差异无统计学意义（$Z=1.71$，$P=0.09$）（$I^2=84\%$，RR=1.15，95% CI：0.98~1.34），两组平均临床总有效率分别为 93.54% 和 79.92%。——1a 级证据

治疗 8 周后，米氮平治疗 PSD 临床疗效与三环类抗抑郁药组相比，差异无统计学意义，两组平均临床总有效率分别为 100.00% 和 96.77%（$P>0.05$）。——2c 级证据

治疗 6~8 周后，米氮平治疗 PSD 临床疗效与三环类抗抑郁药组相比，差异无统计学意义（$Z=1.73$，$P=0.08$）（$I^2=83\%$，RR=1.12，95% CI：0.99~1.27），两组平均临床总有效率分别为 94.20% 和 81.75%。——1a 级证据

指标 2：抑郁状态评价指标

· HAMD-17

治疗 1 周后，米氮平组 HAMD-17 项评分与三环类抗抑郁药组相比，差异无统计学意义（$Z=1.50$，$P=0.13$）（$I^2=89\%$，MD=−2.07，95% CI：−4.78~0.64）。——2a 级证据

治疗 2 周后，米氮平组 HAMD-17 项评分与三环类抗抑郁药组相比，差异无统计学意义（$Z=1.16$，$P=0.25$）（$I^2=98\%$，MD=−2.06，95% CI：−5.55~1.42）。——2a 级证据

治疗 4 周后，米氮平组 HAMD-17 项评分与三环类抗抑郁药组相比，差异无统计学意义（$Z=1.69$，$P=0.09$）（$I^2=98\%$，MD=−2.44，95% CI：−5.27~0.39）。——2a 级证据

治疗 6 周后，米氮平组 HAMD-17 项评分与三环类抗抑郁药组相比，差异无统计学意义（$Z=1.72$，$P=0.09$）（$I^2=100\%$，MD=−4.13，95% CI：−8.84~0.58）。——2a 级证据

治疗 8 周后，米氮平组 HAMD-17 项评分与三环类抗抑郁药组相比，差异无统计学意义（$Z=0.97$，$P=0.33$）（$I^2=100\%$，MD=−10.27，95% CI：−31.07~10.54）。——2a 级证据

治疗 1~8 周后，米氮平组 HAMD-17 项评分可能优于三环类抗抑郁药组（$Z=2.97$，$P=0.003$）（$I^2=99\%$，MD=−3.22，95% CI：−5.34~−1.10）。——2a 级证据

· SDS

治疗 1 周后，米氮平组 SDS 评分肯定优于三环类抗抑郁药组（$Z=13.02$，$P<0.000\ 01$）（$I^2=0\%$，MD=−6.30，95% CI：−7.25~−5.35）。——1a 级证据

治疗 2 周后，米氮平组 SDS 评分肯定优于三环类抗抑郁药组（$Z=4.89$，$P<0.000\ 01$）（$I^2=22\%$，MD=−6.68，95% CI：−9.36~−4.00）。——1a 级证据

治疗 4 周后，米氮平组 SDS 评分与三环类抗抑郁药组相比，差异无统计学意义（$Z=0.11$，$P=0.91$）（$I^2=0\%$，MD=−0.05，95% CI：−1.01~0.90）。——1a 级证据

治疗 6 周后，米氮平组 SDS 评分与三环类抗抑郁药组相比，差异无统计学意义（$Z=0.76$，$P=0.45$）（$I^2=0\%$，MD=−0.34，95% CI：−1.21~0.53）。——1a 级证据

治疗 8 周后，米氮平组 SDS 评分为（6.8 ± 1.76）分，或许优于三环类抗抑郁药组

（7.17±1.53）分（$P<0.05$）。——2c 级证据

治疗 1~8 周后，米氮平组 SDS 评分可能优于三环类抗抑郁药组（Z=2.30，$P=0.02$）（$I^2=96\%$，MD=-3.01，95% CI：-5.57~-0.45）。——2a 级证据

指标 3：日常生活能力评价指标

· ADL

治疗 2 周时，米氮平组 ADL 评分为（1.53±0.21）分，或许优于三环类抗抑郁药组（0.74±0.22）分（$P<0.01$）。——2c 级证据

治疗 4 周时，米氮平组 ADL 评分为（1.83±0.25）分，或许优于三环类抗抑郁药组（0.96±0.19）分（$P<0.01$）。——2c 级证据

治疗 6 周时，米氮平组 ADL 评分为（2.35±0.43）分，或许优于三环类抗抑郁药组（1.2±0.56）分（$P<0.01$）。——2c 级证据

治疗 8 周时，米氮平组 ADL 评分为（2.62±0.65）分，或许优于三环类抗抑郁药组（1.38±0.43）分（$P<0.01$）。——2c 级证据

治疗 2~8 周时，米氮平组 ADL 评分可能优于三环类抗抑郁药组（Z=2.30，$P=0.02$），（$I^2=96\%$，MD=-3.01，95% CI：-5.57，-0.45）。——2a 级证据

（三）米氮平与神经内科常规治疗

指标 1：临床疗效评价指标

治疗 8 周后，米氮平治疗 PSD 的临床总有效率为 96.15%，或许优于神经内科常规治疗组的 83.33%（$P<0.01$）。——2c 级证据

指标 2：抑郁状态评价指标

· HAMD-17

治疗 2 周后，米氮平组 HAMD-17 项评分为（20.3±5.2）分，或许优于神经内科常规治疗组（22.2±5.6）分（$P<0.01$）。——2c 级证据

治疗 4 周后，米氮平组 HAMD-17 项评分为（13.6±3.1）分，或许优于神经内科常规治疗组（22±3.3）分（$P<0.01$）。——2c 级证据

治疗 8 周后，米氮平组 HAMD-17 项评分与神经内科常规治疗组相比，差异无统计学意义（Z=0.99，$P=0.32$）（$I^2=97\%$，MD=-2.92，95% CI：-8.70~2.86）。——2a 级证据

治疗 12 周后，米氮平组 HAMD-17 项评分为（10.58±4.47）分，或许优于神经内科常规治疗组（16.43±5.54）分（$P<0.05$）。——2c 级证据

治疗 2~12 周后，米氮平组 HAMD-17 项评分可能优于神经内科常规治疗组（Z=2.55，$P=0.01$）（$I^2=96\%$，MD=-4.42，95% CI：-7.83~-1.02）。——2a 级证据

· HAMD-24

治疗 2 周后，米氮平组 HAMD-24 项评分为（23.0±7.0）分，或许优于神经内科常规治疗组（29.0±7.0）分（$P<0.01$）。——2b 级证据

治疗 4 周后，米氮平组 HAMD-24 项评分为（15.0±7.0）分，或许优于神经内科常规治

疗组（26.0 ± 7.0）分（$P<0.01$）。——2b 级证据

治疗 6 周后，米氮平组 HAMD-24 项评分为（6.0 ± 6.0）分，或许优于神经内科常规治疗组（23.0 ± 20.0）分（$P<0.01$）。——2b 级证据

治疗 8 周后，米氮平组 HAMD-24 项评分为（5.0 ± 5.0）分，或许优于神经内科常规治疗组（6.0 ± 6.0）分（$P<0.01$）。——2b 级证据

治疗 2~8 周后，米氮平组 HAMD-24 项评分可能优于神经内科常规治疗组（Z=2.79，P=0.000 5）（I^2=94%，MD=-8.39，95% CI：-14.27~-2.50）。——2a 级证据

指标 3：日常生活能力评价指标

· ADL

治疗 2 周后，米氮平组 ADL 评分为（58.3 ± 4.3）分，或许优于神经内科常规治疗组（55.6 ± 4.6）分（$P<0.01$）。——2b 级证据

治疗 4 周后，米氮平组 ADL 评分与神经内科常规治疗组相比，差异无统计学意义（Z=1.40，P=0.16）（I^2=98%，MD=7.21，95% CI：-2.89~17.30）。——2a 级证据

治疗 8 周后，米氮平组 ADL 评分与神经内科常规治疗组相比，差异无统计学意义（Z=0.00，P=1.00）（I^2=0%，MD=0.00，95% CI：-1.35~1.35）。——1a 级证据

治疗 12 周后，米氮平组 ADL 评分可能优于神经内科常规治疗组（Z=2.15，P=0.03）（I^2=91%，MD=9.25，95% CI：0.81~17.68）。——2a 级证据

治疗 2~12 周后，米氮平组 ADL 评分可能优于神经内科常规治疗组（Z=2.24，P=0.02）（I^2=96%，MD=5.09，95% CI：0.64~9.53）。——2a 级证据

指标 4：神经功能缺损症状评价指标

· CSS

治疗 2 周后，米氮平组 CSS 评分为（17.6 ± 5.2）分，或许优于神经内科常规治疗组（18.2 ± 5.6）分（$P<0.01$）。——2c 级证据

治疗 4 周时，米氮平组 CSS 评分与神经内科常规治疗组相比，差异无统计学意义（Z=1.57，P=0.12）（I^2=92%，MD=-2.04，95% CI：-4.58~0.51）。——2a 级证据

治疗 8 周后，米氮平组 CSS 评分为（11.7 ± 3.2）分，或许优于神经内科常规治疗组（14.1 ± 2.9）分（$P<0.01$）。——2c 级证据

治疗 12 周后，米氮平组 CSS 评分为（21.7 ± 1.6）分，或许优于神经内科常规治疗组（23.6 ± 1.5）分（$P<0.01$）。——2b 级证据

治疗 2~12 周后，米氮平组 CSS 评分可能优于神经内科常规治疗组（Z=4.02，$P<0.000\ 1$）（I^2=76%，MD=-1.85，95% CI：-2.75~-0.95）。——2a 级证据

三、SNRI 类抗抑郁药治疗方案

★推荐意见：

（1）疗程为 4 周则 SNRI 类抗抑郁药与三环类抗抑郁药均可应用于 PSD 的治疗；疗程为 6 周则 SNRI 类抗抑郁药与三环类抗抑郁药均可试用于 PSD 的治疗；与三环类抗抑郁药

对比，疗程为 8 周则强烈推荐 SNRI 类抗抑郁药应用于 PSD 的治疗；疗程为 12 周则弱度建议 SNRI 类抗抑郁药试用于 PSD 的治疗；

（2）疗程为 6 周则 SNRI 类抗抑郁药与 5-HT 再摄取抑制剂均可试用于 PSD 的治疗；与 5-HT 再摄取抑制剂对比，疗程为 8 周则强烈推荐 SNRI 类抗抑郁药可应用于 PSD 的治疗。

（3）疗程为 8 周则 SNRI 类抗抑郁药与神经内科常规治疗均可试用于 PSD 的治疗；与神经内科常规治疗对比，疗程为 12 周则弱度建议 SNRI 类抗抑郁药试用于 PSD 的治疗。

治疗原则：抗抑郁。

药物名称：怡诺斯 / 博乐欣、欣百达 / 奥思平度洛西汀。

药物组成：盐酸文拉法辛、盐酸度洛西汀。

服用方法：盐酸文拉法辛初始剂量为 75mg，每日 1 次，可逐渐增至 225mg，每日 1 次；盐酸度洛西汀 65mg，每日 1 次。

疗程：4 周 ~6 个月。

（一）SNRI 类抗抑郁药与三环类抗抑郁药

指标 1：临床疗效评价指标

治疗 4 周后，SNRI 类抗抑郁药治疗 PSD 临床疗效与三环类抗抑郁药相比，差异无统计学意义（Z=1.37，P=0.17）（I^2=0%，RR=1.06，95% CI：0.97~1.15），两组平均临床总有效率分别为 94.44% 和 88.57%。——1a 级证据

治疗 6 周后，SNRI 类抗抑郁药治疗 PSD 临床疗效与三环类抗抑郁药相比，差异无统计学意义（Z=1.34，P=0.18）（I^2=88%，RR=1.14，95% CI：0.94~1.38），两组平均临床总有效率分别为 95.73% 和 81.41%。——2a 级证据

治疗 8 周后，SNRI 类抗抑郁药治疗 PSD 临床疗效肯定优于三环类抗抑郁药（Z=2.95，P=0.003）（I^2=0%，RR=1.13，95% CI：1.04~1.22），两组平均临床总有效率分别为 90.31% 和 79.70%。——1a 级证据

治疗 12 周后，SNRI 类抗抑郁药组治疗 PSD 的临床总有效率为 95.71%，或许优于三环类抗抑郁药组的 82.86%（P<0.05）。——2c 级证据

治疗 4~12 周后，SNRI 类抗抑郁药治疗 PSD 临床疗效可能优于三环类抗抑郁药（Z=3.44，P=0.02）（I^2=51%，RR=1.11，95% CI：1.05~1.18），两组平均临床总有效率分别为 93.43% 和 81.95%。——2a 级证据

指标 2：抑郁状态评价指标

- HAMD-17

治疗 1 周后，SNRI 类抗抑郁药组 HAMD-17 项评分为（19.8 ± 5.3）分，或许优于三环类抗抑郁药组（24.1 ± 5.9）分（P<0.05）。——2c 级证据

治疗 2 周后，SNRI 类抗抑郁药组 HAMD-17 项评分可能优于三环类抗抑郁药组（Z=5.50，P<0.000 01）（I^2=70%，MD=-3.58，95% CI：-4.86~-2.31）。——2a 级证据

治疗 4 周后，SNRI 类抗抑郁药组 HAMD-17 项评分可能优于三环类抗抑郁药组（Z=2.86，P=0.004）（I^2=88%，MD=-2.13，95% CI：-3.58~-0.67）。——2a 级证据

治疗 6 周后，SNRI 类抗抑郁药组 HAMD-17 项评分可能优于三环类抗抑郁药组（Z=3.03，P=0.002）（I^2=88%，MD=-2.98，95% CI：-4.90~-1.05）。——2a 级证据

治疗 8 周后，SNRI 类抗抑郁药组 HAMD-17 项评分与三环类抗抑郁药组相比，差异无统计学意义（Z=1.33，P=0.18）（I^2=90%，MD=-1.11，95% CI：-2.75~0.53）。——2a 级证据

治疗 12 周后，SNRI 类抗抑郁药组 HAMD-17 项评分可能优于三环类抗抑郁药组（Z=2.02，P=0.04）（I^2=95%，MD=-4.44，95% CI：-8.75~-0.13）。——2a 级证据

治疗 1~12 周后，SNRI 类抗抑郁药组 HAMD-17 项评分可能优于三环类抗抑郁药组（Z=5.60，P<0.000 01）（I^2=93%，MD=-2.62，95% CI：-3.53~-1.70）。——2a 级证据

· SDS

治疗 1 周后，SNRI 类抗抑郁药组 SDS 评分为（40.2 ± 11.9）分，或许优于三环类抗抑郁药组（46.7 ± 13.3）分（P<0.05）。——2c 级证据

治疗 3 周后，SNRI 类抗抑郁药组 SDS 评分为（33.2 ± 10.4）分，或许优于三环类抗抑郁药组（38.6 ± 10.9）分（P<0.01）。——2c 级证据

治疗 6 周后，SNRI 类抗抑郁药组 SDS 评分（21.9 ± 8.5）分，或许优于三环类抗抑郁药组（27.4 ± 15.5）分（P<0.01）。——2c 级证据

治疗 8 周后，SNRI 类抗抑郁药组 SDS 评分为（17.9 ± 11.4）分，或许优于三环类抗抑郁药组（20.5 ± 9.7）分（P<0.01）。——2c 级证据

治疗 1~8 周后，SNRI 类抗抑郁药组 SDS 评分可能优于三环类抗抑郁药组（Z=3.21，P=0.001）（I^2=0%，MD=-4.83，95% CI：-7.78~-1.88）。——2a 级证据

指标 3：日常生活能力评价指标

· ADL

治疗 12 周后，SNRI 类抗抑郁药组 ADL 评分为（81.13 ± 8.01）分，或许优于三环类抗抑郁药组（62.31 ± 6.84）分（P<0.05）。——2b 级证据

· NFD

治疗 8 周后，SNRI 类抗抑郁药组 NFD 评分为（13.1 ± 3.1）分，可能优于三环类抗抑郁药组（16.8 ± 3.4）分（P<0.01）。——2a 级证据

（二）SNRI 与 SSRI 类抗抑郁药

指标 1：临床疗效评价指标

治疗 6 周后，SNRI 类抗抑郁药治疗 PSD 临床疗效与 SSRI 类抗抑郁药比较，差异无统计学意义（Z=0.65，P=0.51）（I^2=88%，RR=1.02，95% CI：0.95~1.10），两组平均临床总有效率分别为 100.00% 和 96.15%。——2a 级证据

治疗 8 周后，SNRI 类抗抑郁药治疗 PSD 临床疗效肯定优于 SSRI 类抗抑郁药（Z=2.59，P=0.01）（I^2=0%，RR=1.09，95% CI：1.02~1.16），两组平均临床总有效率分别为 93.21% 和

85.07%。——1a 级证据

治疗 6~8 周后，SNRI 类抗抑郁药治疗 PSD 临床疗效肯定优于 SSRI 类抗抑郁药（$Z=2.33$, $P=0.02$）（$I^2=0\%$, RR=1.06, 95% CI: 1.01~1.11），两组平均临床总有效率分别为 94.53% 和 87.55%。——1a 级证据

指标 2：抑郁状态评价指标

· HAMD-17

治疗 1 周后，SNRI 类抗抑郁药组 HAMD-17 项评分肯定优于 SSRI 类抗抑郁药组（$Z=5.79$, $P<0.000\ 01$）（$I^2=0\%$, MD=−6.65, 95% CI: −8.91~−4.40）。——1a 级证据

治疗 2 周后，SNRI 类抗抑郁药组 HAMD-17 项评分可能优于 SSRI 类抗抑郁药组（$Z=2.79$, $P=0.005$）（$I^2=93\%$, MD=−4.38, 95% CI: −7.46~−1.30）。——2a 级证据

治疗 4 周后，SNRI 类抗抑郁药组 HAMD-17 项评分可能优于 SSRI 类抗抑郁药组（$Z=2.42$, $P=0.02$）（$I^2=89\%$, MD=−2.69, 95% CI: −4.88~−0.51）。——2a 级证据

治疗 6 周后，SNRI 类抗抑郁药组 HAMD-17 项评分与 SSRI 类抗抑郁药组比较，差异无统计学意义（$Z=1.85$, $P=0.06$）（$I^2=56\%$, MD=−1.28, 95% CI: −2.64~0.08）。——2a 级证据

治疗 8 周后，SNRI 类抗抑郁药组 HAMD-17 项评分与 SSRI 类抗抑郁药组比较，差异无统计学意义（$Z=1.28$, $P=0.20$）（$I^2=83\%$, MD=−1.13, 95% CI: −2.87~0.60）。——2a 级证据

治疗 1~8 周后，SNRI 类抗抑郁药组 HAMD-17 项评分可能优于 SSRI 类抗抑郁药组（$Z=4.93$, $P<0.000\ 01$）（$I^2=88\%$, MD=−2.75, 95% CI: −3.85~−1.66）。——2a 级证据

指标 3：日常生活能力评价指标

· BI

治疗 2 周后，SNRI 类抗抑郁药组 BI 评分为（45 ± 11.92）分，与 SSRI 类抗抑郁药组（44 ± 13.72）分比较，差异无统计学意义（$P>0.05$）。——2c 级证据

治疗 4 周后，SNRI 类抗抑郁药组 BI 评分为（53 ± 15.37）分，与 SSRI 类抗抑郁药组（51 ± 18.75）分比较，差异无统计学意义（$P>0.05$）。——2c 级证据

治疗 6 周后，SNRI 类抗抑郁药组 BI 评分为（66 ± 19.68）分，或许优于 SSRI 类抗抑郁药组（56 ± 20.22）分（$P<0.01$）。——2c 级证据

治疗 2~6 周后，SNRI 类抗抑郁药组 BI 评分与 SSRI 类抗抑郁药组比较，差异无统计学意义（$Z=1.30$, $P=0.19$）（$I^2=11\%$, MD=3.30, 95% CI: −1.67~8.27）。——2a 级证据

指标 4：神经功能缺损症状评价指标

· NIHSS

治疗 2 周后，SNRI 类抗抑郁药组 NIHSS 评分为（11 ± 5.85）分，或许优于 SSRI 类抗抑郁药组（13 ± 3.72）分（$P<0.01$）。——2c 级证据

治疗 4 周后，SNRI 类抗抑郁药组 NIHSS 评分为（8 ± 4.37）分，或许优于 SSRI 类抗抑郁药组（11 ± 3.71）分（$P<0.01$）。——2c 级证据

治疗 6 周后，SNRI 类抗抑郁药组 NIHSS 评分为（7 ± 3.68）分，或许优于 SSRI 类抗抑郁药组（10 ± 4.22）分（$P<0.01$）。——2c 级证据

治疗结束后，SNRI 类抗抑郁药组 NIHSS 评分可能优于 SSRI 类抗抑郁药组（Z=4.34，*P*<0.000 1）（I^2=0%，MD=-2.75，95% CI：-3.99~-1.51）。——2a 级证据

（三）SNRI 类抗抑郁药与神经内科常规治疗

指标 1：临床疗效评价指标

治疗 8 周后，SNRI 类抗抑郁药治疗 PSD 临床疗效与神经内科常规治疗比较，差异无统计学差异（Z=1.63，*P*=0.10）（I^2=75%，RR=1.23，95% CI：0.96~1.58），两组平均临床总有效率分别为 86.96% 和 71.01%。——2a 级证据

治疗 12 周后，SNRI 类抗抑郁药组临床疗效有效率 87.50%，或许优于对照组有效率的 60.00%（*P*<0.01）。——2c 级证据

治疗 8~12 周后，SNRI 类抗抑郁药治疗 PSD 临床疗效可能优于神经内科常规治疗（Z=2.13，*P*=0.03）（I^2=74%，RR=1.27，95% CI：1.02~1.59），两组平均临床总有效率分别为 87.08% 和 68.54%。——2a 级证据

指标 2：抑郁状态评价指标

· HAMD-17

治疗 2 周后，SNRI 类抗抑郁药组 HAMD-17 项评分与神经内科治疗组比较，差异无统计学差异（Z=0.98，*P*=0.33）（I^2=77%，MD=-1.08，95% CI：-3.23~1.08）。——2a 级证据

治疗 4 周后，SNRI 类抗抑郁药组 HAMD-17 项评分可能优于神经内科治疗组（Z=3.30，*P*=0.001）（I^2=93%，MD=-3.89，95% CI：-6.21~-1.58）。——2a 级证据

治疗 6 周后，SNRI 类抗抑郁药组 HAMD-17 项评分与神经内科治疗组比较，差异无统计学差异（Z=0.09，*P*=0.93）（I^2=0%，0.08，95% CI：-1.65~1.81）。——1a 级证据

治疗 8 周后，SNRI 类抗抑郁药组 HAMD-17 项评分可能优于神经内科治疗组（Z=3.60，*P*=0.000 3）（I^2=95%，MD=-5.18，95% CI：-8.00~-2.36）。——2a 级证据

治疗 12 周后，SNRI 类抗抑郁药组 HAMD-17 项评分与神经内科治疗组比较，差异无统计学差异（Z=0.42，*P*=0.67）（I^2=99%，MD=4.15，95% CI：-15.16~23.45）。——2a 级证据

治疗 6 个月后，SNRI 类抗抑郁药组 HAMD-17 项评分为（11.4 ± 2.7）分，或许优于神经内科常规治疗组（16.4 ± 1.7）分（*P*<0.01）。——2c 级证据

治疗 2 周 ~6 个月后，SNRI 类抗抑郁药组 HAMD-17 项评分可能优于神经内科治疗组（Z=2.77，*P*=0.006）（I^2=97%，MD=-2.88，95% CI：-4.91~-0.84）。——2a 级证据

· HAMD-21

治疗 4 周后，SNRI 类抗抑郁药组 HAMD-21 项评分为（15.32 ± 1.43）分，或许优于神经内科常规治疗组（18.71 ± 1.58）分（*P*<0.01）。——2c 级证据

治疗 8 周后，SNRI 类抗抑郁药组 HAMD-21 项评分为（9.76 ± 1.52）分，或许优于神经内科常规治疗组（16.37 ± 1.39）分（*P*<0.01）。——2c 级证据

治疗 12 周后，SNRI 类抗抑郁药组 HAMD-21 项评分为（6.21 ± 1.47）分，或许优于神经内科常规治疗组（15.26 ± 1.34）分（*P*<0.01）。——2c 级证据

治疗 4~12 周后，SNRI 类抗抑郁药组 HAMD-21 项评分可能优于神经内科常规治疗组（Z=3.89，*P*=0.000 1）（I^2=98%，MD=-6.35，95% CI：-9.55~-3.15）。——2a 级证据

指标 3：日常生活能力评价指标

· ADL

治疗 4 周后，SNRI 类抗抑郁药组 ADL 评分可能优于神经内科常规治疗组（Z=3.39，*P*=0.000 7）（I^2=85%，MD=8.46，95% CI：3.58~13.35）。——2a 级证据

治疗 8 周后，SNRI 类抗抑郁药组 ADL 评分可能优于神经内科常规治疗组（Z=2.20，*P*=0.03）（I^2=97%，MD=17.19，95% CI：1.90~32.48）。——2a 级证据

治疗 12 周后，SNRI 类抗抑郁药组 ADL 评分与神经内科常规治疗组比较，差异无统计学意义（Z=0.08，*P*=0.93）（I^2=98%，MD=1.31，95% CI：-29.68~32.29）。——2a 级证据

治疗 4~12 周后，SNRI 类抗抑郁药组 ADL 评分可能优于神经内科常规治疗组（Z=2.75，*P*=0.006）（I^2=97%，MD=9.19，95% CI：2.64~15.74）。——2a 级证据

指标 4：神经功能缺损症状评价指标

· CSS

治疗 4 周后，SNRI 类抗抑郁药组 CSS 评分为（15.4 ± 2.3）分，或许优于神经内科常规治疗组（66.6 ± 10.2）分（*P*<0.01）。——2c 级证据

治疗 12 周后，SNRI 类抗抑郁药组 CSS 评分为（12.3 ± 2.3）分，或许优于神经内科常规治疗组（69.3 ± 8.2）分（*P*<0.01）。——2c 级证据

治疗 6 个月后，SNRI 类抗抑郁药组 CSS 评分为（10.4 ± 2.5）分，或许优于神经内科常规治疗组（70.4 ± 10.5）分（*P*<0.01）。——2c 级证据

治疗 4 周 ~6 个月后，SNRI 类抗抑郁药组 CSS 评分可能优于神经内科常规治疗组（Z=23.11，*P*<0.000 01）（I^2=82%，MD=-56.07，95% CI：-60.83~-51.32）。——2a 级证据

· NIHSS

治疗 4 周后，SNRI 类抗抑郁药组 NIHSS 评分为（9.65 ± 2.37）分，或许优于神经内科常规治疗组（11.58 ± 2.45）分（*P*<0.01）。——2c 级证据

治疗 8 周后，SNRI 类抗抑郁药组 NIHSS 评分与神经内科常规治疗组比较，差异无统计学意义（Z=1.76，*P*=0.08）（I^2=53%，MD=-2.39，95% CI：-5.05~0.27）。——2a 级证据

治疗 12 周后，SNRI 类抗抑郁药组 NIHSS 评分与神经内科常规治疗组比较，差异无统计学意义（Z=0.31，*P*=0.75）（I^2=98%，MD=0.88，95% CI：-4.60~6.35）。——2a 级证据

治疗 6 个月后，SNRI 类抗抑郁药组 NIHSS 评分与神经内科常规治疗组比较，差异无统计学意义（Z=0.67，*P*=0.5）（I^2=95%，MD=-0.77，95% CI：-3.05~1.50）。——2a 级证据

四、三环类和四环类抗抑郁药治疗方案

★推荐意见：

（1）疗程为 4 周或 8 周则盐酸阿米替林和盐酸米安舍林均可试用于 PSD 治疗。

（2）与神经内科治疗相比，疗程为 4 周、8 周或 6 个月则弱度建议盐酸米安舍林试用于

PSD 治疗。

治疗原则：抗抑郁。

药物名称：盐酸阿米替林（依拉维、氨三环庚素）、路滴美（麦普替林）、米安舍林（甲苯比卓、咪色林、米噻林、脱尔烦）。

药物组成：盐酸阿米替林、麦普替林、盐酸米安舍林。

服用方法：盐酸阿米替林每日 3 次，每次 12.5~25mg；麦普替林每日 75~250mg；盐酸米安舍林每日 30~90mg。

疗程：2 周 ~6 个月。

（一）四环类抗抑郁药与三环类抗抑郁药

指标 1：临床疗效评价指标

治疗 4 周后，盐酸米安舍林组临床疗效有效率 100%，与盐酸阿米替林组有效率 96.67% 比较，差异无统计学意义（$P>0.05$）。——2b 级证据

治疗 8 周后，盐酸米安舍林组临床疗效有效率 86.00%，与盐酸阿米替林组有效率 78.00% 比较，差异无统计学意义（$P>0.05$）。——2b 级证据

治疗 4~8 周后，盐酸米安舍林组平均临床疗效有效率 91.46%，与盐酸阿米替林组有效率 85% 比较，差异无统计学意义（Z=1.13，$P=0.26$）（$I^2=0\%$，RR=1.05，95% CI：0.97~ 1.14）。——2a 级证据

指标 2：抑郁状态评价指标

· HAMD-17

治疗 2 周后，盐酸米安舍林组 HAMD-17 项评分肯定优于盐酸阿米替林组（Z=8.24，$P<0.000\ 01$）（$I^2=0\%$，MD=-6.33，95% CI：-7.84~-4.82）。——1a 级证据

治疗 4 周后，盐酸米安舍林组 HAMD-17 项评分与盐酸阿米替林组比较，差异无统计学意义（Z=0.21，$P=0.83$）（$I^2=100\%$，MD=-2.82，95% CI：-28.64~23.01）。——2a 级证据

治疗 6 周后，盐酸米安舍林组 HAMD-17 项评分为（11.35 ± 4.83）分，与盐酸阿米替林组（13.6 ± 5.86）分比较，差异无统计学意义（$P>0.05$）。——2b 级证据

治疗 8 周后，盐酸米安舍林组 HAMD-17 项评分为（10.62 ± 3.13）分，与盐酸阿米替林组（11.51 ± 4.23）分比较，差异无统计学意义（$P>0.05$）。——2b 级证据

治疗 2~8 周后，盐酸米安舍林组 HAMD-17 项评分与盐酸阿米替林组比较，差异无统计学意义（Z=0.82，$P=0.41$）（$I^2=99\%$，MD=-2.7，95% CI：-9.40~3.85）。——2a 级证据

指标 3：日常生活能力评价指标

· ADL

治疗 2 周后，盐酸米安舍林组 ADL 评分为（1.53 ± 0.21）分，或许优于盐酸阿米替林组（0.74 ± 0.22）分（$P<0.01$）。——2b 级证据

治疗 4 周后，盐酸米安舍林组 ADL 评分为（1.83 ± 0.25）分，或许优于盐酸阿米替林组（0.96 ± 0.19）分（$P<0.01$）。——2b 级证据

治疗 6 周后，盐酸米安舍林组 ADL 评分为（2.35 ± 0.43）分，或许优于盐酸阿米替林组（1.2 ± 0.56）分（$P<0.01$）。——2b 级证据

治疗 8 周后，盐酸米安舍林组 ADL 评分为（2.62 ± 0.65）分，或许优于盐酸阿米替林组（1.38 ± 0.43）分（$P<0.01$）。——2b 级证据

治疗 2~8 周后，盐酸米安舍林组 ADL 评分或许优于盐酸阿米替林组（Z=11.19，$P<0.000\ 1$）（$I^2=87\%$，MD=0.99，95% CI：0.81~1.16）。——2a 级证据

（二）三环类和四环类抗抑郁药与神经内科常规治疗

指标 1：临床疗效评价指标

治疗 4 周后，三环类和四环类抗抑郁药组临床疗效有效率 100%，或许优于对照组有效率 90.00%（$P<0.01$）。——2c 级证据

治疗 8 周后，三环类和四环类抗抑郁药组临床疗效有效率 82.05%，或许优于对照组有效率 57.89%（$P<0.05$）。——2c 级证据

治疗 6 个月后，三环类和四环类抗抑郁药组临床疗效有效率 90.00%，或许优于对照组有效率 80.00%（$P<0.01$）。——2c 级证据

治疗 4 周 ~6 个月后，三环类和四环类抗抑郁药组平均临床疗效有效率 88.76%，可能优于对照组有效率 72.73%（Z=2.07，$P=0.04$）（$I^2=26\%$，RR=1.17，95% CI：1.01~1.35）。——2a 级证据

指标 2：抑郁状态评价指标

- HAMD-17

治疗 2 周后，盐酸米安舍林组 HAMD-17 项评分为（14.9 ± 9.12）分，与盐酸阿米替林组（13.12 ± 8.7）分比较，差异无统计学意义（$P>0.05$）。——2c 级证据

治疗 4 周后，盐酸米安舍林组 HAMD-17 项评分肯定优于盐酸阿米替林组（Z=4.08，$P<0.000\ 1$）（$I^2=5\%$，MD=−2.74，95% CI：−4.06~−1.43）。——1a 级证据

治疗 8 周后，盐酸米安舍林组 HAMD-17 项评分为（10.2 ± 0.9）分，或许优于盐酸阿米替林组（13.6 ± 1.2）分（$P<0.05$）。——2c 级证据

治疗 6 个月后，盐酸米安舍林组 HAMD-17 项评分可能优于盐酸阿米替林组（Z=2.30，$P=0.02$）（$I^2=84\%$，MD=−4.67，95% CI：−8.66~−0.68）。——2a 级证据

治疗 2 周 ~6 个月后，盐酸米安舍林组 HAMD-17 项评分可能优于盐酸阿米替林组（Z=7.65，$P<0.000\ 01$）（$I^2=58\%$，MD=−3.16，95% CI：−3.97~−2.35）。——2a 级证据

指标 3：神经功能缺损症状评价指标

- NIHSS

治疗 6 个月后，盐酸米安舍林组 NIHSS 项评分为（9.86 ± 7.38）分，或许优于盐酸阿米替林组（15.56 ± 8.67）分（$P<0.05$）。——2c 级证据

五、瑞波西汀治疗方案

★推荐意见：

与安慰剂对比，疗程为4周、8周或16周则弱度建议瑞波西汀试用于PSD的治疗。

治疗原则：抗抑郁。

药物名称：佐乐辛。

药物组成：甲磺酸瑞波西汀（NE再摄取抑制剂类抗抑郁药）。

服用方法：4mg，每日2次。

疗程：4~16周。

瑞波西汀与安慰剂治疗

指标：抑郁状态评价指标

· HAMD-17

治疗4周后，瑞波西汀组HAMD-17项评分为（14.66 ± 1.49）分，或许优于安慰剂组（23.87 ± 1.41）分（$P<0.01$）。——2c级证据

治疗8周后，瑞波西汀组HAMD-17项评分为（11.8 ± 2）分，或许优于安慰剂组（23.87 ± 2.06）分（$P<0.01$）。——2c级证据

治疗16周后，瑞波西汀组HAMD-17项评分为（9.26 ± 2.15）分，或许优于安慰剂组（22.73 ± 2.4）分（$P<0.01$）。——2c级证据

治疗4~16周后，瑞波西汀组HAMD-17项评分可能优于安慰剂组（Z=8.67，$P<0.000\,01$）（$I^2=97\%$，MD=-11.56，95% CI：-14.17~-8.95）。——2a级证据

六、曲唑酮治疗方案

★推荐意见：

疗程为8周SSRI类抗抑郁药和曲唑酮均可试用于PSD的治疗。

治疗原则：抗抑郁。

药物名称：美时玉（盐酸曲唑酮片）。

药物组成：盐酸曲唑酮（5-HT拮抗剂/再摄取抑制剂）。

服用方法：50~250mg，每日2次。

疗程：2~8周。

曲唑酮与SSRI类抗抑郁药

指标1：临床疗效评价指标

治疗8周后，曲唑酮组临床疗效有效率93.75%，与对照组有效率96.21%比较，差异无统计学意义（$P>0.05$）。——2c级证据。

指标 2:抑郁状态评价指标

- HAMD-24

治疗 2 周后,曲唑酮组 HAMD-24 项评分为(19.27 ± 5.16)分,或许优于 SSRI 类抗抑郁药组(16.22 ± 4.35)分($P<0.05$)。——2c 级证据

治疗 4 周后,曲唑酮组 HAMD-24 项评分为(10.72 ± 5.37)分,或许优于 SSRI 类抗抑郁药组(10.12 ± 4.35)分($P<0.05$)。——2c 级证据

治疗 6 周后,曲唑酮组 HAMD-24 项评分为(7.51 ± 4.28)分,或许优于 SSRI 类抗抑郁药组(7.36 ± 3.41)分($P<0.05$)。——2c 级证据

治疗 8 周后,曲唑酮组 HAMD-24 项评分为(6.41 ± 2.15)分,或许优于 SSRI 类抗抑郁药组(6.23 ± 2.05)分($P<0.05$)。——2c 级证据

治疗 2~8 周后,曲唑酮组 HAMD-24 项评分可能优于 SSRI 类抗抑郁药组(Z=1.25,P=0.21)(I^2=37%,MD=0.74,95% CI:-0.42~1.90)。——2a 级证据

第四章　西药抗抑郁药联合其他疗法

第一节　西药抗抑郁药联合康复疗法

多项研究发现，西药抗抑郁药联合其他干预措施对于PSD患者的症状改善有积极作用，其中以康复疗法、心理干预疗法、物理疗法[如高压氧疗法、重复经颅磁刺激（rTMS）、脑生物反馈治疗仪]与西药抗抑郁药联用或多种西药联用最为常见。

康复疗法以运动功能训练、神经功能训练、言语治疗及作业疗法为主。PSD的主要临床症状为快感缺失，严重者会出现自杀倾向，为患者本人及其家庭带来沉重负担，是一种基于脑卒中后的继发性疾病。脑卒中患者出现运功、言语、神经功能障碍后，会迅速产生社会交往困难的孤立感、负罪感，使患者更容易产生抑郁心理。由于抑郁情绪的存在，患者无法积极配合康复治疗和护理，又进一步影响患者身体功能的恢复。因此，PSD患者的身体功能康复尤为重要。

本章节选取西药抗抑郁药物与康复疗法为主要治疗方法，对比不同种类西药抗抑郁药物、康复疗法、神经内科治疗以及常规疗法，从临床疗效及症状评分角度评价康复疗法联合西药抗抑郁药物治疗PSD的临床优势，并制订合理的治疗方案，供临床参考选用。

一、盐酸氟西汀联合康复疗法治疗方案

★推荐意见：

（1）与康复疗法对比，疗程为3周则强烈推荐盐酸氟西汀联合康复疗法应用于PSD治疗。

（2）与神经内科治疗对比，疗程为8周则弱度建议盐酸氟西汀联合康复疗法试用于PSD治疗。

治疗原则：抗抑郁。

药物名称：百忧解、百优解。

药物组成：盐酸氟西汀。

服用方法：20mg，每日1次。

操作方法：运动功能与神经功能、语言交流，视觉交流、神经肌肉促通技术或作业疗法，每周5次，每次30分钟。

疗程：3~8周。

(一)盐酸氟西汀联合康复疗法与康复疗法

指标 1:临床疗效评价指标

治疗 3 周后,盐酸氟西汀联合康复疗法可能优于康复疗法,临床有效率分别为 75.0%和 35.0%($P<0.05$)。——2a 级证据

指标 2:抑郁状态评价指标

· HAMD-17

治疗 3 周后,盐酸氟西汀联合康复组 HAMD-17 项评分为(12.00 ± 7.53)分,可能优于单纯康复组(18.65 ± 6.23)分($P<0.05$)。——2a 级证据

治疗 8 周后,盐酸氟西汀联合康复组 HAMD-17 项评分为(7.25 ± 5.21)分,或许优于单纯康复组(14.62 ± 6.13)分($P<0.05$)。——2c 级证据

治疗 3~8 周后,盐酸氟西汀联合康复组 HAMD-17 项评分肯定优于单纯康复组($Z=6.25$, $P<0.000\ 01$)($I^2=0\%$, MD=-7.08, 95% CI:-9.30~-4.86)。——1a 级证据

指标 3:日常生活能力评价指标

· ADL

治疗 8 周后,盐酸氟西汀联合康复组 ADL 评分为(78.26 ± 6.30)分,可能优于单纯康复组(55.26 ± 6.32)分($P<0.01$)。——2a 级证据

(二)盐酸氟西汀联合康复疗法与神经内科治疗

指标 1:抑郁状态评价指标

· HAMD-17

治疗 8 周后,盐酸氟西汀联合康复组 HAMD-17 项评分为(10.56 ± 6.28)分,或许优于神经内科治疗组(17.68 ± 6.53)分($P<0.01$)。——2c 级证据

指标 2:神经功能缺损症状评价指标

· NIHSS

治疗 8 周后,盐酸氟西汀联合康复组 NIHSS 评分为(10.57 ± 7.98)分,或许优于单纯康复组(16.69 ± 8.35)分($P<0.01$)。——2c 级证据

二、盐酸帕罗西汀联合康复疗法治疗方案

★推荐意见:

与盐酸帕罗西汀相比,疗程为 12 周则弱度建议盐酸帕罗西汀联合康复疗法治疗试用于 PSD 治疗。

治疗原则:抗抑郁。

药物名称:赛乐特、乐友、舒坦罗。

药物组成:盐酸帕罗西汀(SSRI)。

服用方法:20mg,每日 1 次。

操作方法:神经康复治疗,每周 3~5 次,每次 30~50 分钟。

疗程:4~12 周。

盐酸帕罗西汀联合康复疗法与盐酸帕罗西汀

指标 1:临床疗效评价指标

治疗 12 周后,盐酸帕罗西汀联合康复疗法治疗 PSD 临床疗效或许优于盐酸帕罗西汀,临床有效率分别为 91.1% 和 75.6%($P<0.05$)。——2c 级证据

指标 2:抑郁状态评价指标

· HAMD-17

治疗 12 周后,盐酸帕罗西汀联合康复组 HAMD-17 项评分肯定优于盐酸帕罗西汀组($Z=5.88$, $P=0.000\ 01$)($I^2=41\%$, MD=-3.69, 95% CI: -4.92~-2.46)。——1a 级证据

指标 3:日常生活能力评价指标

· BI

治疗 12 周后,盐酸帕罗西汀联合康复组 BI 评分为(54.12 ± 6.38)分,或许优于盐酸帕罗西汀组(41.85 ± 5.27)分($P<0.05$)。——2c 级证据

· FMA

治疗 12 周后,盐酸帕罗西汀联合康复组 FMA 评分为(54.19 ± 5.69)分,或许优于盐酸帕罗西汀组(42.50 ± 5.12)分($P<0.05$)。——2c 级证据

指标 4:神经功能缺损症状评价指标

· NIHSS

治疗 4 周后,盐酸帕罗西汀联合康复组 NIHSS 评分为(9.12 ± 2.64)分,或许优于盐酸帕罗西汀组(13.25 ± 2.85)分($P<0.05$)。——2c 级证据

治疗 12 周后,盐酸帕罗西汀联合康复组 NIHSS 评分为(4.68 ± 1.39)分,或许优于盐酸帕罗西汀组(5.21 ± 1.55)分($P<0.05$)。——2c 级证据

治疗 4~12 周后,盐酸帕罗西汀联合康复组 NIHSS 评分与盐酸帕罗西汀组相比无明显统计学意义($Z=1.28$, $P=0.20$)($I^2=95\%$, MD=-2.30, 95% CI: -5.83~-1.23)。——2a 级证据

三、艾司西酞普兰联合康复疗法治疗方案

★推荐意见:

(1)与神经内科治疗对比,疗程为 8 周则弱度建议艾司西酞普兰联合康复疗法试用于 PSD 治疗。

(2)与艾司西酞普兰对比,疗程为 8 周则强烈推荐艾司西酞普兰联合康复疗法应用于 PSD 的治疗。

治疗原则:抗抑郁。

药物名称:来士普、立普能。

药物组成:艾司西酞普兰。

服用方法：10mg，每日 1 次。

操作方法：运动疗法或物理疗法，每周 3~5 次，每次 30~45 分钟。

疗程：8 周。

（一）艾司西酞普兰联合康复疗法与神经内科治疗

指标 1：抑郁状态评价指标

- SDS

治疗 8 周后，艾司西酞普兰联合康复组 SDS 评分为（35.42 ± 4.02）分，或许优于神经内科治疗组（45.19 ± 3.98）分（P<0.05）。——2c 级证据

指标 2：日常生活能力评价指标

- MBI

治疗 8 周后，艾司西酞普兰联合康复组 MBI 评分为（75.92 ± 10.6）分，或许优于神经内科组（62.47 ± 3.98）分（P<0.01）。——2c 级证据

（二）艾司西酞普兰联合康复疗法与艾司西酞普兰

指标 1：临床疗效评价指标

治疗 8 周后，艾司西酞普兰联合康复疗法肯定优于艾司西酞普兰（Z=3.63，P=0.000 3）（I^2=0%，RR=1.19，95% CI：1.08~1.31）。——1a 级证据

指标 2：抑郁状态评价指标

- HAMD-17

治疗 4 周后，艾司西酞普兰联合康复组 HAMD-17 项评分可能优于艾司西酞普兰组（Z=2.56，P=0.01）（I^2=92%，MD=-3.29，95% CI：-5.80~-0.77）。——2a 级证据

治疗 8 周后，艾司西酞普兰联合康复组 HAMD-17 项评分可能优于艾司西酞普兰（Z=6.26，P<0.000 01）（I^2=88%，MD=-4.38，95% CI：-5.75~-3.01）。——2a 级证据

- QOL

治疗 4 周后，艾司西酞普兰联合康复组 QOL 评分为（6.2 ± 1.9）分，可能优于艾司西酞普兰组（5.7 ± 1.3）分（P=0.047）。——2a 级证据

治疗 8 周后，艾司西酞普兰联合康复组 QOL 评分为（7.1 ± 2.2）分，可能优于艾司西酞普兰组（6.3 ± 1.7）分（P=0.014）。——2a 级证据

指标 3：神经功能缺损症状评价指标

- NIHSS

治疗 4 周后，艾司西酞普兰联合康复组 NIHSS 评分为（14.89 ± 1.38）分，可能优于艾司西酞普兰组（16.93 ± 1.27）分（P<0.01）。——2a 级证据

治疗 8 周后，艾司西酞普兰联合康复组 NIHSS 评分为（11.32 ± 1.09）分，可能优于艾司西酞普兰组（14.65 ± 1.29）分（P<0.01）。——2a 级证据

四、盐酸度洛西汀联合康复疗法治疗方案

★推荐意见:

(1)与康复疗法对比,疗程为4周则弱度建议盐酸度洛西汀联合康复疗法试用于PSD治疗。

(2)与盐酸度洛西汀对比,疗程为8周则强烈建议盐酸度洛西汀联合康复疗法试用于PSD治疗。

治疗原则:抗抑郁。

药物名称:欣百达、奥思平。

药物组成:盐酸度洛西汀。

服用方法:60mg,每日1次。

操作方法:以作业疗法和运动疗法为主,同时辅助心理干预,每周3~5次,每次30~60分钟。

疗程:4~8周。

(一)盐酸度洛西汀联合康复疗法与康复疗法

指标1:抑郁状态评价指标

· HAMD-17

治疗4周后,盐酸度洛西汀联合康复组HAMD-17项评分为(10.48 ± 1.23)分,或许优于单纯康复组(13.01 ± 2.33)分(P<0.05)。——2c级证据

指标2:日常生活能力评价指标

· BI

治疗4周后,盐酸度洛西汀联合康复组BI评分为(85.06 ± 6.98)分,或许优于单纯康复组(68.28 ± 7.12)分(P<0.01)。——2c级证据

指标3:焦虑状态评价指标

· HAMA

治疗4周后,盐酸度洛西汀联合康复组HAMA评分为(6.39 ± 1.76)分,或许优于单纯康复组(9.45 ± 2.36)分(P<0.01)。——2c级证据

指标4:睡眠状态评价指标

· ESS

治疗4周后,盐酸度洛西汀联合康复组ESS评分为(6.23 ± 1.28)分,或许优于单纯康复组(8.99 ± 2.09)分(P<0.01)。——2c级证据

（二）盐酸度洛西汀联合康复疗法与盐酸度洛西汀

指标 1：抑郁状态评价指标

· HAMD-17

治疗 8 周后，盐酸度洛西汀联合康复组 HAMD-17 项评分可能优于盐酸度洛西汀组（Z=2.42，P=0.02）（I^2=86%，MD=-4.77，95% CI：-8.63~-0.91）。——2a 级证据

· MESS

治疗 8 周后，盐酸度洛西汀联合康复组 MESS 评分为（11.86 ± 2.87）分，或许优于盐酸度洛西汀组（18.52 ± 3.4）分（P<0.05）。——2c 级证据

指标 2：日常生活能力评价指标

· BI

治疗 8 周后，盐酸度洛西汀联合康复组 BI 评分为（79.15 ± 5.86）分，或许优于盐酸度洛西汀组（54.43 ± 6.15）分（P<0.05）。——2c 级证据

· ADL

治疗 8 周后，盐酸度洛西汀联合康复组 ADL 评分为（84.73 ± 6.49）分，或许优于盐酸度洛西汀组（69.38 ± 5.49）分（P<0.05）。——2c 级证据

指标 3：睡眠状态评价指标

· ESS

治疗 8 周后，盐酸度洛西汀联合康复组 ESS 评分为（6.23 ± 1.28）分，或许优于盐酸度洛西汀组（8.99 ± 2.09）分（P<0.05）。——2c 级证据

第二节　西药抗抑郁药联合心理干预

社会学心理假说中，PSD 患者易受到生物因素与社会心理因素的共同影响。心理干预疗法包括个体治疗、家庭治疗、集体治疗等，是一种对 PSD 患者心理进行直接干预治疗的方法。其改善 PSD 患者症状效果明显，可有效改善患者情绪低落症状，辅助以西药抗抑郁类药物能达到更好的治疗效果。在心理干预和药物治疗的相互作用中，改善患者抑郁情绪并帮助其树立正确的世界观，有效提高患者日常生活能力。

本章节选取心理干预联合西药抗抑郁药物为主要治疗方法，对比不同种类西药抗抑郁药物、心理干预、神经内科治疗以及常规疗法，从临床疗效及症状评分角度评价心理干预联合西药抗抑郁药物治疗 PSD 的临床优势，并制订合理的治疗方案，供临床参考选用。

一、氟哌噻吨美利曲辛联合心理干预治疗方案

★推荐意见：

（1）与心理干预对比，疗程为 6 周则弱度不建议氟哌噻吨美利曲辛联合心理干预治疗试用于 PSD 治疗。

（2）与氟哌噻吨美利曲辛对比，疗程为2~8周则强烈不建议氟哌噻吨美利曲辛联合心理干预治疗试用于PSD治疗。

（3）与神经内科常规治疗对比，疗程为4~8周则强烈建议氟哌噻吨美利曲辛联合心理干预治疗试用于PSD治疗。

治疗原则：抗抑郁。

商品名称：黛力新。

药物组成：盐酸氟哌噻吨、盐酸美利曲辛（噻吨衍生物/非选择性单胺再吸收抑制剂）。

服用方法：21mg，每日1次。

操作方法：心理干预（支持性心理治疗放松疗法），每周1~3次，每次30~60分钟。

疗程：4~8周。

（一）氟哌噻吨美利曲辛联合心理干预与心理干预

指标1：临床疗效评价指标

治疗6周后，氟哌噻吨美利曲辛联合心理干预组临床疗效与心理干预组相比差异无统计学意义（$P>0.05$），临床有效率分别为95.8%和79.2%。——2c级证据

指标2：抑郁状态评价指标

· HAMD-17

治疗4周后，氟哌噻吨美利曲辛联合心理干预组HAMD-17项评分可能优于心理干预组（$Z=3.02$，$P=0.002$）（$I^2=96\%$，MD=-7.80，95% CI：-12.86~-2.70）。——2a级证据

治疗6周后，氟哌噻吨美利曲辛联合心理干预组HAMD-17项评分为（10.03 ± 1.71）分，或许优于心理干预组（14.15 ± 1.76）分（$P<0.01$）。——2c级证据

治疗8周后，氟哌噻吨美利曲辛联合心理干预组HAMD-17项评分为（5.41 ± 1.78）分，或许优于心理干预组（20.23 ± 3.08）分（$P<0.01$）。——2c级证据

治疗4~8周后，氟哌噻吨美利曲辛联合心理干预组HAMD-17项评分与心理干预组相比差异无统计学意义（$Z=1.77$，$P=0.08$）（I=99%，MD=-9.46，95% CI：-19.96~1.02）。——2a级证据

· SDS

治疗6周后，氟哌噻吨美利曲辛联合心理干预组SDS评分为（60.94 ± 1.14）分，或许优于心理干预组（66.28 ± 7.12）分（$P<0.01$）。——2c级证据

指标3：日常生活能力评价指标

· BI

治疗2周后，氟哌噻吨美利曲辛联合心理干预组BI评分为（60.94 ± 1.14）分，与心理干预组（60.83 ± 1.01）分相比差异无统计学意义（$P>0.05$）。——2c级证据

治疗4周后，氟哌噻吨美利曲辛联合心理干预组BI评分为（68.5 ± 1.63）分，与心理干预组（65.97 ± 1.54）分相比差异无统计学意义（$P>0.05$）。——2c级证据

治疗6周后，氟哌噻吨美利曲辛联合心理干预组BI评分为（70.49 ± 1.28）分，或许优于

心理干预组（69.38±1.62）分（$P<0.05$）。——2c 级证据

指标 4：焦虑状态评价指标

· SAS

治疗 6 周后，氟哌噻吨美利曲辛联合心理干预组 SAS 评分为（35.15±3.98）分，或许优于心理干预组（43.24±3.12）分（$P<0.01$）。——2c 级证据

指标 5：神经功能缺损症状评价指标

· SSS

治疗 8 周后，氟哌噻吨美利曲辛联合心理干预组 SSS 评分为（11.17±4.36）分，或许优于心理干预组（14.26±3.69）分（$P<0.01$）。——2c 级证据

（二）氟哌噻吨美利曲辛联合心理干预与氟哌噻吨美利曲辛

指标 1：临床疗效评价指标

治疗 2~8 周后，氟哌噻吨美利曲辛联合心理干预治疗 PSD 临床疗效与氟哌噻吨美利曲辛差异无统计学意义（Z=1.94，P=0.05）（I^2=0%，RR=1.11，95% CI：1.00~1.22）。——1a 级证据

指标 2：抑郁状态评价指标

· HAMD-17

治疗 2 周后，氟哌噻吨美利曲辛联合心理干预组 HAMD-17 项评分与氟哌噻吨美利曲辛组相比差异无统计学意义（Z=1.55，P=0.12）（I^2=99%，MD=-5.66，95% CI：-12.85~1.51）。——2a 级证据

治疗 4 周后，氟哌噻吨美利曲辛联合心理干预组 HAMD-17 项评分肯定优于氟哌噻吨美利曲辛组（Z=5.86，P<0.000 01）（I^2=0%，MD=-3.31，95% CI：-4.41~-2.20）。——1a 级证据

治疗 6 周后，氟哌噻吨美利曲辛联合心理干预组 HAMD-17 项评分肯定优于氟哌噻吨美利曲辛组（Z=3.34，P=0.000 8）（I^2=12%，MD=-2.12，95% CI：-3.37~-0.87）。——1a 级证据

指标 3：日常生活能力评价指标

· BI

治疗 4 周后，氟哌噻吨美利曲辛联合心理干预组 BI 评分为（82.34±13.66）分，或许优于氟哌噻吨美利曲辛组（78.12±12.16）分（$P<0.01$）。——2c 级证据

指标 4：神经功能缺损症状评价指标

· NIHSS

治疗 2 周后，氟哌噻吨美利曲辛联合心理干预组 NIHSS 评分为（12.82±3.24）分，或许优于氟哌噻吨美利曲辛组（13.93±4.83）分（$P<0.05$）。——2c 级证据

治疗 4 周后，氟哌噻吨美利曲辛联合心理干预组 NIHSS 评分为（9.07±2.56）分，或许优于氟哌噻吨美利曲辛组（9.81±3.28）分（$P<0.05$）。——2c 级证据

治疗 6 周后，氟哌噻吨美利曲辛联合心理干预组 NIHSS 评分为（6.98±2.17）分，或许优于氟哌噻吨美利曲辛组（8.83±2.96）分（$P<0.05$）。——2c 级证据

(三)氟哌噻吨美利曲辛联合心理干预与神经内科常规治疗

指标 1:临床疗效评价指标

治疗 4~8 周后,氟哌噻吨美利曲辛联合心理干预治疗 PSD 临床疗效可能优于神经内科常规治疗(P=0.005)。——2a 级证据

指标 2:抑郁状态评价指标

· HAMD-17

治疗 4 周后,氟哌噻吨美利曲辛联合心理干预组 HAMD-17 项评分可能优于神经内科常规治疗组(P<0.001)。——2a 级证据

治疗 8 周后,氟哌噻吨美利曲辛联合心理干预组 HAMD-17 项评分或许优于神经内科常规治疗组(P<0.001)。——2c 级证据

二、西酞普兰 / 艾司西酞普兰联合心理干预治疗方案

★推荐意见:

(1)与西酞普兰 / 艾司西酞普兰对比,疗程为 2~12 周则强烈推荐西酞普兰 / 艾司西酞普兰联合心理干预治疗应用于 PSD 治疗。

(2)与心理干预对比,疗程为 4 周则弱度建议西酞普兰 / 艾司西酞普兰联合心理干预治疗试用于 PSD 治疗。

(3)与安慰剂对比,疗程为 8 周则弱度不建议西酞普兰 / 艾司西酞普兰联合心理干预试用于 PSD 的治疗。

治疗原则:抗抑郁。

药物名称:西普妙 / 依地普仑 / 喜妙普、来士普 / 立普能。

药物组成:西酞普兰、艾司西酞普兰。

服用方法:20mg,每日 1 次。

操作方法:认知行为治疗或个性化认知行为干预,每周 2~3 次,每次 30~60 分钟。

疗程:2~12 周。

(一)西酞普兰 / 艾司西酞普兰联合心理干预与西酞普兰 / 艾司西酞普兰

指标 1:临床疗效评价指标

治疗后,西酞普兰 / 艾司西酞普兰联合心理干预治疗 PSD 临床疗效肯定优于西酞普兰 / 艾司西酞普兰(Z=6.16,P<0.000 01)(I^2=3%,RR=1.20,95% CI:1.13~1.27)。——1a 级证据

指标 2:抑郁状态评价指标

· HAMD-17

治疗 2 周后,西酞普兰 / 艾司西酞普兰联合心理干预组 HAMD-17 项评分优于肯定西酞普兰 / 艾司西酞普兰组(Z=2.98, P=0.003)(I^2=51%, MD=−1.94, 95% CI: −3.22~−0.66)。——1a 级证据

治疗 4 周后，西酞普兰 / 艾司西酞普兰联合心理干预组 HAMD-17 项评分肯定优于西酞普兰 / 艾司西酞普兰组（Z=10.45，P<0.000 01）（I^2=10%，MD=-3.53，95% CI：-4.19~-2.87）。——1a 级证据

治疗 6 周后，西酞普兰 / 艾司西酞普兰联合心理干预组 HAMD-17 项评分可能优于西酞普兰 / 艾司西酞普兰组（Z=4.00，P<0.000 1）（I^2=67%，MD=-3.84，95% CI：-5.72~-1.96）。——2a 级证据

治疗 8 周后，西酞普兰 / 艾司西酞普兰联合心理干预组 HAMD-17 项评分肯定优于西酞普兰 / 艾司西酞普兰组（Z=8.21，P<0.000 01）（I^2=0%，MD=-2.87，95% CI：-3.56~-2.18）。——1a 级证据

治疗 12 周后，西酞普兰 / 艾司西酞普兰联合心理干预组 HAMD-17 项评分肯定优于西酞普兰 / 艾司西酞普兰组（Z=4.23，P<0.000 1）（I^2=33%，MD=-3.10，95% CI：-4.54~-1.66）。——1a 级证据

治疗 2~12 周后，西酞普兰 / 艾司西酞普兰联合心理干预组 HAMD-17 项评分肯定优于西酞普兰 / 艾司西酞普兰组（Z=9.28，P<0.000 01）（I^2=48%，MD=-3.47，95% CI：-4.21~-2.74）。——1a 级证据

指标 3：日常生活能力评价指标

· BI

治疗后，西酞普兰 / 艾司西酞普兰联合心理干预组 BI 评分肯定优于西酞普兰 / 艾司西酞普兰组（Z=6.52，P<0.000 01）（I=0%，MD=6.15，95% CI：4.30~8.00）。——1a 级证据

治疗 2 周后，西酞普兰 / 艾司西酞普兰联合心理干预组 BI 评分可能优于西酞普兰 / 艾司西酞普兰组（Z=3.20，P=0.001）（I^2=61%，MD=5.70，95% CI：2.21~9.19）。——2a 级证据

治疗 4 周后，西酞普兰 / 艾司西酞普兰联合心理干预组 BI 评分可能优于西酞普兰 / 艾司西酞普兰组（Z=3.81，P=0.000 1）（I^2=85%，MD=5.24，95% CI：2.54~7.94）。——2a 级证据

治疗 6 周后，西酞普兰 / 艾司西酞普兰联合心理干预组 BI 评分为（90.3 ± 7.4）分，或许优于西酞普兰 / 艾司西酞普兰组（83.7 ± 8.6）分（P<0.05）。——2c 级证据

治疗 8 周后，西酞普兰 / 艾司西酞普兰联合心理干预组 BI 评分为（92.6 ± 7.1）分，或许优于西酞普兰 / 艾司西酞普兰组（87.7 ± 7.2）分（P<0.05）。——2c 级证据

· ADL

治疗 2 周后，西酞普兰 / 艾司西酞普兰联合心理干预组 ADL 评分为（22.77 ± 6.98）分，可能优于西酞普兰 / 艾司西酞普兰组（27.27 ± 8.66）分（P<0.05）。——2a 级证据

指标 4：神经功能缺损症状评价指标

· NIHSS

治疗 2 周后，西酞普兰 / 艾司西酞普兰联合心理干预组 NIHSS 评分为（16.39 ± 4.29）分，可能优于西酞普兰 / 艾司西酞普兰组（20.13 ± 3.57）分（P<0.05）。——2a 级证据

治疗 4 周后，西酞普兰 / 艾司西酞普兰联合心理干预组 NIHSS 评分为（10.22 ± 3.87）分，可能优于西酞普兰 / 艾司西酞普兰组（14.38 ± 2.02）分（P<0.05）。——2a 级证据

指标 5:焦虑状态评价指标

· HAMA

治疗后,西酞普兰/艾司西酞普兰联合心理干预组 HAMA 评分可能优于西酞普兰/艾司西酞普兰组(Z=7.73, P<0.000 01)(I^2=54%, MD=−6.58, 95% CI: −8.25~−4.91)。——2a 级证据

(二)西酞普兰/艾司西酞普兰联合心理干预与心理干预

指标 1:临床疗效评价指标

治疗 4 周后,西酞普兰/艾司西酞普兰联合心理干预治疗 PSD 临床疗效或许优于心理干预,两组临床有效率分别为 92% 和 74%(P=0.02)。——2c 级证据

指标 2:抑郁状态评价指标

· HAMD-17

治疗 4 周后,西酞普兰/艾司西酞普兰联合心理干预组 HAMD-17 项评分为(14.72 ± 3.13)分,或许优于心理干预组(22.47 ± 2.98)分(P<0.01)。——2c 级证据

治疗 8 周后,西酞普兰/艾司西酞普兰联合心理干预组 HAMD-17 项评分为(7.98 ± 1.99)分,或许优于心理干预组(19.29 ± 2.89)分(P<0.01)。——2c 级证据

(三)西酞普兰/艾司西酞普兰联合心理干预与安慰剂

指标 1:临床疗效评价指标

治疗 8 周后,西酞普兰/艾司西酞普兰联合心理干预治疗 PSD 临床有效率与安慰剂相比差异无统计学意义,临床有效率分别为 88.5% 和 72.8%(P=0.06)。——2c 级证据

指标 2:抑郁状态评价指标

· HAMD-17

治疗 8 周后,西酞普兰/艾司西酞普兰联合心理干预组 HAMD-17 项评分为(14.8 ± 1.9)分,或许优于安慰剂组(18.2 ± 2.5)分(P<0.01)。——2c 级证据

指标 3:日常生活能力评价指标

· BI

治疗 8 周后,西酞普兰/艾司西酞普兰联合心理干预组 BI 评分为(92.6 ± 7.1)分,或许优于安慰剂组(87.7 ± 7.2)分(P<0.05)。——2c 级证据

指标 4:神经功能缺损症状评价指标

· NIHSS

治疗 8 周后,西酞普兰/艾司西酞普兰联合心理干预组 NIHSS 评分为(9.7 ± 2.1)分,或许优于安慰剂组(14.3 ± 3.5)分(P<0.01)。——2c 级证据

三、盐酸舍曲林联合心理干预治疗方案

★推荐意见：

（1）与盐酸舍曲林对比，疗程为 4 周则强烈推荐盐酸舍曲林联合心理干预应用于 PSD 的治疗。

（2）与心理干预对比，疗程为 2 周或 4 周则弱度建议盐酸舍曲林联合心理干预试用于 PSD 的治疗。

（3）与神经内科常规治疗对比，疗程为 8 周则弱度建议盐酸舍曲林联合心理干预试用于 PSD 的治疗；疗程为 12 周则强烈建议盐酸舍曲林联合心理干预试用于 PSD 的治疗。

治疗原则：抗抑郁。

药物名称：左洛复、彼迈乐。

药物组成：盐酸舍曲林。

服用方法：50~100mg，每日 1 次。

操作方法：心理干预治疗每周 2~3 次，每次 30~60 分钟。

疗程：4~12 周。

（一）盐酸舍曲林联合心理干预与盐酸舍曲林

指标 1：临床疗效评价指标

治疗 4 周后，盐酸舍曲林联合心理干预治疗 PSD 临床疗效肯定优于盐酸舍曲林（Z=4.22，P<0.000 1）（I^2=34%，RR=1.34，95% CI：1.17~1.53）。——1a 级证据

指标 2：抑郁状态评价指标

· HAMD-17

治疗 2 周后，盐酸舍曲林联合心理干预组 HAMD-17 项评分为（23.9 ± 6.3）分，与盐酸舍曲林组（25.5 ± 6.4）分相比，差异无统计学意义（P>0.05）。——2c 级证据

治疗 4 周后，盐酸舍曲林联合心理干预组 HAMD-17 项评分肯定优于盐酸舍曲林组（Z=6.22，P<0.000 01）（I^2=42%，MD=−2.70，95% CI：−3.55~−1.85）。——1a 级证据

治疗 6 周后，盐酸舍曲林联合心理干预组 HAMD-17 项评分可能优于盐酸舍曲林组（Z=2.00，P=0.05）（I^2=99%，MD=−7.75，95% CI：−15.35~−0.46）。——2a 级证据

治疗 8 周后，盐酸舍曲林联合心理干预组 HAMD-17 项评分与盐酸舍曲林组相比差异无统计学意义（Z=1.87，P=0.06）（I^2=99%，MD=−10.85，95% CI：−22.24~−0.46）。——2a 级证据

治疗 2~8 周后，盐酸舍曲林联合心理干预组 HAMD-17 项评分肯定优于盐酸舍曲林组（Z=8.59，P<0.000 01）（I^2=43%，MD=−3.45，95% CI：−4.24~−2.67）。——1a 级证据

指标 3：日常生活能力评价指标

· BI

治疗 8 周后，盐酸舍曲林联合心理干预组 BI 评分为（53.1 ± 14.5）分，可能优于盐酸舍

曲林组（34.55 ± 6.20）分（P<0.05）。——2a 级证据

· MBI

治疗 8 周后，盐酸舍曲林联合心理干预组 MBI 评分为（72.33 ± 3.8）分，可能优于盐酸舍曲林组（62.5 ± 5.2）分（P<0.05）。——2a 级证据

指标 4：神经功能缺损症状评价指标

· NIHSS

治疗 4 周后，盐酸舍曲林联合心理干预组 NIHSS 评分可能优于盐酸舍曲林组（Z=2.90，P=0.004）（I^2=92%，MD=−3.04，95% CI：−5.10~−0.98）。——2a 级证据

· SSS

治疗 2 周后，盐酸舍曲林联合心理干预组 SSS 评分为（16.9 ± 3.3）分，与盐酸舍曲林组（17.5 ± 3.4）分相比，差异无统计学意义（P>0.05）。——2c 级证据

治疗 4 周后，盐酸舍曲林片联合心理干预组 SSS 评分为（9.7 ± 2.4）分，或许优于盐酸舍曲林组（14.2 ± 2.8）分（P<0.05）。——2c 级证据

治疗 8 周后，盐酸舍曲林片联合心理干预组 SSS 评分为（3.2 ± 2.1）分，或许优于盐酸舍曲林组（9.8 ± 2.6）分（P<0.05）。——2c 级证据

（二）盐酸舍曲林联合心理干预与心理干预

指标 1：抑郁状态评价指标

· HRDS

治疗 2 周后，盐酸舍曲林联合心理干预组 HRDS 评分为（15.9 ± 3.7）分，或许优于心理干预组（20.4 ± 5.2）分（P<0.05）。——2c 级证据

治疗 4 周后，盐酸舍曲林联合心理干预组 HRDS 评分为（8.4 ± 2.4）分，或许优于心理干预组（16.2 ± 4.1）分（P<0.05）。——2c 级证据

指标 2：日常生活能力评价指标

· ADL

治疗 2 周后，盐酸舍曲林联合心理干预组 BI 评分为（69.8 ± 8.2）分，或许优于心理干预组（50.4 ± 6.0）分（P<0.05）。——2c 级证据

治疗 4 周后，盐酸舍曲林联合心理干预组 BI 评分为（85.9 ± 11.4）分，或许优于心理干预组（69.0 ± 9.3）分（P<0.05）。——2c 级证据

指标 3：神经功能缺损症状评价指标

· NIHSS

治疗 2 周后，盐酸舍曲林联合心理干预组 NIHSS 评分为（13.2 ± 4.2）分，或许优于心理干预组（17.7 ± 3.0）分（P<0.05）。——2c 级证据

治疗 4 周后，盐酸舍曲林联合心理干预组 NIHSS 评分为（7.4 ± 1.4）分，或许优于心理干预组（15.4 ± 3.0）分（P<0.05）。——2c 级证据

（三）盐酸舍曲林联合心理干预与神经内科常规治疗

指标 1：临床疗效评价指标

治疗 8 周后，盐酸舍曲林联合心理干预治疗 PSD 临床疗效或许优于神经内科常规治疗（P=0.007），临床有效率分别为 51.7% 和 28.3%。——2c 级证据

治疗 12 周后，盐酸舍曲林联合心理干预治疗 PSD 临床疗效可能优于神经内科常规治疗（P<0.05），临床有效率分别为 90% 和 67.5%。——2a 级证据

指标 2：抑郁状态评价指标

· HAMD-17

治疗 12 周后，盐酸舍曲林联合心理干预组 HAMD-17 项评分为（7.9 ± 2.1）分，可能优于神经内科常规治疗组（10.9 ± 2.4）分（P<0.01）。——2a 级证据

指标 3：日常生活能力评价指标

· ADL

治疗 12 周后，盐酸舍曲林联合心理干预组 ADL 评分为（81.5 ± 9.1）分，可能优于神经内科常规治疗组（62.7 ± 8.5）分（P<0.01）。——2a 级证据

指标 4：神经功能缺损症状评价指标

· NIHSS

治疗 12 周后，盐酸舍曲林联合心理干预组 NIHSS 评分为（8.2 ± 2.5）分，可能优于神经内科常规治疗组（12.1 ± 2.3）分（P<0.01）。——2a 级证据

四、盐酸帕罗西汀联合心理干预治疗方案

★推荐意见：

（1）与盐酸帕罗西汀对比，疗程为 6 周则强烈推荐盐酸帕罗西汀联合心理干预应用于 PSD 的治疗。

（2）与心理干预对比，弱度建议盐酸帕罗西汀联合心理干预试用于 PSD 的治疗。

（3）与神经内科常规治疗对比，疗程为 6 周则强烈建议盐酸帕罗西汀联合心理干预试用于 PSD 的治疗。

治疗原则：抗抑郁。

药物名称：赛乐特、乐友、舒坦罗。

药物组成：盐酸帕罗西汀。

服用方法：20mg，每日 1 次。

操作方法：心理干预治疗，每周 2~3 次，每次 30~60 分钟。

疗程：6~8 周。

(一)盐酸帕罗西汀联合心理干预与盐酸帕罗西汀

指标 1:临床疗效评价指标

治疗 6 周后,盐酸帕罗西汀联合心理干预治疗 PSD 临床疗效肯定优于盐酸帕罗西汀(Z=2.85,P=0.004)(I^2=54%,RR=1.18,95% CI:1.05~1.32)。——1a 级证据

指标 2:抑郁状态评价指标

· HAMD-17

治疗 2 周后,盐酸帕罗西汀联合心理干预组 HAMD-17 项评分可能优于盐酸帕罗西汀组(Z=2.19,P=0.03)(I^2=91%,MD=-1.82,95% CI:-3.46~-0.19)。——2a 级证据

治疗 4 周后,盐酸帕罗西汀联合心理干预组 HAMD-17 项评分肯定优于盐酸帕罗西汀组(Z=3.38,P=0.000 7)(I^2=50%,MD=-1.03,95% CI:-1.62~-0.43)。——1a 级证据

治疗 6 周后,盐酸帕罗西汀联合心理干预组 HAMD-17 项评分可能优于盐酸帕罗西汀组(Z=4.76,P<0.000 01)(I^2=91%,MD=-3.29,95% CI:-4.65~-1.94)。——2a 级证据

治疗 8 周后,盐酸帕罗西汀联合心理干预组 HAMD-17 项评分可能优于盐酸帕罗西汀组(Z=6.84,P<0.000 01)(I^2=57%,MD=-3.61,95% CI:-4.64~-2.57)。——2a 级证据

指标 3:日常生活能力评价指标

· BI

治疗 2 周后,盐酸帕罗西汀联合心理干预组 BI 评分与盐酸帕罗西汀组相比差异无统计学意义(Z=0.89,P=0.37)(I^2=87%,MD=4.22,95% CI:-5.03~13.47)。——2a 级证据

治疗 4 周后,盐酸帕罗西汀联合心理干预组 BI 评分可能优于盐酸帕罗西汀组(Z=3.29,P=0.001)(I^2=75%,MD=7.40,95% CI:2.99~11.81)。——2a 级证据

治疗 6 周后,盐酸帕罗西汀联合心理干预组 BI 评分肯定优于盐酸帕罗西汀组(Z=5.84,P<0.000 01)(I^2=0%,MD=6.49,95% CI:4.31~8.67)。——1a 级证据

治疗 8 周后,盐酸帕罗西汀联合心理干预组 BI 评分肯定优于盐酸帕罗西汀组(Z=9.50,P<0.000 01)(I^2=0%,MD=14.30,95% CI:12.12~16.87)。——1a 级证据

· ADL

治疗 2 周后,盐酸帕罗西汀联合心理干预组 ADL 评分(59.61 ± 18.99)分,与盐酸帕罗西汀组(54.51 ± 19.81)分相比,差异无统计学意义(P>0.05)。——2c 级证据

治疗 4 周后,盐酸帕罗西汀联合心理干预组 ADL 评分为(71.41 ± 14.26)分,或许优于盐酸帕罗西汀组(62.51 ± 18.17)分(P<0.01)。——2c 级证据

治疗 8 周后,盐酸帕罗西汀联合心理干预组 ADL 评分为(82.76 ± 13.29)分,或许优于盐酸帕罗西汀组(72.44 ± 17.20)分(P<0.01)。——2c 级证据

· FMA

治疗 8 周后,盐酸帕罗西汀联合心理干预组 FMA 评分为(58.29 ± 6.13)分,或许优于盐酸帕罗西汀组(43.72 ± 5.28)分(P<0.01)。——2c 级证据

指标 4:神经功能缺损症状评价指标

· NIHSS

治疗 4 周后,盐酸帕罗西汀联合心理干预组 NIHSS 评分肯定优于盐酸帕罗西汀组(Z=2.25,P=0.02)(I^2=0%,MD=-1.53,95% CI:-2.86~-0.20)。——1a 级证据

治疗 8 周后,盐酸帕罗西汀联合心理干预组 BI 评分可能优于盐酸帕罗西汀组(Z=2.24,P=0.02)(I^2=89%,MD=-1.99,95% CI:-3.72~-0.26)。——2a 级证据

· SSS

治疗 2 周后,盐酸帕罗西汀联合心理干预组 SSS 评分与盐酸帕罗西汀组相比差异无统计学意义(Z=0.12,P=0.91)(I^2=0%,MD=0.06,95% CI:-0.96~1.08)。——1a 级证据

治疗 4 周后,盐酸帕罗西汀联合心理干预组 SSS 评分肯定优于盐酸帕罗西汀组(Z=3.45,P=0.000 6)(I^2=0%,MD=-1.63,95% CI:-2.56~-0.71)。——1a 级证据

治疗 6 周后,盐酸帕罗西汀联合心理干预组 SSS 评分肯定优于盐酸帕罗西汀组(Z=7.15,P<0.000 01)(I^2=31%,MD=-1.77,95% CI:-2.26~-1.29)。——1a 级证据

指标 5:焦虑症状评价指标

· HAMA

治疗 2 周后,盐酸帕罗西汀联合心理干预组 HAMA 评分为(20.4 ± 5.4)分,与盐酸帕罗西汀组(21.3 ± 4.8)分相比,差异无统计学意义(P>0.05)。——2c 级证据

治疗 4 周后,盐酸帕罗西汀联合心理干预组 HAMA 评分为(14.7 ± 5.6)分,与盐酸帕罗西汀组(16.9 ± 5.3)分相比,差异无统计学意义(P>0.05)。——2c 级证据

治疗 6 周后,盐酸帕罗西汀联合心理干预组 HAMA 评分为(9.7 ± 4.5)分,或许优于盐酸帕罗西汀组(12.2 ± 4.6)分(P<0.05)。——2c 级证据

治疗 8 周后,盐酸帕罗西汀联合心理干预组 HAMA 评分为(4.5 ± 3.2)分,或许优于盐酸帕罗西汀组(7.3 ± 4.3)分(P<0.05)。——2c 级证据

(二)盐酸帕罗西汀联合心理干预与心理干预

指标:抑郁状态评价指标

· HAMD-17

治疗后,盐酸帕罗西汀联合心理干预组 HAMD-17 项评分为(11.07 ± 2.65)分,或许优于心理干预组(18.33 ± 3.83)分(P<0.01)。——2c 级证据

(三)盐酸帕罗西汀联合心理干预与神经内科常规治疗

指标 1:临床疗效评价指标

治疗 6 周后,盐酸帕罗西汀联合心理干预治疗 PSD 临床疗效可能优于神经内科常规治疗(P<0.05),临床有效率分别为 85.37% 和 70.73%。——2a 级证据

指标 2:抑郁状态评价指标

· HAMD-17

治疗 6 周后,盐酸帕罗西汀联合心理干预组 HAMD-17 项评分与神经内科常规治疗组差异无统计学意义(Z=1.35, P=0.18)(I^2=100%, MD=−5.57, 95% CI: −13.67~−2.53)。——2c 级证据

指标 3:日常生活能力评价指标

· BI

治疗 6 周后,盐酸帕罗西汀联合心理干预组 BI 评分为(83.5 ± 9.2)分,或许优于神经内科常规治疗组(72.6 ± 4.2)分(P<0.05)。——2c 级证据

指标 4:神经功能缺损症状评价指标

· SSS

治疗 6 周后,盐酸帕罗西汀联合心理干预组 SSS 评分为(5.02 ± 2.36)分,或许优于神经内科常规治疗组(8.56 ± 3.84)分(P<0.05)。——2c 级证据

五、盐酸氟西汀联合心理干预治疗方案

★推荐意见:

(1)与盐酸氟西汀对比,疗程为 4 周、6 周或 8 周则强烈推荐盐酸氟西汀联合心理干预应用于 PSD 的治疗。

(2)与神经内科常规治疗对比,疗程为 4 周、8 周或 12 周则强烈推荐盐酸氟西汀联合心理干预应用于 PSD 的治疗。

治疗原则:抗抑郁。

药物名称:百忧解、百优解。

药物组成:盐酸氟西汀。

服用方法:20mg,每日 1 次。

操作方法:安慰、解释、鼓励为主,并辅以认知疗法,每周 1~2 次,每次 30~60 分钟。

疗程:4~12 周。

(一)盐酸氟西汀联合心理干预与盐酸氟西汀

指标 1:临床疗效评价指标

治疗后,盐酸氟西汀联合心理干预治疗 PSD 临床疗效肯定优于盐酸氟西汀(Z=3.17, P=0.002)(I^2=0%, RR=2.71, 95% CI: 1.46~5.01)。——1a 级证据

指标 2:抑郁状态评价指标

· HAMD-17

治疗 2 周后,盐酸氟西汀联合心理干预组 HAMD-17 项评分与盐酸氟西汀组相比差异无统计学意义(Z=0.18, P=0.86)(I^2=0%, MD=−0.08, 95% CI: −0.93~−0.77)。——1a 级证据

治疗 4 周后,盐酸氟西汀联合心理干预组 HAMD-17 项评分可能优于盐酸氟西汀组

（Z=5.67，P<0.000 01）（I^2=55%，MD=-2.58，95% CI：-3.47~-1.69）。——2a 级证据

治疗 6 周后，盐酸氟西汀联合心理干预组 HAMD-17 项评分肯定优于盐酸氟西汀组（Z=6.02，P<0.000 01）（I^2=2%，MD=-5.44，95% CI：-7.21~-3.67）。——1a 级证据

治疗 8 周后，盐酸氟西汀联合心理干预组 HAMD-17 项评分可能优于盐酸氟西汀组（Z=2.14，P=0.03）（I^2=55%，MD=-3.02，95% CI：-5.79~-0.26）。——2a 级证据

治疗 2~8 周后，盐酸氟西汀联合心理干预组 HAMD-17 项评分肯定优于盐酸氟西汀组（Z=8.60，P<0.000 01）（I^2=48%，MD=-4.04，95% CI：-4.96~-3.12）。——1a 级证据

· SDS

治疗 2 周后，盐酸氟西汀联合心理干预组 SDS 评分为（51.55 ± 7.84）分，与盐酸氟西汀组（52.21 ± 5.89）分相比，差异无统计学意义（P>0.05）。——2c 级证据

治疗 4 周后，盐酸氟西汀联合心理干预组 SDS 评分为（47.03 ± 7.84）分，与盐酸氟西汀组（49.14 ± 5.51）分相比，差异无统计学意义（P>0.05）。——2c 级证据

治疗 8 周后，盐酸氟西汀联合心理干预组 SDS 评分为（43.21 ± 7.80）分，或许优于盐酸氟西汀组（46.21 ± 5.84）分（P<0.05）。——2c 级证据

治疗 12 周后，盐酸氟西汀联合心理干预组 SDS 评分为（39.21 ± 7.42）分，或许优于盐酸氟西汀组（43.07 ± 5.51）分（P<0.05）。——2c 级证据

指标 3：日常生活能力评价指标

· BI

治疗 8 周后，盐酸氟西汀联合心理干预组 BI 评分肯定优于盐酸氟西汀组（Z=6.81，P<0.000 01）（I^2=0%，MD=14.72，95% CI：10.48~18.86）。——1a 级证据

指标 4：神经功能缺损症状评价指标

· NIHSS

治疗 8 周后，盐酸氟西汀联合心理干预组 NIHSS 评分（3.2 ± 1.4）分可能优于盐酸氟西汀组（5.4 ± 1.2）分（P<0.05）。——2a 级证据

（二）盐酸氟西汀联合心理干预与神经内科常规治疗

指标 1：临床疗效评价指标

治疗后，盐酸氟西汀联合心理干预治疗 PSD 临床疗效肯定优于神经内科常规治疗（Z=5.70，P<0.000 01）（I^2=0%，RR=7.99，95% CI：3.91~16.34）。——1a 级证据

指标 2：抑郁状态评价指标

· HAMD-17

治疗 2 周后，盐酸氟西汀联合心理干预组 HAMD-17 项评分与神经内科常规治疗组相比差异无统计学意义（Z=1.66，P=0.10）（I^2=98%，MD=-4.02，95% CI：-8.78~-0.74）。——2a 级证据

治疗 4 周后，盐酸氟西汀联合心理干预组 HAMD-17 项评分可能优于神经内科常规治疗组（Z=4.64，P<0.000 01）（I^2=98%，MD=-7.45，95% CI：-10.61~-4.82）。——2a 级证据

治疗 8 周后，盐酸氟西汀联合心理干预组 HAMD-17 项评分可能优于神经内科常规治疗组（Z=2.51，P=0.01）（I^2=98%，MD=-5.99，95% CI：-10.66~-1.67）。——2a 级证据

治疗 12 周后，盐酸氟西汀联合心理干预组 HAMD-17 项评分可能优于神经内科常规治疗组（Z=4.95，P<0.000 01）（I^2=94%，MD=-7.62，95% CI：-10.64~-4.61）。——2a 级证据

· SDS

治疗 2 周后，盐酸氟西汀联合心理干预组 SDS 评分为（24.8 ± 1.8）分，或许优于神经内科常规治疗组（46.2 ± 2.2）分（P<0.05）。——2c 级证据

指标 3：日常生活能力评价指标

· BI

治疗 1 周后，盐酸氟西汀联合心理干预组 BI 评分为（21.1 ± 11.1）分，或许优于神经内科常规治疗组（20.5 ± 10.2）分（P<0.05）。——2c 级证据

治疗 4 周后，盐酸氟西汀联合心理干预组 BI 评分为（46.2 ± 14.7）分，或许优于神经内科常规治疗组（33.8 ± 15.9）分（P<0.05）。——2c 级证据

治疗 12 周后，盐酸氟西汀联合心理干预组 BI 评分为（83.2 ± 16.8）分，或许优于神经内科常规治疗组（61.4 ± 18.6）分（P<0.05）。——2c 级证据

· MBI

治疗 12 周后，盐酸氟西汀联合心理干预组 MBI 评分可能优于神经内科常规治疗组（Z=3.01，P=0.003）（I^2=82%，MD=18.82，95% CI：6.58~31.05）。——2a 级证据

· SDS

治疗 12 周后，盐酸氟西汀联合心理干预组 SDS 评分为（24.8 ± 1.8）分，或许优于神经内科常规治疗组（46.2 ± 2.2）分（P<0.05）。——2c 级证据

· ADL

治疗 12 周后，盐酸氟西汀联合心理干预组 ADL 评分肯定优于神经内科常规治疗组（Z=5.97，P<0.000 01）（I^2=0%，MD=10.19，95% CI：6.85~13.54）。——1a 级证据

指标 4：神经功能缺损症状评价指标

· SSS

治疗 2 周后，盐酸氟西汀联合心理干预组 SSS 评分为（24 ± 8）分，与神经内科常规治疗组（26 ± 8）分相比，差异无统计学意义（P>0.05）。——2c 级证据

治疗 4 周后，盐酸氟西汀联合心理干预组 SSS 评分为（14 ± 5）分，或许优于神经内科常规治疗组（19 ± 6）分（P<0.05）。——2c 级证据

治疗 8 周后，盐酸氟西汀联合心理干预组 SSS 评分为（5 ± 3）分，或许优于神经内科常规治疗组（13 ± 4）分（P<0.01）。——2c 级证据

六、盐酸文拉法辛联合心理干预治疗方案

★推荐意见：

（1）与神经内科常规治疗对比，疗程为 8 周则弱度不建议盐酸文拉法辛联合心理干预

试用于 PSD 治疗。

(2)与盐酸文拉法辛对比,疗程为 8 周则弱度不建议盐酸文拉法辛联合心理干预试用于 PSD 治疗。

治疗原则:抗抑郁。

药物名称:怡诺斯、博乐欣。

药物组成:盐酸文拉法辛。

服用方法:75mg,每日 1 次。

操作方法:安慰、解释、鼓励为主,并辅以认知疗法,每周 1~2 次,每次 45 分钟。

疗程:2~12 周。

(一)盐酸文拉法辛联合心理干预与神经内科常规治疗

指标 1:临床疗效评价指标

治疗 8 周后,盐酸文拉法辛联合心理干预治疗 PSD 临床疗效与神经内科常规治疗相比差异无统计学意义(P=0.08),两组临床有效率分别为 91% 和 73%。——2c 级证据

指标 2:抑郁状态评价指标

· HAMD-17

治疗 1 周后,盐酸文拉法辛联合心理干预组 HAMD-17 项评分为(23.67 ± 5.73)分,与神经内科常规治疗组(23.76 ± 7.54)分比较,差异无统计学意义(P>0.05)。——2c 级证据

治疗 2 周后,盐酸文拉法辛联合心理干预组 HAMD-17 项评分肯定优于神经内科常规治疗组(Z=5.33,P<0.000 01)(I^2=0%,MD=-3.10,95% CI:-4.24~-1.96)。——1a 级证据

治疗 3 周后,盐酸文拉法辛联合心理干预组 HAMD-17 项评分为(15.67 ± 4.73)分,或许优于神经内科常规治疗组(19.28 ± 4.67)分(P<0.05)。——2c 级证据

治疗 4 周后,盐酸文拉法辛联合心理干预组 HAMD-17 项评分肯定优于神经内科常规治疗组(Z=11.90,P<0.000 01)(I^2=43%,MD=-6.17,95% CI:-7.18~-5.15)。——1a 级证据

治疗 8 周后,盐酸文拉法辛联合心理干预组 HAMD-17 项评分可能优于神经内科常规治疗组(Z=7.18,P<0.000 01)(I^2=93%,MD=-10.40,95% CI:-13.24~-7.56)。——2a 级证据

治疗 12 周后,盐酸文拉法辛联合心理干预组 HAMD-17 项评分为(6.8 ± 1.5)分,或许优于神经内科常规治疗组(18.1 ± 2.5)分(P<0.01)。——2c 级证据

指标 3:日常生活能力评价指标

· BI

治疗 5 周后,盐酸文拉法辛联合心理干预组 BI 评分为(60.10 ± 20.80)分,与神经内科常规治疗组(74.30 ± 18.70)分比较,差异无统计学意义(P>0.05)。——2a 级证据

治疗 12 周后,盐酸文拉法辛联合心理干预组 BI 评分为(83 ± 8)分,或许优于神经内科常规治疗组(68 ± 6)分(P>0.05)。——2c 级证据

治疗 5~12 周后,盐酸文拉法辛联合心理干预组 BI 评分可能优于神经内科常规治疗组(Z=6.43,P<0.000 01)(I^2=98%,MD=10.35,95% CI:7.19~13.50)。——2a 级证据

指标 4：神经功能缺损症状评价指标

· SSS

治疗 8 周后，盐酸文拉法辛联合心理干预组 SSS 评分为（20.3 ± 3.8）分，或许优于神经内科常规治疗组（23.8 ± 4.2）分（P<0.05）。——2c 级证据

治疗 12 周后，盐酸文拉法辛联合心理干预组 SSS 评分为（13.7 ± 3.2）分，或许优于神经内科常规治疗组（18.4 ± 1.0）分（P<0.05）。——2c 级证据

治疗 8~12 周后，盐酸文拉法辛联合心理干预组 SSS 评分肯定优于神经内科常规治疗组（Z=8.48，P<0.000 01）（I^2=6%，MD=−4.40，95% CI：−5.42~−3.38）。——1a 级证据

（二）盐酸文拉法辛联合心理干预与盐酸文拉法辛

指标 1：临床疗效评价指标

治疗后，盐酸文拉法辛联合心理干预治疗 PSD 临床疗效与盐酸文拉法辛相比差异无统计学意义（P=0.18），临床有效率分别为 91.18% 和 79.41%。——2c 级证据

指标 2：抑郁状态评价指标

· HAMD-17

治疗 8 周后，盐酸文拉法辛联合心理干预组 HAMD-17 项评分为（8.74 ± 4.92）分，或许优于盐酸文拉法辛组（13.25 ± 5.67）分（P<0.05）。——2c 级证据

七、圣·约翰草提取物联合心理干预治疗方案

★推荐意见：

与圣·约翰草提取物对比，疗程为 3 周则弱度不建议圣·约翰草提取物联合心理干预治疗试用于 PSD 治疗；疗程为 4 周或 9 周则弱度建议圣·约翰草提取物联合心理干预治疗试用于 PSD 治疗。

治疗原则：抗抑郁。

药物名称：路优泰。

药物组成：贯叶金丝桃素 9mg，金丝桃素和伪金丝桃素 0.36~0.84mg，黄酮醇苷等。

服用方法：300mg，每日 2~3 次。

操作方法：日常行为辅导和思维交流及认知疗法，每周 3~6 次，每次 30~45 分钟。

疗程：4~9 周。

（一）圣·约翰草提取物联合心理干预与圣·约翰草提取物

指标 1：抑郁状态评价指标

· HAMD-17

治疗 3 周后，圣·约翰草提取物联合心理干预组 HAMD-17 项评分为（13.01 ± 4.75）分，与圣·约翰草提取物组（16.39 ± 9.25）分相比，差异无统计学意义（P>0.05）。——2c 级证据

治疗 4 周后，圣·约翰草提取物联合心理干预组 HAMD-17 项评分为（10.13 ± 3.48）分，

或许优于圣·约翰草提取物组(14.32±2.88)分($P<0.0001$)。——2c 级证据

治疗 9 周后,圣·约翰草提取物联合心理干预组 HAMD-17 项评分为(12.91±3.95)分,或许优于圣·约翰草提取物组(16.19±6.25)分($P=0.01$)。——2c 级证据

治疗 3~9 周后,圣·约翰草提取物联合心理干预组 HAMD-17 项评分肯定优于圣·约翰草提取物组(Z=5.31,$P<0.00001$)($I^2=0\%$,MD=-3.80,95% CI:-5.20~-2.40)。——1a 级证据

指标 3:日常生活能力评价指标

· BI

治疗 3 周后,圣·约翰草提取物联合心理干预组 BI 评分为(13.01±4.75)分,或许优于圣·约翰草提取物组(16.39±9.25)分($P<0.05$)。——2c 级证据

指标 4:神经功能缺损症状评价指标

· NIHSS

治疗 4 周后,圣·约翰草提取物联合心理干预组 NIHSS 评分为(10.13±3.48)分,或许优于圣·约翰草提取物组(14.32±2.88)分($P<0.05$)。——2c 级证据

八、多塞平联合心理干预治疗方案

★推荐意见:

与多塞平对比,疗程为 4 周则较强建议多塞平联合心理干预试用于 PSD 治疗。

治疗原则:抗抑郁。

药物名称:多塞平。

药物组成:盐酸多塞平。

服用方法:每日 50mg。

操作方法:日常行为辅导和思维交流及认知疗法,每周 3~6 次,每次 30~45 分钟。

疗程:4 周。

多塞平联合心理干预与多塞平

指标 1:临床疗效评价指标

治疗后,多塞平联合心理干预治疗 PSD 临床疗效可能优于多塞平($P=0.0122$),临床有效率分别为 97.06% 和 76.47%。——2a 级证据

指标 2:抑郁状态评价指标

· HAMD-17

治疗 4 周后,多塞平联合心理干预组 HAMD-17 项评分为(10.25±2.67)分,可能优于多塞平组(18.67±2.67)分($P<0.01$)。——2a 级证据

指标 3:日常生活能力评价指标

· BI

治疗 4 周后,多塞平联合心理干预组 BI 评分为(71.25±5.69)分,可能优于多塞平组(59.12±6.37)分($P<0.01$)。——2a 级证据

九、阿戈美拉汀联合心理干预治疗方案

★推荐意见:

与多塞平对比,疗程为8周则弱度建议阿戈美拉汀联合心理干预试用于PSD治疗。

治疗原则:抗抑郁。

药物名称:维度新、麦克林。

药物组成:阿戈美拉汀(褪黑素MT1、MT2受体激动剂和5-HT2 C受体拮抗剂)。

服用方法:25mg,睡前服用。

操作方法:苏格拉底式对话、去灾难化等策略,认知疗法,每周2次,每次50分钟。

疗程:8周。

阿戈美拉汀联合心理干预与多塞平

指标:抑郁状态评价指标

· HAMD-17

治疗8周后,阿戈美拉汀联合心理干预组HAMD-17项评分为(11.58±4.43)分,或许优于多塞平组(14.67±3.56)分(P<0.05)。——2c级证据

十、米氮平联合心理干预治疗方案

★推荐意见:

(1)与米氮平对比,疗程为2周、4周或6周则弱度建议米氮平联合心理干预试用于PSD治疗。

(2)与神经内科常规治疗对比,疗程为4周则弱度建议米氮平联合心理干预试用于PSD治疗。

治疗原则:抗抑郁。

药物名称:派迪生、瑞美隆、华裕、米尔宁、米氮平片。

药物组成:米氮平。

服用方法:15~30mg,睡前服用。

操作方法:苏格拉底式对话、去灾难化等策略,认知疗法,每周1~5次,每次30~60分钟。

疗程:4~6周。

(一)米氮平联合心理干预与米氮平

指标:抑郁状态评价指标

· HAMD-17

治疗2周后,米氮平联合心理干预组HAMD-17项评分为(24.01±4.92)分,或许优于米氮平组(27.85±5.26)分(P<0.05)。——2c级证据

治疗4周后,米氮平联合心理干预组HAMD-17项评分为(18.62±4.85)分,或许优于

米氮平组（23.49±5.50）分（$P<0.05$）。——2c 级证据

治疗 6 周后，米氮平联合心理干预组 HAMD-17 项评分为（9.72 ±2.98）分，或许优于米氮平组（12.63±3.34）分（$P<0.05$）。——2c 级证据

（二）米氮平联合心理干预与神经内科常规治疗

指标 1：抑郁状态评价指标

· HAMD-17

治疗 4 周后，米氮平联合心理干预组 HAMD-17 项评分为（8.32±0.37）分，或许优于神经内科常规治疗组（15.52±0.83）分（$P<0.05$）。——2c 级证据

指标 2：日常生活能力评价指标

· BI

治疗 4 周后，米氮平联合心理干预组 BI 评分为（84.57±17.39）分，或许优于神经内科常规治疗组（73.24±15.49）分（$P<0.05$）。——2c 级证据

第三节　西药抗抑郁药联合物理治疗

高压氧疗法能够促进血氧含量及氧分压的提高，改善大脑缺氧状态，加快神经功能恢复，即情感能力的恢复。相关研究表明，脑卒中后早期介入高压氧疗法能改善 PSD 患者预后，疗程以 8 周为最佳。rTMS 疗法通过神经电生理技术改善脑血流和脑皮质的兴奋性，使皮质功能得以重建并加快神经网膜功能的重塑，对脑神经突触的持续兴奋 - 抑制环节进行纠正和调节，从而改善大脑功能，无论是对于抑郁躯体化症状，还是心理症状都有积极治疗意义。目前，rTMS 疗法的刺激区域、频率、强度、极性、持续时间暂时还没有明确的指导原则，因此各项研究的治疗效果及结果存在一定的差异性。脑生物反馈治疗是建立在人们对于躯体与大脑之间可形成一个新的反馈环的基础上，利用电子技术将神经电生理活动转换为可感知的视觉和听觉信号，使患者对于体内的生理活动进行自我调节和控制，以达到改善脑功能状态的目的。

本章节选取物理疗法联合西药抗抑郁药物为主要治疗方法，对比不同种类西药抗抑郁药物、物理疗法、神经内科治疗以及常规疗法，从临床疗效及症状评分角度评价物理疗法联合西药抗抑郁药物治疗 PSD 的临床优势，并制订合理的治疗方案，供临床参考选用。

一、西药抗抑郁药联合高压氧治疗方案

★推荐意见：

与西药抗抑郁药对比，疗程为 4 周则强烈推荐西药抗抑郁药联合高压氧应用于 PSD 治疗。

治疗原则：抗抑郁。

药物组成：SSRI 和 SNRI 类抗抑郁药，氟哌噻吨美利曲辛。

服用方法:SSRI 类抗抑郁药物每日 20mg; SNRI 类抗抑郁药物每日 60mg;氟哌噻吨美利曲辛每日 21mg。

操作方法:使用面罩吸纯氧 30 分钟,结束后改为舱内吸氧,在治疗过程中高压氧压力保持在 0.22 MPa,温度保持在 20~26℃。

疗程:4~8 周。

西药抗抑郁药联合高压氧与西药抗抑郁药

指标 1:临床疗效评价指标

治疗 4 周后,西药抗抑郁药联合高压氧治疗 PSD 临床疗效肯定优于西药抗抑郁药(Z=4.30,P<0.000 01)(I^2=0%,RR=1.25,95% CI:1.13~1.38)。——1a 级证据

指标 2:抑郁状态评价指标

· HAMD-17

治疗 4~8 周后,西药抗抑郁药联合高压氧组 HAMD-17 项评分可能优于西药抗抑郁药组(Z=4.90,P<0.000 01)(I^2=92%,MD=-3.84,95% CI:-5.37~-2.30)。——2a 级证据

二、SSRI 类抗抑郁药联合高压氧治疗方案

★推荐意见:

(1)与 SSRI 类抗抑郁药对比,疗程为 4 周则强烈推荐 SSRI 类抗抑郁药联合高压氧应用于 PSD 治疗。

(2)与盐酸氟西汀对比,疗程为 4 周则强烈推荐盐酸氟西汀联合高压氧应用于 PSD 治疗。

(3)与高压氧治疗对比,疗程为 4 周则弱度建议盐酸氟西汀联合高压氧应用于 PSD 治疗。

(4)与盐酸帕罗西汀对比,疗程为 8 周则弱度建议盐酸帕罗西汀联合高压氧应用于 PSD 治疗。

治疗原则:抗抑郁。

药物组成:盐酸氟西汀、盐酸帕罗西汀。

服用方法:SSRI 类抗抑郁药物每日 20mg。

操作方法:使用面罩吸纯氧 30 分钟,结束后改为舱内吸氧,在治疗过程中高压氧压力保持在 0.22 MPa,温度保持在 20~26℃。

疗程:4~8 周。

(一)SSRI 类抗抑郁药联合高压氧与 SSRI 类抗抑郁药

指标 1:临床疗效评价指标

治疗 4 周后, SSRI 类抗抑郁药联合高压氧治疗 PSD 临床疗效肯定优于 SSRI 类抗抑郁药(Z=3.60,P=0.000 3)(I^2=0%,RR=1.24,95% CI:1.10~1.39)。——1a 级证据

指标 2:抑郁状态评价指标

· HAMD-17

治疗 4~8 周后，SSRI 类抗抑郁药联合高压氧组 HAMD-17 项评分可能优于 SSRI 类抗抑郁药组(Z=3.01, P=0.003)(I^2=94%, MD=-3.58, 95% CI: -5.92~-1.25)。——2a 级证据

(二)盐酸氟西汀联合高压氧与盐酸氟西汀

指标 1:临床疗效评价指标

治疗 4 周后,盐酸氟西汀联合高压氧治疗 PSD 临床疗效肯定优于盐酸氟西汀(Z=2.90, P=0.004)(I^2=0%, RR=1.29, 95% CI: 1.09~1.53)。——1a 级证据

指标 2:抑郁状态评价指标

· HAMD-17

治疗 4 周后,盐酸氟西汀联合高压氧组 HAMD-17 项评分与盐酸氟西汀组相比差异无统计学意义(Z=1.62, P=0.10)(I^2=89%, MD=-2.94, 95% CI: -6.49~-0.61)。——2a 级证据

治疗 6 周后,盐酸氟西汀联合高压氧组 HAMD-17 项评分与盐酸氟西汀组相比差异无统计学意义(Z=1.75, P=0.08)(I^2=97%, MD=-5.44, 95% CI: -11.53~0.64)。——2a 级证据

指标 3:神经功能缺损症状评价指标

· NIHSS

治疗 4 周后,盐酸氟西汀联合高压氧组 NIHSS 评分为(3.90 ± 3.13)分,或许优于盐酸氟西汀组(5.84 ± 2.91)分(P=0.02)。——2c 级证据

治疗 6 周后,盐酸氟西汀联合高压氧组 NIHSS 评分为(6.5 ± 3.8)分,或许优于盐酸氟西汀组(8.8 ± 4.1)分(P<0.000 1)。——2c 级证据

(三)盐酸氟西汀联合高压氧与高压氧

指标 1:临床疗效评价指标

治疗 4 周后,盐酸氟西汀联合高压氧治疗 PSD 临床疗效或许优于高压氧(P=0.05),临床有效率分别为 93.3% 和 73.3%。——1c 级证据

指标 2:抑郁状态评价指标

· HAMD-17

治疗 4 周后,盐酸氟西汀联合高压氧组 HAMD-17 项评分为(10.9 ± 4.4)分,可能优于高压氧组(7.3 ± 2.2)分(P<0.000 1)。——2a 级证据

治疗 6 周后,盐酸氟西汀联合高压氧组 HAMD-17 项评分为(13.19 ± 3.14)分,可能优于高压氧组(18.26 ± 2.31)分(P<0.000 1)。——2a 级证据

指标 3:神经功能缺损症状评价指标

· NIHSS

治疗 6 周后,盐酸氟西汀联合高压氧组 NIHSS 评分为(6.5 ± 3.8)分,或许优于盐酸氟西汀组(10.3 ± 3.8)分(P<0.01)。——2c 级证据

（四）盐酸帕罗西汀联合高压氧与盐酸帕罗西汀

指标 1：临床疗效评价指标

治疗 8 周后，盐酸帕罗西汀联合高压氧治疗 PSD 临床疗效可能优于盐酸帕罗西汀（$P<0.01$），临床有效率分别为 93.3% 和 86.6%。——1c 级证据

指标 2：抑郁状态评价指标

· HAMD-17

治疗 6 周后，盐酸帕罗西汀联合高压氧组 HAMD-17 项评分为（10.9 ± 3.5）分，或许优于盐酸帕罗西汀组（16.4 ± 3.1）分（$P<0.01$）。——2c 级证据

治疗 8 周后，盐酸帕罗西汀联合高压氧组 HAMD-17 项评分为（11.23 ± 3.46）分，或许优于盐酸帕罗西汀组（16.31 ± 3.14）分（$P<0.01$）。——2c 级证据

治疗 6~8 周后，盐酸帕罗西汀联合高压氧组 HAMD-17 项评分肯定优于盐酸帕罗西汀组（Z=7.49，$P<0.000\ 01$）（$I^2=0\%$，MD=-5.22，95% CI：-6.59~-3.85）。——1a 级证据

指标 3：日常生活能力评价指标

· BI

治疗 6 周后，盐酸帕罗西汀联合高压氧组 BI 评分为（5.3 ± 3.3）分，或许优于盐酸帕罗西汀组（7.8 ± 6.3）分（$P<0.05$）。——2c 级证据

指标 4：神经功能缺损症状评价指标

· NIHSS

治疗 8 周后，盐酸帕罗西汀联合高压氧组 NIHSS 评分为（5.40 ± 3.33）分，或许优于盐酸帕罗西汀组（7.73 ± 6.32）分（$P<0.05$）。——2c 级证据

三、氟哌噻吨美利曲辛联合高压氧治疗方案

★推荐意见：

与氟哌噻吨美利曲辛对比，疗程为 4 周则弱度建议氟哌噻吨美利曲辛联合高压氧用于 PSD 治疗。

治疗原则：抗抑郁。

药物名称：黛力新。

药物组成：盐酸氟哌噻吨、盐酸美利曲辛（噻吨衍生物、非选择性单胺再吸收抑制剂）。

服用方法：每日 21mg。

操作方法：使用面罩吸纯氧 30 分钟，结束后改为舱内吸氧，在治疗过程中高压氧压力保持在 0.22 MPa，温度保持在 20~26℃。

疗程：4 周。

氟哌噻吨美利曲辛联合高压氧与氟哌噻吨美利曲辛

指标 1：临床疗效评价指标

治疗后，氟哌噻吨美利曲辛联合高压氧治疗 PSD 临床疗效或许优于氟哌噻吨美利曲辛（P=0.02），临床有效率分别为 75% 和 49%。——2c 级证据

指标 2：抑郁状态评价指标

· HAMD-17

治疗 4 周后，氟哌噻吨美利曲辛联合高压氧组 HAMD-17 项评分可能优于氟哌噻吨美利曲辛组（Z=4.57，P<0.000 01）（I^2=71%，MD=-4.23，95% CI：-6.05~-2.42）。——2a 级证据

指标 3：日常生活能力评价指标

· BI

治疗 4 周后，氟哌噻吨美利曲辛联合高压氧组 BI 评分为（56.77 ± 7.58）分，或许优于氟哌噻吨美利曲辛组（52.21 ± 8.09）分（P<0.05）。——2c 级证据

四、盐酸度洛西汀联合高压氧治疗方案

★推荐意见：

与度洛西汀对比，疗程为 12 周则弱度不建议度洛西汀联合高压氧试用于 PSD 治疗；疗程为 24 周则弱度建议度洛西汀联合高压氧试用于 PSD 治疗。

治疗原则：抗抑郁。

药物名称：欣百达、奥思平、度洛西汀。

药物组成：盐酸度洛西汀。

服用方法：每日 60mg。

操作方法：使用面罩吸纯氧 30 分钟，结束后改为舱内吸氧，在治疗过程中高压氧压力保持在 0.22 MPa，温度保持在 20~26℃。

疗程：24 周。

盐酸度洛西汀联合高压氧与盐酸度洛西汀

指标 1：抑郁状态评价指标

· HAMD-17

治疗 12 周后，盐酸度洛西汀联合高压氧组 HAMD-17 项评分为（11.34 ± 2.31）分，与盐酸度洛西汀组（11.72 ± 2.46）分相比，差异无统计学意义（P>0.05）。——2c 级证据

治疗 24 周后，盐酸度洛西汀联合高压氧组 HAMD-17 项评分为（5.26 ± 1.36）分，或许优于盐酸度洛西汀组（10.26 ± 2.64）分（P<0.05）。——2c 级证据

指标 2：日常生活能力评价指标

· ADL

治疗 12 周后，盐酸度洛西汀联合高压氧组 ADL 评分（52.32 ± 9.12）分，与盐酸度洛西

汀组(52.16 ± 9.45)分相比,差异无统计学意义(P>0.05)。——2c 级证据

治疗 24 周后,盐酸度洛西汀联合高压氧组 ADL 评分为(72.48 ± 8.92)分,或许优于盐酸度洛西汀组(54.37 ± 9.18)分(P<0.05)。——2c 级证据

指标 3:神经功能缺损症状评价指标

- NIHSS

治疗 12 周后,盐酸度洛西汀联合高压氧组 NIHSS 评分为(16.67 ± 6.46)分,与盐酸度洛西汀组(16.59 ± 7.76)分相比,差异无统计学意义(P>0.05)。——2c 级证据

治疗 24 周后,盐酸度洛西汀联合高压氧组 NIHSS 评分为(8.26 ± 5.26)分,或许优于盐酸度洛西汀组(14.25 ± 5.34)分(P<0.05)。——2c 级证据

五、西药抗抑郁药联合 rTMS 治疗方案

★推荐意见:

与西药抗抑郁药对比,疗程为 4 周则强烈推荐西药抗抑郁药联合 rTMS 应用于 PSD 治疗。

治疗原则:抗抑郁。

药物组成:SSRI 类抗抑郁药、米氮平、盐酸度洛西汀。

操作方法:rTMS 治疗仪的刺激参数设置为刺激频率 1~20Hz、刺激强度 80%~90%MT 值、刺激时间 8 秒、间歇时间 2 秒,刺激时线圈与头部相切。每日 1 次,每次 20 分钟,每周 5 次。

疗程:4~8 周。

西药抗抑郁药联合 rTMS 与西药抗抑郁药

指标 1:临床疗效评价指标

治疗 4 周后,西药抗抑郁药联合 rTMS 治疗 PSD 临床疗效肯定优于西药抗抑郁药(Z=3.67,P=0.000 2)(I^2=36%,RR=1.29,95% CI:1.13~1.48)。——1a 级证据

指标 2:抑郁状态评价指标

- HAMD-17

治疗 8 周后,西药抗抑郁药联合 rTMS 组 HAMD-17 项评分可能优于西药抗抑郁药组(Z=2.57,P=0.01)(I^2=92%,MD=−2.45,95% CI:−4.32~−0.58)。——2a 级证据

六、SSRI 类抗抑郁药联合 rTMS 治疗方案

★推荐意见:

与 SSRI 类抗抑郁药对比,疗程为 4 周则强烈推荐 SSRI 类抗抑郁药联合 rTMS 应用于 PSD 治疗。

治疗原则:抗抑郁。

药物组成:SSRI 类抗抑郁药。

操作方法：rTMS 治疗仪的刺激参数设置为刺激频率 1~20Hz、刺激强度 80%~90%MT 值、刺激时间 8 秒、间歇时间 2 秒，刺激时线圈与头部相切。每日 1 次，每次 20 分钟，每周 5 次。

疗程：4~8 周。

SSRI 类抗抑郁药联合 rTMS 与 SSRI 类抗抑郁药

指标 1：临床疗效评价指标

治疗 4 周后，SSRI 类抗抑郁药联合 rTMS 治疗 PSD 临床疗效肯定优于 SSRI 类抗抑郁药（Z=3.79，P=0.000 1）（I^2=0%，RR=1.36，95% CI：1.16~1.59）。——1a 级证据

指标 2：抑郁状态评价指标

· HAMD-17

治疗 8 周后，SSRI 类抗抑郁药联合 rTMS 组 HAMD-17 项评分可能优于 SSRI 类抗抑郁药组（Z=1.38，P=0.000 1）（I^2=94%，MD=-2.39，95% CI：-5.77~1.00）。——2a 级证据

七、西酞普兰 / 艾司西酞普兰联合 rTMS 治疗方案

★推荐意见：

（1）与西酞普兰 / 艾司西酞普兰对比，疗程为 2 周则强烈推荐西酞普兰 / 艾司西酞普兰联合 rTMS 应用于 PSD 治疗。

（2）与西酞普兰 / 艾司西酞普兰对比，疗程为 4 周则强烈不建议西酞普兰 / 艾司西酞普兰联合 rTMS 试用于 PSD 治疗。

治疗原则：抗抑郁。

药物名称：西普妙、依地普仑、喜妙普，来士普、立普能。

药物组成：西酞普兰 / 艾司西酞普兰。

服用方法：5~20mg，每日 1 次。

操作方法：rTMS 治疗仪的刺激参数设置为刺激频率 1~20Hz、刺激强度 80%~90%MT 值、刺激时间 8 秒、间歇时间 2 秒，刺激时线圈与头部相切。每日 1 次，每次 20 分钟，每周 5 次。

疗程：2 周。

西酞普兰 / 艾司西酞普兰联合 rTMS 与西酞普兰 / 艾司西酞普兰

指标 1：抑郁状态评价指标

· HAMD-17

治疗 2 周后，西酞普兰 / 艾司西酞普兰联合 rTMS 组 HAMD-17 项评分肯定优于西酞普兰 / 艾司西酞普兰组（Z=6.40，P<0.000 01）（I^2=0%，MD=-4.58，95% CI：-5.98~-3.18）。——1a 级证据

治疗 4 周后，西酞普兰 / 艾司西酞普兰联合 rTMS 组 HAMD-17 项评分与西酞普兰 / 艾

司西酞普兰组相比差异无统计学意义（Z=1.12，P=0.26）（I^2=93%，MD=-3.03，95% CI：-8.31~2.25）。——2a 级证据

指标 2：日常生活能力评价指标

· BI

治疗 2 周后，西酞普兰 / 艾司西酞普兰联合 rTMS 组 BI 评分为（40.05 ± 7.07）分，可能优于西酞普兰 / 艾司西酞普兰组（35.31 ± 9.28）分（P<0.05）。——2a 级证据

治疗 4 周后，西酞普兰 / 艾司西酞普兰联合 rTMS 组 BI 评分（70.22 ± 9.81）分，与西酞普兰 / 艾司西酞普兰组（69.38 ± 10.26）分相比无明显统计学差异（P>0.05）。——2a 级证据

指标 3：神经功能缺损症状评价指标

· NIHSS

治疗 2 周后，西酞普兰 / 艾司西酞普兰联合 rTMS 组 NIHSS 评分为（5.89 ± 4.99）分，可能优于西酞普兰 / 艾司西酞普兰组（7.13 ± 4.27）分（P<0.05）。——2a 级证据

治疗 4 周后，西酞普兰 / 艾司西酞普兰联合 rTMS 组 NIHSS 评分为（3.22 ± 2.87）分，与西酞普兰 / 艾司西酞普兰组（3.98 ± 3.02）分相比，差异无统计学意义（P>0.05）。——2a 级证据

八、盐酸氟西汀联合 rTMS 治疗方案

★推荐意见：

（1）与 rTMS 对比，疗程为 6 周则弱度建议盐酸氟西汀联合 rTMS 试用于 PSD 治疗。

（2）与盐酸氟西汀对比，疗程为 6 周则强烈推荐盐酸氟西汀联合 rTMS 应用于 PSD 治疗。

治疗原则：抗抑郁。

药物名称：百忧解、百优解。

药物组成：盐酸氟西汀。

操作方法：rTMS 治疗仪的刺激参数设置为刺激频率 1~20Hz、刺激强度 80%~90%MT 值、刺激时间 8 秒、间歇时间 2 秒，刺激时线圈与头部相切。每日 1 次，每次 20 分钟，每周 5 次。

疗程：6~8 周。

（一）盐酸氟西汀联合 rTMS 与 rTMS

指标 1：临床疗效评价指标

治疗 6 周后，盐酸氟西汀联合 rTMS 治疗 PSD 临床疗效或许优于 rTMS（P<0.05），临床有效率分别为 86.7% 和 73.3%。——2c 级证据

指标 2：抑郁状态评价指标

· HAMD-17

治疗 2 周后，盐酸氟西汀联合 rTMS 组 HAMD-17 项评分为（21.56 ± 4.60）分，或许优

于 rTMS 组(24.49±4.12)分($P<0.05$)。——2c 级证据

治疗 4 周后,盐酸氟西汀联合 rTMS 组 HAMD-17 项评分为(14.33±3.34)分,与 rTMS 组(15.18±4.15)分相比,差异无统计学意义($P>0.05$)。——2c 级证据

治疗 6 周后,盐酸氟西汀联合 rTMS 组 HAMD-17 项评分为(12.31±3.16)分,与 rTMS 组(13.48±3.50)分相比,差异无统计学意义($P>0.05$)。——2c 级证据

指标 3:日常生活能力评价指标

· MBI

治疗 6 周后,盐酸氟西汀联合 rTMS 组 MBI 评分为(78.45±6.72)分,或许优于 rTMS 组(73.26±6.30)分($P<0.05$)。——2c 级证据

(二)盐酸氟西汀联合 rTMS 与盐酸氟西汀

指标 1:临床疗效评价指标

治疗 6 周后,盐酸氟西汀联合 rTMS 治疗 PSD 临床疗效肯定优于盐酸氟西汀(Z=2.64, P=0.008)(I^2=0%,RR=1.30,95% CI:1.07~1.59)。——1a 级证据

指标 2:抑郁状态评价指标

· HAMD-17

治疗 2 周后,盐酸氟西汀联合 rTMS 组 HAMD-17 项评分肯定优于盐酸氟西汀组(Z=3.94,$P<0.000\,1$)(I^2=0%,MD=-2.05,95% CI:-3.06~-1.03)。——1a 级证据

治疗 4 周后,盐酸氟西汀联合 rTMS 组 HAMD-17 项评分肯定优于盐酸氟西汀组(Z=2.95,P=0.003)(I^2=58%,MD=-2.50,95% CI:-4.16~-0.84)。——1a 级证据

治疗 6 周后,盐酸氟西汀联合 rTMS 组 HAMD-17 项评分为(15.06±3.87)分,或许优于盐酸氟西汀组(18.10±4.21)分($P<0.05$)。——2c 级证据

治疗 8 周后,盐酸氟西汀联合 rTMS 组 HAMD-17 项评分为(9.69±2.77)分,或许优于盐酸氟西汀组(11.62±2.96)分($P<0.05$)。——2c 级证据

治疗 2~8 周后,盐酸氟西汀联合 rTMS 组临床疗效肯定优于盐酸氟西汀组(Z=0.19, P=0.85)(I^2=23%,MD=-2.67,95% CI:-3.90~-1.45)。——1a 级证据

指标 3:日常生活能力评价指标

· ADL

治疗 2 周后,盐酸氟西汀联合 rTMS 组 ADL 评分为(42.15±8.14)分,或许优于盐酸氟西汀组(40.25±9.87)分($P<0.05$)。——2c 级证据

治疗 4 周后,盐酸氟西汀联合 rTMS 组 ADL 评分为(49.65±7.73)分,与盐酸氟西汀组(48.25±9.12)分相比,差异无统计学意义($P>0.05$)。——2c 级证据

指标 4:神经功能缺损症状评价指标

· NIHSS

治疗 2~8 周后,盐酸氟西汀联合 rTMS 组 NIHSS 评分为(5.89±4.99)分,肯定优于盐酸氟西汀组(Z=4.42,$P<0.000\,01$)(I^2=5%,MD=-2.28,95% CI:-3.30~-1.27)。——1a 级证据

九、盐酸帕罗西汀联合 rTMS 治疗方案

★推荐意见:

与盐酸帕罗西汀对比,疗程为 8 周则强烈建议盐酸帕罗西汀联合 rTMS 试用于 PSD 治疗。

治疗原则:抗抑郁。

药物组成:盐酸帕罗西汀。

操作方法:rTMS 治疗仪的刺激参数设置为刺激频率 1~20Hz、刺激强度 80%~90%MT 值、刺激时间 8 秒、间歇时间 2 秒,刺激时线圈与头部相切。每日 1 次,每次 20 分钟,每周 5 次。

疗程:8 周。

盐酸帕罗西汀联合 rTMS 与盐酸帕罗西汀

指标 1:临床疗效评价指标

治疗 8 周后,盐酸帕罗西汀联合 rTMS 治疗 PSD 临床疗效优于盐酸帕罗西汀($P<0.05$),临床有效率分别为 94.12% 和 64.71%。——2a 级证据

指标 2:抑郁状态评价指标

· HAMD-17

治疗 8 周后,盐酸帕罗西汀联合 rTMS 组 HAMD-17 项评分为(15.31 ± 5.64)分,优于盐酸帕罗西汀组(22.36 ± 6.52)分($P<0.05$)。——2a 级证据

· SDS

治疗 8 周后,盐酸帕罗西汀联合 rTMS 组 SDS 评分为(46.37 ± 9.15)分,可能优于盐酸帕罗西汀组(62.80 ± 12.08)分($P<0.05$)。——2a 级证据

十、米氮平联合 rTMS 治疗方案

★推荐意见:

与米氮平对比,疗程为 8 周则强烈建议米氮平联合 rTMS 试用于 PSD 治疗。

治疗原则:抗抑郁。

药物组成:米氮平。

操作方法:rTMS 治疗仪的刺激参数设置为刺激频率 1~20Hz、刺激强度 80%~90%MT 值、刺激时间 8 秒、间歇时间 2 秒,刺激时线圈与头部相切。每日 1 次,每次 20 分钟,每周 5 次。

疗程:8 周。

米氮平联合 rTMS 与米氮平

指标 1:临床疗效评价指标

治疗 8 周后,米氮平联合 rTMS 治疗 PSD 临床疗效可能优于米氮平($P<0.05$),临床有效率分别为 90% 和 72%。——2a 级证据

指标 2:抑郁状态评价指标

· HAMD-17

治疗 2 周后,米氮平联合 rTMS 组 HAMD-17 项评分为(22.53 ± 5.07)分,可能优于米氮平组(24.64 ± 6.16)分($P<0.05$)。——2a 级证据

治疗 4 周后,米氮平联合 rTMS 组 HAMD-17 项评分为(19.47 ± 3.68)分,可能优于米氮平组(21.25 ± 3.76)分($P<0.05$)。——2a 级证据

治疗 6 周后,米氮平联合 rTMS 组 HAMD-17 项评分为(14.56 ± 4.29)分,与米氮平组(16.37 ± 4.42)分相比,差异无统计学意义($P>0.05$)。——2a 级证据

· SDS

治疗 8 周后,米氮平联合 rTMS 组 SDS 评分为(46.37 ± 9.15)分,可能优于米氮平组(62.80 ± 12.08)分($P<0.05$)。——2a 级证据

十一、盐酸度洛西汀联合 rTMS 治疗方案

★推荐意见:

与盐酸度洛西汀对比,疗程为 4 周则弱度不建议盐酸度洛西汀联合 rTMS 试用于 PSD 治疗。

治疗原则:抗抑郁。

药物组成:盐酸度洛西汀。

操作方法: rTMS 治疗仪的刺激参数设置为刺激频率 1~20Hz、刺激强度 80%~90%MT 值、刺激时间 8 秒、间歇时间 2 秒,刺激时线圈与头部相切。每日 1 次,每次 20 分钟,每周 5 次。

疗程:4~6 周。

盐酸度洛西汀联合 rTMS 与盐酸度洛西汀

指标 1:临床疗效评价指标

治疗 4 周后,盐酸度洛西汀联合 rTMS 治疗 PSD 临床疗效与盐酸度洛西汀($P>0.05$)差异无统计学意义,临床有效率分别为 86.7% 和 82.2%。——2c 级证据;

指标 2:抑郁状态评价指标

· HAMD-17

治疗 2 周后,盐酸度洛西汀联合 rTMS 组 HAMD-17 项评分为(17.68 ± 2.75)分,或许优于盐酸度洛西汀组(22.65 ± 2.84)分($P<0.05$)。——2c 级证据

治疗 4 周后，盐酸度洛西汀联合 rTMS 组 HAMD-17 项评分为（15.29 ± 2.36）分，或许优于盐酸度洛西汀组（16.68 ± 2.65）分（$P<0.05$）。——2c 级证据

治疗 6 周后，盐酸度洛西汀联合 rTMS 组 HAMD-17 项评分为（11.04 ± 1.16）分，可能优于盐酸度洛西汀组（15.32 ± 2.79）分（$P<0.05$）。——2a 级证据

治疗 2~6 周后，盐酸度洛西汀联合 rTMS 组 HAMD-17 项评分与盐酸度洛西汀组无统计学意义（Z=1.98，$P=0.05$）（$I^2=95\%$，MD=-2.86，95% CI：-5.69~-0.02）。——2a 级证据

指标 3：日常生活能力评价指标

· MBI

治疗 2 周后，盐酸度洛西汀联合 rTMS 组 MBI 评分为（55.41 ± 7.75）分，与盐酸度洛西汀组（62.80 ± 12.08）分相比，差异无统计学意义（$P>0.05$）。——2c 级证据

治疗 4 周后，盐酸度洛西汀联合 rTMS 组 MBI 评分为（79.39 ± 6.36）分，或许优于盐酸度洛西汀组（66.68 ± 5.61）分（$P<0.05$）。——2c 级证据

· ADL

治疗 6 周后，盐酸度洛西汀联合 rTMS 组 ADL 评分为（18.79 ± 1.43）分，可能优于盐酸度洛西汀组（22.58 ± 2.68）分（$P<0.05$）。——2a 级证据

十二、西药抗抑郁药联合脑生物反馈治疗方案

★推荐意见：

与西药抗抑郁药对比，疗程为 3 周则强烈不推荐西药抗抑郁药联合脑生物反馈治疗应用于 PSD 治疗。

治疗原则：抗抑郁。

药物组成：SSRI 类抗抑郁药、米氮平。

操作方法：采用多通道神经生物反馈仪，对患者进行 α 波、θ 波和 SMR 波训练，期间患者在治疗师的指导下根据视听反馈信号调节电压自行控制，使头脑放松，每次 30 分钟，每周 3 次。

疗程：8 周。

西药抗抑郁药联合脑生物反馈治疗与西药抗抑郁药

指标 1：临床疗效评价指标

治疗 3 周后，西药抗抑郁药联合脑生物反馈治疗治疗 PSD 临床疗效与西药抗抑郁药相比，差异无统计学意义（Z=0.56，$P=0.57$）（$I^2=93\%$，RR=1.11，95% CI：0.77~1.59）。——1a 级证据

指标 2：抑郁状态评价指标

· HAMD-17

治疗 8 周后，西药抗抑郁药联合脑生物反馈治疗组 HAMD-17 项评分可能优于西药抗抑郁药组（Z=8.57，$P<0.000\ 01$）（$I^2=79\%$，MD=-4.53，95% CI：-5.57~-3.50）。——2a 级证据

十三、盐酸舍曲林联合脑生物反馈治疗方案

★推荐意见：

与盐酸舍曲林对比，疗程为 8 周则强烈建议盐酸舍曲林联合脑生物反馈治疗试用于 PSD 治疗。

治疗原则：抗抑郁。

药物名称：左洛复、彼迈乐。

药物组成：盐酸舍曲林。

服用方法：50~100mg，每日 1 次。

操作方法：采用多通道神经生物反馈仪，对患者进行 α 波、θ 波和 SMR 波训练，期间患者在治疗师的指导下根据视听反馈信号调节电压自行控制，使头脑放松，每次 30 分钟，每周 3 次。

疗程：8 周。

盐酸舍曲林联合脑生物反馈治疗与盐酸舍曲林

指标 1：临床疗效评价指标

治疗 8 周后，盐酸舍曲林联合脑生物反馈治疗治疗 PSD 临床疗效可能优于盐酸舍曲林（$P<0.05$），临床有效率分别为 97.56% 和 78.38%。——2a 级证据

指标 2：抑郁状态评价指标

· HAMD-17

治疗 2 周后，盐酸舍曲林联合脑生物反馈治疗组 HAMD-17 项评分为（18.46 ± 4.97）分，可能优于盐酸舍曲林组（23.04 ± 5.88）分（$P<0.05$）。——2a 级证据

治疗 4 周后，盐酸舍曲林联合脑生物反馈治疗 HAMD-17 评分肯定优于盐酸舍曲林组（Z=7.29，$P<0.000\,01$）（$I^2=0\%$，MD=-5.30，95% CI：-6.73~-3.88）。——1a 级证据

治疗 8 周后，盐酸舍曲林联合脑生物反馈治疗 HAMD-17 评分肯定优于盐酸舍曲林组（Z=11.46，$P<0.000\,01$）（$I^2=0\%$，MD=-4.83，95% CI：-5.66~-4.01）。——1a 级证据

· SDS

治疗 2 周后，盐酸舍曲林联合脑生物反馈治疗 SDS 评分为（49.43 ± 7.96）分，可能优于盐酸舍曲林组（55.44 ± 9.28）分（$P<0.05$）。——2a 级证据

治疗 4 周后，盐酸舍曲林联合脑生物反馈治疗 SDS 评分为（38.36 ± 5.01）分，可能优于盐酸舍曲林组（48.34 ± 8.09）分（$P<0.05$）。——2a 级证据

治疗 8 周后，盐酸舍曲林联合脑生物反馈治疗 SDS 评分为（25.33 ± 2.07）分，可能优于盐酸舍曲林组（36.80 ± 5.25）分（$P<0.05$）。——2a 级证据

十四、盐酸帕罗西汀联合脑生物反馈治疗方案

★推荐意见：

与盐酸帕罗西汀对比，疗程为 2 周、4 周或 6 周则强烈建议盐酸帕罗西汀联合脑生物反馈治疗试用于 PSD 治疗。

治疗原则：抗抑郁。

药物名称：赛乐特、乐友、舒坦罗。

药物组成：盐酸帕罗西汀。

服用方法：10~40mg，每日 1 次。

操作方法：采用多通道神经生物反馈仪，对患者进行 α 波、θ 波和 SMR 波训练，期间患者在治疗师的指导下根据视听反馈信号调节电压自行控制，使头脑放松，每次 30 分钟，每周 3 次。

疗程：2~6 周。

盐酸帕罗西汀联合脑生物反馈治疗与盐酸帕罗西汀

指标 1：抑郁状态评价指标

- HAMD-17

治疗 2 周后，盐酸帕罗西汀联合脑生物反馈治疗组 HAMD-17 项评分为（10.65 ± 3.77）分，可能优于盐酸帕罗西汀组（13.54 ± 4.21）分（$P<0.05$）。——2a 级证据

治疗 4 周后，盐酸帕罗西汀联合脑生物反馈治疗组 HAMD-17 项评分为（6.05 ± 2.21）分，可能优于盐酸帕罗西汀组（10.58 ± 4.36）分（$P<0.05$）。——2a 级证据

治疗 6 周后，盐酸帕罗西汀联合脑生物反馈治疗组 HAMD-17 项评分为（4.58 ± 0.78）分，可能优于盐酸帕罗西汀组（8.87 ± 0.81）分（$P<0.05$）。——2a 级证据

十五、西酞普兰联合脑生物反馈治疗方案

★推荐意见：

与西酞普兰对比，疗程为 3 周则弱度建议西酞普兰联合脑生物反馈治疗试用于 PSD 治疗。

治疗原则：抗抑郁。

药物名称：西普妙、依地普仑、喜妙普，来士普、立普能。

药物组成：西酞普兰。

服用方法：10~50mg，每日 1 次。

操作方法：采用多通道神经生物反馈仪，对患者进行 α 波、θ 波和 SMR 波训练，期间患者在治疗师的指导下根据视听反馈信号调节电压自行控制，使头脑放松，每次 30 分钟，每周 3 次。

疗程：3 周。

西酞普兰联合脑生物反馈治疗与西酞普兰

指标：抑郁状态评价指标

- HAMD-17

治疗 3 周后，西酞普兰联合脑生物反馈治疗组 HAMD-17 项评分为（13.01 ± 4.75）分，或许优于西酞普兰组（16.39 ± 9.25）分（$P<0.05$）。——2c 级证据

十六、米氮平联合脑生物反馈治疗治疗方案

★推荐意见：

与米氮平对比，疗程为 6 周则弱度不建议脑生物反馈治疗联合米氮平试用于 PSD 治疗。

治疗原则：抗抑郁。

药物名称：派迪生、瑞美隆、华裕、米尔宁。

药物组成：米氮平。

服用方法：15~30mg，睡前服用。

操作方法：采用多通道神经生物反馈仪，对患者进行 α 波、θ 波和 SMR 波训练，期间患者在治疗师的指导下根据视听反馈信号调节电压自行控制，使头脑放松，每次 30 分钟，每周 3 次。

疗程：1~8 周。

米氮平联合脑生物反馈治疗与米氮平

指标 1：临床疗效评价指标

治疗 6 周后，米氮平联合脑生物反馈治疗治疗 PSD 临床疗效与米氮平组相比差异无统计学意义（$P>0.05$），临床有效率均分别为 92.12% 和 85.85%。——2c 级证据

指标 2：抑郁状态评价指标

- HAMD-17

治疗 1 周后，米氮平联合脑生物反馈治疗组 HAMD-17 项评分为（13.01 ± 4.75）分，或许优于米氮平组（16.39 ± 9.25）分（$P<0.05$）。——2c 级证据

治疗 2 周后，米氮平联合脑生物反馈治疗组 HAMD-17 项评分肯定优于米氮平组（$Z=2.71$，$P=0.007$）（$I^2=0\%$，MD=−1.00，95% CI：−1.72~−0.28）。——1a 级证据

治疗 4 周后，米氮平联合脑生物反馈治疗组 HAMD-17 项评分为（12.04 ± 2.15）分可能优于米氮平组（17.23 ± 2.95）分（$P<0.05$）。——2a 级证据

治疗 6 周后，米氮平联合脑生物反馈治疗组 HAMD-17 项评分肯定优于米氮平组（$Z=6.11$，$P<0.000\ 01$）（$I^2=49\%$，MD=−2.98，95% CI：−5.32~−0.64）。——1a 级证据

治疗 8 周后，米氮平联合脑生物反馈治疗组 HAMD-17 项评分为（7.08 ± 2.83）分，可能优于米氮平组（10.36 ± 3.12）分（$P<0.05$）。——2a 级证据

治疗 1~8 周后，米氮平联合脑生物反馈治疗组 HAMD-17 项评分肯定优于米氮平组（Z=3.35，P=0.000 5）（I^2=26%，MD=-2.89，95% CI：-4.50~-1.27）。——1a 级证据

· MADRS

治疗 2 周后，米氮平联合脑生物反馈治疗组 MADRS 评分为（22.85 ± 3.87）分，与米氮平组（24.14 ± 3.14）分相比，差异无统计学意义（P>0.05）。——2a 级证据

治疗 4 周后，米氮平联合脑生物反馈治疗组 MADRS 评分为（13.47 ± 3.54）分，可能优于米氮平组（18.32 ± 4.15）分（P<0.05）。——2a 级证据

治疗 6 周后，米氮平联合脑生物反馈治疗组 MADRS 评分为（7.54 ± 2.87）分，可能优于米氮平组（11.38 ± 3.08）分（P<0.05）。——2a 级证据

治疗 8 周后，米氮平联合脑生物反馈治疗组 MADRS 评分为（4.67 ± 2.14）分，可能优于米氮平组（8.25 ± 2.51）分（P<0.05）。——2a 级证据

· SDS

治疗 1 周后，米氮平联合脑生物反馈治疗组 SDS 评分为（40.48 ± 13.25）分，或许优于米氮平组（48.57 ± 14.32）分（P<0.05）。——2c 级证据

治疗 2 周后，米氮平联合脑生物反馈治疗组 SDS 评分为（36.74 ± 15.63）分，与米氮平组（18.32 ± 4.15）分相比，差异无统计学意义（P>0.05）。——2c 级证据

治疗 6 周后，米氮平联合脑生物反馈治疗组 SDS 评分为（16.24 ± 13.08）分，与米氮平组（17.63 ± 12.28）分相比，差异无统计学意义（P>0.05）。——2c 级证据

第四节　抗抑郁药物联合疗法

在临床研究中，医学工作者逐渐发现单纯抗抑郁类西药的应用并不能满足现有临床治疗的需求，而向多种西药联用的趋势转换。临床上多以不同类别抗抑郁西药的联用改善脑血管循环作用，西药或抗抑郁类西药联合抗焦虑类西药多见，如米氮平联合艾司西酞普兰、氟西汀联合尼莫地平、氟西汀联合奥氮平等。临床研究表明，多种西药联用对于 PSD 症状改善作用明显大于单纯西药抗抑郁。近年来，对于中枢炎症介导的 PSD 发病假说越发成为研究热点，抗炎、抗细胞因子药物的前景或有很大的研究空间。现有研究表明，非甾体抗炎药也显示出一定的抗抑郁活性，单独服用或作为抗抑郁类西药的辅助药物有积极治疗意义，但其具体作用仍待进一步研究。

本章节选取多种西药联合应用为主要治疗方法，对比不同种类西药抗抑郁药物、抗焦虑西药、改善脑血管循环类药物、神经内科治疗以及常规疗法，从临床疗效及症状评分角度评价多种西药联合应用治疗 PSD 的临床优势，并制订合理的治疗方案，供临床参考选用。

一、氟哌噻吨美利曲辛联合 SSRI 类抗抑郁药治疗方案

★推荐意见：

与 SSRI 类抗抑郁药对比，疗程为 4 周则强烈不推荐氟哌噻吨美利曲辛联合 SSRI 类抗

抑郁药应用于 PSD 治疗。

治疗原则:抗抑郁。

商品名:黛力新。

药物组成:盐酸氟哌噻吨、盐酸美利曲辛、SSRI 类抗抑郁药。

服用方法:每日 10.5mg。

疗程:8 周。

氟哌噻吨美利曲辛联合 SSRI 类抗抑郁药与 SSRI 类抗抑郁药

指标 1:临床疗效评价指标

治疗 4 周后,氟哌噻吨美利曲辛联合 SSRI 类抗抑郁药治疗 PSD 临床疗效与 SSRI 类抗抑郁药相比差异无统计学意义(Z=1.57, P=0.12)(I^2=0%, RR=1.09, 95% CI: 0.8~1.23)。——1a 级证据

指标 2:抑郁状态评价指标

· HAMD-17

治疗 4 周后,氟哌噻吨美利曲辛联合 SSRI 类抗抑郁药组 HAMD-17 项评分与 SSRI 类抗抑郁药组相比差异无统计学意义(Z=1.09, P=0.28)(I^2=100%, MD=-4.85, 95% CI: -13.61~3.91)。——2a 级证据

治疗 8 周后,氟哌噻吨美利曲辛联合 SSRI 类抗抑郁药组 HAMD-17 项评分可能优于 SSRI 类抗抑郁药组(Z=4.20, P<0.001)(I^2=82%, MD=-3.50, 95% CI: -5.14~-1.87)。——2a 级证据

二、氟哌噻吨美利曲辛联合盐酸帕罗西汀治疗方案

★推荐意见:

与盐酸帕罗西汀或氟哌噻吨美利曲辛单独使用对比,疗程为 4 周则强烈推荐氟哌噻吨美利曲辛联合帕罗西汀应用于 PSD 治疗。

治疗原则:抗抑郁。

药物名称:黛力新,赛乐特、乐友、舒坦罗。

药物组成:盐酸氟哌噻吨、盐酸美利曲辛,盐酸帕罗西汀。

服用方法:氟哌噻吨美利曲辛每日 10.5mg,盐酸帕罗西汀每日 20mg。

疗程:4~8 周。

(一)氟哌噻吨美利曲辛联合盐酸帕罗西汀与盐酸帕罗西汀

指标 1:临床疗效评价指标

治疗 4 周后,氟哌噻吨美利曲辛联合盐酸帕罗西汀治疗 PSD 临床疗效肯定优于盐酸帕罗西汀(Z=4.94, P<0.000 01)(I^2=0%, RR=5.63, 95% CI: 2.84~11.16)。——1a 级证据

指标 2:抑郁状态评价指标

· HAMD-17

治疗 4 周后,氟哌噻吨美利曲辛联合盐酸帕罗西汀组 HAMD-17 项评分与盐酸帕罗西汀组相比差异无统计学意义(Z=1.70, P=0.09)(I^2=100%, MD=-4.41, 95% CI: -9.49~0.67)。——2a 级证据

治疗 8 周后,氟哌噻吨美利曲辛联合盐酸帕罗西汀组 HAMD-17 项评分可能优于盐酸帕罗西汀组(Z=2.70,P=0.04)(I^2=90%,MD=-2.82,95% CI:-5.14~0.54)。——2a 级证据

指标 3:日常生活能力评价指标

· BI

治疗 2 周后,氟哌噻吨美利曲辛联合盐酸帕罗西汀组 BI 评分为(72.18 ± 1.53)分,与盐酸帕罗西汀组(62.12 ± 2.00)分相比,差异无统计学意义(P>0.05)。——2c 级证据

治疗 4 周后,氟哌噻吨美利曲辛联合盐酸帕罗西汀组 BI 评分为(79.18 ± 1.53)分,与盐酸帕罗西汀组(71.29 ± 1.43)分相比,差异无统计学意义(P>0.05)。——2c 级证据

治疗 8 周后,氟哌噻吨美利曲辛联合盐酸帕罗西汀组 BI 评分为(85.41 ± 2.06)分,或许优于盐酸帕罗西汀组(80.06 ± 1.32)分(P<0.05)。——2c 级证据

· ADL

治疗 4 周后,盐酸氟哌噻吨美利曲辛联合盐酸帕罗西汀组 ADL 评分可能优于盐酸帕罗西汀组(Z=4.42,P<0.000 01)(I^2=83%,MD=4.98,95% CI:2.77~7.20)。——2a 级证据

指标 4:神经功能缺损症状评价指标

· NIHSS

治疗 4 周后,氟哌噻吨美利曲辛联合盐酸帕罗西汀组 NIHSS 评分肯定优于盐酸帕罗西汀组(Z=18.37,P<0.000 01)(I^2=0%,MD=-9.51,95% CI:-10.52~-8.49)。——1a 级证据

治疗 8 周后,氟哌噻吨美利曲辛联合盐酸帕罗西汀组 NIHSS 评分为(21.08 ± 4.12)分,或许优于盐酸帕罗西汀组(31.65 ± 3.45)分(P<0.01)。——2c 级证据

治疗 4~8 周后,氟哌噻吨美利曲辛联合盐酸帕罗西汀组 ADL 评分肯定优于盐酸帕罗西汀组(Z=24.78,P<0.000 01)(I^2=0%,MD=-9.93,95% CI:-10.72~-9.15)。——1a 级证据

(二)氟哌噻吨美利曲辛联合盐酸帕罗西汀与氟哌噻吨美利曲辛

指标 1:临床疗效评价指标

治疗 4 周后,氟哌噻吨美利曲辛联合盐酸帕罗西汀治疗 PSD 临床疗效肯定优于氟哌噻吨美利曲辛(Z=3.83,P=0.000 1)(I^2=0%,RR=6.54,95% CI:2.50~17.10)。——1a 级证据

指标 2:抑郁状态评价指标

· HAMD-17

治疗 4 周后,氟哌噻吨美利曲辛联合盐酸帕罗西汀组 HAMD-17 项评分可能优于氟哌噻吨美利曲辛组(Z=4.04,P<0.000 1)(I^2=100%,MD=-7.58,95% CI: -11.26~-3.90)。——2a 级证据

治疗 8 周后，氟哌噻吨美利曲辛联合盐酸帕罗西汀组 HAMD-17 项评分为（9.35 ± 1.52）分，或许优于氟哌噻吨美利曲辛组（12.06 ± 1.92）分（$P<0.05$）。——2c 级证据

指标 3：日常生活能力评价指标

· ADL

治疗 2 周后，氟哌噻吨美利曲辛联合盐酸帕罗西汀组 ADL 评分为（24.02 ± 4.20）分，或许优于氟哌噻吨美利曲辛组（22.02 ± 4.41）分（$P<0.05$）。——2c 级证据

治疗 4 周后，氟哌噻吨美利曲辛联合盐酸帕罗西汀组 ADL 评分可能优于氟哌噻吨美利曲辛组（Z=3.48，P=0.000 5）（I^2=88%，MD=6.08，95% CI：2.66~9.50）。——2a 级证据

指标 4：神经功能缺损症状评价指标

· NIHSS

治疗 2 周后，氟哌噻吨美利曲辛联合盐酸帕罗西汀组 NIHSS 评分为（28.56 ± 3.20）分，或许优于氟哌噻吨美利曲辛组（34.86 ± 3.42）分（$P<0.05$）。——2c 级证据

治疗 4 周后，氟哌噻吨美利曲辛联合盐酸帕罗西汀组 NIHSS 评分与氟哌噻吨美利曲辛组相比差异无统计学意义（Z=0.87，P=0.39）（I^2=99%，MD=−3.98，95% CI：−13.00~5.04）。——2a 级证据

三、氟哌噻吨美利曲辛联合盐酸氟西汀治疗方案

★推荐意见：

与盐酸氟西汀单独使用对比，疗程为 4 周则强烈推荐氟哌噻吨美利曲辛联合盐酸帕罗西汀应用于 PSD 治疗。

治疗原则：抗抑郁。

药物名称：黛力新，百忧解、百优解。

药物组成：盐酸氟哌噻吨、盐酸美利曲辛，盐酸氟西汀。

服用方法：氟哌噻吨美利曲辛每日 10.5mg，盐酸氟西汀每日 20mg。

疗程：4 周。

氟哌噻吨美利曲辛联合盐酸氟西汀与盐酸氟西汀

指标 1：临床疗效评价指标

治疗 4 周后，氟哌噻吨美利曲辛联合盐酸氟西汀治疗 PSD 临床疗效肯定优于盐酸氟西汀（Z=2.53，P=0.01）（I^2=0%，RR=1.20，95% CI：1.04~1.39）。——1a 级证据

指标 2：抑郁状态评价指标

· HAMD-17

治疗 1 周后，氟哌噻吨美利曲辛联合盐酸氟西汀组 HAMD-17 项评分为（18.65 ± 3.76）分，与盐酸氟西汀组（25.83 ± 4.82）分相比，差异无统计学意义（$P>0.05$）。——2a 级证据

治疗 4 周后，氟哌噻吨美利曲辛联合盐酸氟西汀组 HAMD-17 项评分肯定优于盐酸氟西汀组（Z=5.02，$P<0.000\ 01$）（I^2=47%，MD=−3.66，95% CI：−5.08~−2.44）。——1a 级证据

· SDS

治疗 4 周后，氟哌噻吨美利曲辛联合盐酸氟西汀组 SDS 评分为（28.3 ± 2.23）分，或许优于盐酸氟西汀组（38.4 ± 3.18）分（*P*<0.05）。——2c 级证据

指标 3：日常生活能力评价指标

· ADL

治疗 1 周后，氟哌噻吨美利曲辛联合盐酸氟西汀组 ADL 评分为（20.2 ± 4.4）分，与盐酸氟西汀组（22.3 ± 5.0）分相比，差异无统计学意义（*P*>0.05）。——2a 级证据

治疗 4 周后，氟哌噻吨美利曲辛联合盐酸氟西汀组 ADL 评分为（15.8 ± 2.3）分，与盐酸氟西汀组（16.0 ± 1.6）分相比，差异无统计学意义（*P*>0.05）。——2a 级证据

四、氟哌噻吨美利曲辛联合盐酸舍曲林治疗方案

★推荐意见：

与盐酸舍曲林对比，疗程为 2 周则强烈推荐氟哌噻吨美利曲辛联合盐酸舍曲林应用于 PSD 治疗；疗程为 4 周则强烈不推荐氟哌噻吨美利曲辛联合盐酸舍曲林应用于 PSD 治疗。

治疗原则：抗抑郁。

药物名称：黛力新、左洛复。

药物组成：盐酸氟哌噻吨、盐酸美利曲辛，盐酸舍曲林。

服用方法：氟哌噻吨美利曲辛每日 10.5mg，盐酸舍曲林 50mg。

疗程：2~4 周。

氟哌噻吨美利曲辛联合盐酸舍曲林与盐酸舍曲林

指标 1：抑郁状态评价指标

· HAMD-17

治疗 2 周后，氟哌噻吨美利曲辛联合盐酸舍曲林组 HAMD-17 项评分为（16.53 ± 1.38）分，或许优于盐酸舍曲林组（21.45 ± 3.23）分（*P*<0.05）。——2c 级证据

治疗 4 周后，氟哌噻吨美利曲辛联合盐酸舍曲林组 HAMD-17 项评分为（12.77 ± 1.54）分，与盐酸舍曲林组（13.09 ± 1.03）分相比，差异无统计学意义（*P*=0.06）。——2c 级证据

指标 2：日常生活能力评价指标

· BI

治疗 2 周后，氟哌噻吨美利曲辛联合盐酸舍曲林组 BI 评分为（54.3 ± 23.69）分，或许优于盐酸舍曲林组（45.92 ± 4.37）分（*P*<0.01）。——2c 级证据

治疗 4 周后，氟哌噻吨美利曲辛联合盐酸舍曲林组 BI 评分为（66.49 ± 5.04）分，与盐酸舍曲林组（65.45 ± 6.78）分相比，差异无统计学意义（*P*=0.13）。——2c 级证据

指标 3:神经功能缺损症状评价指标

· NIHSS

治疗 2 周后,氟哌噻吨美利曲辛联合盐酸舍曲林组 NIHSS 评分为(54.3 ± 23.69)分,或许分优于盐酸舍曲林组(45.92 ± 4.37)分(P<0.01)。——2c 级证据

治疗 4 周后,氟哌噻吨美利曲辛联合盐酸舍曲林组 NIHSS 评分为(10.52 ± 1.57)分,与盐酸舍曲林组(14.39 ± 2.04)分相比,差异无统计学意义(P=0.12)。——2c 级证据

五、氟哌噻吨美利曲辛联合西酞普兰 / 艾司西酞普兰治疗方案

★推荐意见:

与西酞普兰 / 艾司西酞普兰对比,疗程为 8 周则弱度建议氟哌噻吨美利曲辛联合西酞普兰 / 艾司西酞普兰试用于 PSD 的治疗。

治疗原则:抗抑郁。

药物名称:黛力新,西普妙、依地普仑、喜妙普,来士普、立普能。

药物组成:盐酸氟哌噻吨、盐酸美利曲辛,氢溴酸西酞普兰、草酸艾司西酞普兰。

服用方法:氟哌噻吨美利曲辛每日 10.5mg,西酞普兰 / 艾司西酞普兰每日 10mg。

疗程:2~8 周。

氟哌噻吨美利曲辛联合西酞普兰 / 艾司西酞普兰与西酞普兰 / 艾司西酞普兰

指标 1:临床疗效评价指标

治疗 8 周后,氟哌噻吨美利曲辛联合西酞普兰 / 艾司西酞普兰治疗 PSD 临床疗效或许优于西酞普兰 / 艾司西酞普兰(P=0.02),临床有效率分别为 93.8% 和 71.9%。——2c 级证据

指标 2:抑郁状态评价指标

· HAMD-17

治疗 2 周后,氟哌噻吨美利曲辛联合西酞普兰 / 艾司西酞普兰组 HAMD-17 项评分为(15.54 ± 3.28)分,或许优于西酞普兰 / 艾司西酞普兰组(17.34 ± 3.01)分(P<0.05)。——2c 级证据

治疗 4 周后,氟哌噻吨美利曲辛联合西酞普兰 / 艾司西酞普兰组 HAMD-17 项评分为(12.35 ± 2.57)分,或许优于西酞普兰 / 艾司西酞普兰组(15.63 ± 2.86)分(P<0.01)。——2c 级证据

治疗 6 周后,氟哌噻吨美利曲辛联合西酞普兰 / 艾司西酞普兰组 HAMD-17 项评分为(8.93 ± 3.17)分,或许优于西酞普兰 / 艾司西酞普兰组(12.48 ± 3.45)分(P<0.01)。——2c 级证据

治疗 8 周后,氟哌噻吨美利曲辛联合西酞普兰 / 艾司西酞普兰组 HAMD-17 项评分为(10.21 ± 2.23)分,可能优于西酞普兰 / 艾司西酞普兰组(14.59 ± 3.14)分(P<0.01)。——2a 级证据

治疗 2~8 周后，氟哌噻吨美利曲辛联合西酞普兰 / 艾司西酞普兰组 HAMD-17 项评分肯定优于西酞普兰 / 艾司西酞普兰组（Z=7.11，P<0.000 01）（I^2=36%，MD=-3.89，95% CI：-4.96~-2.82）。——1a 级证据

指标 3：日常生活能力评价指标

· BI

治疗 8 周后，氟哌噻吨美利曲辛联合西酞普兰 / 艾司西酞普兰组 BI 评分为（72.83 ± 7.61）分，或许优于西酞普兰 / 艾司西酞普兰组（66.75 ± 7.21）分（P<0.01）。——2c 级证据

指标 4：神经功能缺损症状评价指标

· NIHSS

治疗 8 周后，氟哌噻吨美利曲辛联合西酞普兰 / 艾司西酞普兰组 NIHSS 评分为（7.01 ± 3.13）分，或许优于西酞普兰 / 艾司西酞普兰组（10.72 ± 2.23）分（P<0.01）。——2c 级证据

六、氟哌噻吨美利曲辛联合 TCA 类抗抑郁药治疗方案

★推荐意见：

与 TCA 类抗抑郁药对比，疗程为 4 周则弱度建议氟哌噻吨美利曲辛联合 TCA 类抗抑郁药试用于 PSD 的治疗。

治疗原则：抗抑郁。

药物组成：盐酸氟哌噻吨、盐酸美利曲辛，TCA 类抗抑郁药。

服用方法：每日 10.5mg。

疗程：4~8 周。

氟哌噻吨美利曲辛联合 TCA 类抗抑郁药与 TCA 类抗抑郁药

指标 1：临床疗效评价指标

治疗 4 周后，氟哌噻吨美利曲辛联合 TCA 类抗抑郁药治疗 PSD 临床疗效或许优于 TCA 类抗抑郁药（P<0.05），临床有效率分别为 97.5% 和 80%。——2c 级证据

指标 2：抑郁状态评价指标

· HAMD-17

治疗 2 周后，氟哌噻吨美利曲辛联合 TCA 类抗抑郁药组 HAMD-17 项评分为（17.5 ± 3.8）分，或许优于 TCA 类抗抑郁药组（19.3 ± 3.9）分（P<0.05）。——2c 级证据

治疗 4 周后，氟哌噻吨美利曲辛联合 TCA 类抗抑郁药组 HAMD-17 项评分肯定优于 TCA 类抗抑郁药组（Z=8.59，P<0.000 01）（I^2=0%，MD=-2.74，95% CI：-3.36~-2.11）。——1a 级证据

治疗 8 周后，氟哌噻吨美利曲辛联合 TCA 类抗抑郁药组 HAMD-17 项评分为（9.8 ± 3.6）分，或许优于 TCA 类抗抑郁药组（12.8 ± 3.6）分（P<0.05）。——2c 级证据

治疗 2~8 周后，氟哌噻吨美利曲辛联合 TCA 类抗抑郁药组 HAMD-17 项评分肯定优于 TCA 类抗抑郁药组（Z=8.68，P<0.000 01）（I^2=0%，MD=-2.74，95% CI：-3.36~-2.12）。——1a 级证据

七、氟哌噻吨美利曲辛联合多塞平治疗方案

★推荐意见：

与多塞平对比，疗程为 2 周或 8 周则弱度建议氟哌噻吨美利曲辛联合多塞平试用于 PSD 的治疗；疗程为 4 周则强烈推荐氟哌噻吨美利曲辛联合多塞平应用于 PSD 的治疗。

治疗原则：抗抑郁。

药物名称：黛力新、多塞平。

药物组成：盐酸氟哌噻吨、盐酸美利曲辛，盐酸多塞平。

服用方法：氟哌噻吨美利曲辛每日 10.5mg，多塞平每日 50mg。

疗程：2~8 周。

氟哌噻吨美利曲辛联合多塞平与多塞平

指标 1：抑郁状态评价指标

· HAMD-17

治疗 2 周后，氟哌噻吨美利曲辛联合多塞平组 HAMD-17 项评分为（17.5 ± 3.8）分，或许优于多塞平组（19.3 ± 3.9）分（P<0.05）。——2c 级证据

治疗 4 周后，氟哌噻吨美利曲辛联合多塞平组 HAMD-17 项评分肯定优于多塞平组（Z=8.59，P<0.000 01）（I^2=0%，MD=-2.74，95% CI：-3.36~-2.11）。——1a 级证据

治疗 8 周后，氟哌噻吨美利曲辛联合多塞平组 HAMD-17 项评分为（9.8 ± 3.6）分，优于多塞平组（12.8 ± 3.6）分（P<0.05）。——2c 级证据

治疗 2~8 周后，氟哌噻吨美利曲辛联合多塞平组 HAMD-17 项评分肯定优于多塞平组（Z=8.68，P<0.000 01）（I^2=0%，MD=-2.74，95% CI：-3.36~-2.12）。——1a 级证据

指标 2：神经功能缺损症状评价指标

· NIHSS

治疗 2 周后，氟哌噻吨美利曲辛联合多塞平组 NIHSS 评分为（9.8 ± 2.5）分，与多塞平组（10.3 ± 2.2）分相比，差异无统计学意义（P>0.05）。——2c 级证据

治疗 4 周后，氟哌噻吨美利曲辛联合多塞平组 NIHSS 评分为（7.9 ± 1.8）分，或许优于多塞平组（8.8 ± 2.3）分（P<0.05）。——2c 级证据

治疗 8 周后，氟哌噻吨美利曲辛联合多塞平组 NIHSS 评分为（6.1 ± 1.7）分，或许优于多塞平组（7.5 ± 2.0）分（P<0.05）。——2c 级证据

八、氟哌噻吨美利曲辛联合盐酸阿米替林治疗方案

★推荐意见:

与盐酸阿米替林对比,疗程为 6 周则弱度建议氟哌噻吨美利曲辛联合盐酸阿米替林试用于 PSD 的治疗。

治疗原则:抗抑郁。

药物名称:黛力新,阿密替林、依拉维、氨三环庚素。

药物组成:盐酸氟哌噻吨、盐酸美利曲辛,盐酸阿米替林。

服用方法:氟哌噻吨美利曲辛每日 10.5mg,盐酸阿米替林每日 100mg。

疗程:6 周。

氟哌噻吨美利曲辛联合盐酸阿米替林与盐酸阿米替林

指标:临床疗效评价指标

治疗 6 周后,氟哌噻吨美利曲辛联合盐酸阿米替林治疗 PSD 临床疗效或许优于盐酸阿米替林($P<0.05$),临床有效率分别为 97.5% 和 80%。——2c 级证据

九、氟哌噻吨美利曲辛联合盐酸多奈哌齐治疗方案

★推荐意见:

与氟哌噻吨美利曲辛对比,疗程为 8 周则强烈不建议氟哌噻吨美利曲辛联合盐酸多奈哌齐试用于 PSD 的治疗;疗程为 16 周则强烈建议氟哌噻吨美利曲辛联合盐酸多奈哌齐试用于 PSD 的治疗。

治疗原则:抗抑郁。

药物名称:黛力新、安理申。

药物组成:盐酸氟哌噻吨、盐酸美利曲辛,盐酸多奈哌齐。

服用方法:氟哌噻吨美利曲辛每日 10.5mg,盐酸多奈哌齐每日 10mg。

疗程:16 周。

氟哌噻吨美利曲辛联合盐酸多奈哌齐与氟哌噻吨美利曲辛

指标 1:抑郁状态评价指标

- HAMD-17

治疗 8 周后,氟哌噻吨美利曲辛联合盐酸多奈哌齐组 HAMD-17 项评分与氟哌噻吨美利曲辛组相比差异无明显统计学意义($Z=1.68$, $P=0.09$)($I^2=93\%$, MD=-1.42, 95% CI: -3.09~-0.24)。——2a 级证据

治疗 16 周后,氟哌噻吨美利曲辛联合盐酸多奈哌齐组 HAMD-17 项评分可能优于氟哌噻吨美利曲辛组($Z=2.63$, $P=0.009$)($I^2=70\%$, MD=-1.96, 95% CI: -3.41~-0.50)。——2a 级证据

指标 2:日常生活能力评价指标

· ADL

治疗 16 周后,氟哌噻吨美利曲辛联合盐酸多奈哌齐组 ADL 评分肯定优于氟哌噻吨美利曲辛组(Z=6.35,P<0.000 01)(I^2=0%,MD=-3.77,95% CI:-4.94~-2.61)。——1a 级证据

十、氟哌噻吨美利曲辛联合氟伏沙明治疗方案

★推荐意见:

与氟伏沙明对比,疗程为 6 周则弱度不建议氟哌噻吨美利曲辛联合氟伏沙明试用于 PSD 的治疗。

治疗原则:抗抑郁。

药物名称:黛力新、兰释。

药物组成:盐酸氟哌噻吨、盐酸美利曲辛,马来酸氟伏沙明。

服用方法:氟哌噻吨盐酸美利曲辛每日 10.5mg,氟伏沙明每日 100mg。

疗程:大于 6 周。

氟哌噻吨美利曲辛联合氟伏沙明与氟伏沙明

指标:临床疗效评价指标

治疗 6 周后,氟哌噻吨美利曲辛联合氟伏沙明治疗 PSD 临床疗效与氟伏沙明相比差异无统计学意义(P>0.05),临床有效率分别为 98% 和 96%。——2c 级证据

十一、盐酸帕罗西汀联合米氮平治疗方案

★推荐意见:

与盐酸帕罗西汀对比,疗程为 4 周则弱度推荐盐酸帕罗西汀联合米氮平应用于 PSD 的治疗。

治疗原则:抗抑郁。

药物名称:赛乐特、乐友、舒坦罗,派迪生、瑞美隆、华裕、米尔宁、米氮平片。

药物组成:盐酸帕罗西汀、米氮平。

服用方法:盐酸帕罗西汀每日 20mg,米氮平每日 100mg。

疗程:4 周。

盐酸帕罗西汀联合米氮平与盐酸帕罗西汀

指标 1:临床疗效评价指标

治疗 4 周后,盐酸帕罗西汀联合米氮平治疗 PSD 临床疗效很可能优于盐酸帕罗西汀(P=0.003),临床有效率分别为 87.0% 和 57.5%。——1c 级证据

指标 2:抑郁状态评价指标

- HAMD-17

治疗 4 周后,盐酸帕罗西汀联合米氮平组 HAMD-17 项评分为(11.8 ± 5.3)分,或许优于盐酸帕罗西汀组(17.9 ± 5.8)分($P<0.05$)。——2c 级证据

十二、盐酸帕罗西汀联合多塞平治疗方案

★推荐意见:

与多塞平对比,弱度建议盐酸帕罗西汀联合多塞平试用于 PSD 的治疗。

治疗原则:抗抑郁。

药物名称:赛乐特、乐友、舒坦罗,多塞平。

药物组成:盐酸帕罗西汀、盐酸多塞平。

服用方法:盐酸帕罗西汀每日 20mg,多塞平每日 50mg。

疗程:4 周。

盐酸帕罗西汀联合多塞平与多塞平

指标 1:临床疗效评价指标

治疗 4 周后,盐酸帕罗西汀联合多塞平治疗 PSD 临床疗效或许优于多塞平($P=0.02$),临床有效率分别为 97.50% 和 77.50%。——2c 级证据

指标 2:抑郁状态评价指标

- HAMD-17

治疗 4 周后,盐酸帕罗西汀组联合多塞平组 HAMD-17 项评分为(7.79 ± 2.13)分,或许优于多塞平组(14.16 ± 2.55)分($P<0.05$)。——2c 级证据

十三、盐酸帕罗西汀联合曲唑酮治疗方案

★推荐意见:

与盐酸帕罗西汀对比,疗程为 4 周则强烈推荐盐酸帕罗西汀联合曲唑酮应用于 PSD 的治疗。

治疗原则:抗抑郁。

药物名称:赛乐特、乐友、舒坦罗,盐酸曲唑酮片、美时玉。

药物组成:盐酸帕罗西汀、盐酸曲唑酮。

服用方法:盐酸帕罗西汀每日 20mg,曲唑酮每日 50mg。

疗程:4 周。

盐酸帕罗西汀联合曲唑酮与盐酸帕罗西汀

指标 1:临床疗效评价指标

治疗 4 周后,盐酸帕罗西汀联合曲唑酮治疗 PSD 临床疗效可能优于盐酸帕罗西汀

（P=0.03），临床有效率分别为 93.3% 和 70.0%。——2a 级证据

指标 2：抑郁状态评价指标

· HAMD-17

治疗 4 周后，盐酸帕罗西汀联合曲唑酮组 HAMD-17 项评分为（8.5 ± 1.6）分，可能优于盐酸帕罗西汀组（12.0 ± 2.2）分（P<0.05）。——2a 级证据

十四、盐酸帕罗西汀联合奥氮平治疗方案

★推荐意见：

与盐酸帕罗西汀对比，疗程为 8 周则强烈推荐盐酸帕罗西汀联合奥氮平应用于 PSD 的治疗。

治疗原则：抗抑郁。

药物名称：赛乐特、乐友、舒坦罗，欧兰宁、悉敏、再普乐。

药物组成：盐酸帕罗西汀、奥氮平。

服用方法：盐酸帕罗西汀每日 20mg，奥氮平每日 2.5mg。

疗程：4~8 周。

盐酸帕罗西汀联合奥氮平与盐酸帕罗西汀

指标 1：临床疗效评价指标

治疗 8 周后，盐酸帕罗西汀联合奥氮平治疗 PSD 临床疗效肯定优于盐酸帕罗西汀（Z=2.80，P=0.005）（I^2=0%，RR=2.68，95% CI：1.34~5.32）。——1a 级证据

指标 2：抑郁状态评价指标

· HAMD-17

治疗 4 周后，盐酸帕罗西汀联合奥氮平组 HAMD-17 项评分为（11.25 ± 1.31）分，可能优于盐酸帕罗西汀组（15.14 ± 2.11）分（P<0.05）。——2a 级证据

治疗 8 周后，盐酸帕罗西汀联合奥氮平组 HAMD-17 项评分肯定优于盐酸帕罗西汀组（Z=10.57，P<0.000 1）（I^2=0%，MD=-4.25，95% CI：-5.04~-3.46）。——1a 级证据

治疗 12 周后，盐酸帕罗西汀联合奥氮平组 HAMD-17 项评分为（11.32 ± 1.46）分，可能优于盐酸帕罗西汀组（14.85 ± 2.14）分（P<0.05）。——2a 级证据

治疗 4~12 周后，盐酸帕罗西汀联合奥氮平组 HAMD-17 项评分肯定优于盐酸帕罗西汀组（Z=11.44，P<0.000 01）（I^2=41%，MD=-3.96，95% CI：-4.63~-3.28）。——1a 级证据

十五、盐酸帕罗西汀联合丙戊酸镁缓释片治疗方案

★推荐意见：

与盐酸帕罗西汀对比，疗程为 8 周则强烈推荐盐酸帕罗西汀联合丙戊酸镁缓释片应用于 PSD 的治疗。

治疗原则：抗抑郁。

药物名称:赛乐特、乐友、舒坦罗,神泰。

药物组成:盐酸帕罗西汀、丙戊酸镁。

服用方法:盐酸帕罗西汀每日 20mg,丙戊酸镁每日 500mg。

疗程: 8 周。

盐酸帕罗西汀联合丙戊酸镁缓释片与盐酸帕罗西汀

指标 1:临床疗效评价指标

治疗 8 周后,盐酸帕罗西汀联合丙戊酸镁缓释片治疗 PSD 临床疗效肯定优于盐酸帕罗西汀(Z=3.70,P=0.000 2)(I^2=0%,RR=3.84,95% CI:1.88~7.83)。——1a 级证据

指标 2:抑郁状态评价指标

- HAMD-17

治疗 4 周后,盐酸帕罗西汀联合丙戊酸镁缓释片组 HAMD-17 项评分肯定优于盐酸帕罗西汀组(Z=7.00,P<0.000 01)(I^2=0%,MD=−3.77,95% CI:−4.83~−2.72)。——1a 级证据

治疗 8 周后,盐酸帕罗西汀联合丙戊酸镁缓释片组 HAMD-17 项评分肯定优于盐酸帕罗西汀组(Z=4.69,P<0.000 01)(I^2=12%,MD=−2.90,95% CI:−4.11~−1.69)。——1a 级证据

治疗 4~8 周后,盐酸帕罗西汀联合丙戊酸镁缓释片组 HAMD-17 项评分肯定优于盐酸帕罗西汀组(Z=4.14,P<0.000 01)(I^2=0%,MD=−2.75,95% CI:−4.05~−1.45)。——1a 级证据

指标 3:日常生活能力评价指标

- ADL

治疗 2 周后,盐酸帕罗西汀联合丙戊酸镁缓释片组 ADL 评分为(26.28 ± 5.22)分,或许优于盐酸帕罗西汀组(17.88 ± 4.22)分(P<0.05)。——2c 级证据

指标 4:神经功能缺损症状评价指标

- NIHSS

治疗 2 周后,盐酸帕罗西汀联合丙戊酸镁缓释片组 NIHSS 评分为(21 ± 10)分,与盐酸帕罗西汀组(22 ± 9)分比较,差异无统计学意义(P>0.05)。——2a 级证据

治疗 4 周后,盐酸帕罗西汀联合丙戊酸镁缓释片组 NIHSS 评分为(15 ± 12)分,可能优于盐酸帕罗西汀组(21 ± 13)分(P<0.05)。——2a 级证据

治疗 8 周后,盐酸帕罗西汀联合丙戊酸镁缓释片组 NIHSS 评分为(13 ± 9)分,可能优于盐酸帕罗西汀(19 ± 13)分(P=0.007)。——2a 级证据

十六、盐酸帕罗西汀联合尼莫地平治疗方案

★推荐意见:

(1)与盐酸帕罗西汀对比,疗程为 8 周则强烈推荐盐酸帕罗西汀联合尼莫地平应用于 PSD 的治疗。

(2)与尼莫地平对比,疗程为 8 周则弱度不建议盐酸帕罗西汀联合尼莫地平试用于 PSD 的治疗。

治疗原则:抗抑郁。

药物名称:赛乐特、乐友、舒坦罗,尼膜同。

药物组成:盐酸帕罗西汀、尼莫地平。

作用机制:选择性 5-HT 再摄取抑制剂、二氢吡啶类钙离子拮抗剂。

服用方法:盐酸帕罗西汀每日 20mg,尼莫地平每次 30mg,每日 3 次。

疗程:8 周。

(一)盐酸帕罗西汀联合尼莫地平与盐酸帕罗西汀

指标 1:临床疗效评价指标

治疗 8 周后,盐酸帕罗西汀联合尼莫地平治疗 PSD 临床疗效肯定优于盐酸帕罗西汀($Z=2.41$, $P=0.02$)($I^2=0\%$, RR=3.09, 95% CI: 1.23~7.73)。——1a 级证据

指标 2:抑郁状态评价指标

· HAMD-17

治疗 8 周后,盐酸帕罗西汀联合尼莫地平组 HAMD-17 评项分肯定优于盐酸帕罗西汀组($Z=9.92$, $P<0.000\,1$)($I^2=0\%$, MD=-6.26, 95% CI: -7.50~-5.02)。——1a 级证据

指标 3:神经功能缺损症状评价指标

· NIHSS

治疗 8 周后,盐酸帕罗西汀联合尼莫地平组 NIHSS 评分肯定优于盐酸帕罗西汀组($Z=12.09$, $P<0.000\,1$)($I^2=0\%$, MD=-10.15, 95% CI: -11.80~-8.51)。——1a 级证据

(二)盐酸帕罗西汀联合尼莫地平与尼莫地平

指标:临床疗效评价指标

治疗 8 周后,盐酸帕罗西汀联合尼莫地平治疗 PSD 临床疗效与尼莫地平相比,临床总有效率差异无统计学意义($P>0.05$),临床有效率分别为 92.5% 和 82.5%。——2c 级证据

十七、盐酸帕罗西汀联合尼麦角林治疗方案

★推荐意见:

与盐酸帕罗西汀对比,疗程为 6 周则强烈建议盐酸帕罗西汀联合尼麦角林试用于 PSD 的治疗。

治疗原则:抗抑郁。

药物名称:赛乐特、乐友、舒坦罗,思尔明、乐喜林。

药物组成:盐酸帕罗西汀、尼麦角林。

服用方法:盐酸帕罗西汀 20mg,尼麦角林每日 30mg。

疗程:6 周。

盐酸帕罗西汀联合尼麦角林与盐酸帕罗西汀

指标 1:临床疗效评价指标

治疗 6 周后,盐酸帕罗西汀联合尼麦角林治疗 PSD 临床疗效可能优于盐酸帕罗西汀($P<0.01$),临床有效率分别为 88.2% 和 73.1%。——2a 级证据

指标 2:抑郁状态评价指标

· HAMD-17

治疗 6 周后,盐酸帕罗西汀联合尼麦角林组 HAMD-17 项评分为(15.07 ± 2.04)分,可能优于与盐酸帕罗西汀组(16.14 ± 2.67)分($P<0.05$)。——2a 级证据

十八、盐酸舍曲林联合尼莫地平治疗方案

★推荐意见:

(1)与盐酸舍曲林对比,疗程为 8 周则强烈推荐盐酸舍曲林联合尼莫地平应用于 PSD 的治疗。

(2)与尼莫地平对比,疗程为 8 周则弱度建议盐酸舍曲林联合尼莫地平试用于 PSD 的治疗。

治疗原则:抗抑郁。

药物名称:左洛复、彼迈乐,尼膜同。

药物组成:盐酸舍曲林、尼莫地平。

服用方法:盐酸舍曲林每日 200mg,尼莫地平每次 30mg,每日 3 次。

疗程:8 周。

(一)盐酸舍曲林联合尼莫地平与盐酸舍曲林

指标 1:临床疗效评价指标

治疗 8 周后,盐酸舍曲林联合尼莫地平治疗 PSD 临床疗效肯定优于盐酸舍曲林($Z=3.55$, $P=0.0004$)($I^2=0\%$, RR=1.37, 95% CI:1.15~1.63)。——1a 级证据

指标 2:抑郁状态评价指标

· HAMD-17

治疗 2 周后,盐酸舍曲林联合尼莫地平组 HAMD-17 项评分与盐酸舍曲林组相比差异无统计学意义($Z=1.23$, $P=0.22$)($I^2=91\%$, MD=-3.13, 95% CI:-8.13~1.87)。——2a 级证据

治疗 8 周后,盐酸舍曲林联合尼莫地组 HAMD-17 项评分可能优于盐酸舍曲林组($Z=7.70$, $P<0.00001$)($I^2=73\%$, MD=-5.40, 95% CI:-6.78~-4.30)。——2a 级证据

指标 3:神经功能缺损症状评价指标

· CSS

治疗 8 周后,盐酸帕罗西汀联合尼莫地平组 CSS 评分为(12.42 ± 6.53)分,可能优于盐酸舍曲林(20.50 ± 5.85)分($P<0.01$)。——2a 级证据

(二)盐酸舍曲林联合尼莫地平与尼莫地平

指标 1:临床疗效评价指标

治疗 8 周后,盐酸舍曲林联合尼莫地平治疗 PSD 临床疗效或许优于尼莫地平(P=0.01),临床有效率分别为 82.54% 和 59.62%。——2c 级证据

指标 2:抑郁状态评价指标

· HAMD-17

治疗 8 周后,盐酸舍曲林联合尼莫地平组 HAMD-17 项评分为(5.6 ± 1.8)分,或许优于尼莫地平组(10.4 ± 1.9)分(P<0.01)。——2c 级证据

指标 3:神经功能缺损症状评价指标

· CSS

治疗 8 周后,盐酸舍曲林联合尼莫地平组 CSS 评分为(11.8 ± 5.6)分,可能优于尼莫地平组(21.6 ± 6.2)分(P<0.01)。——2a 级证据

十九、盐酸舍曲林联合喹硫平治疗方案

★推荐意见:

与盐酸舍曲林对比,疗程为 8 周则强烈推荐盐酸舍曲林联合喹硫平应用于 PSD 的治疗。

治疗原则:抗抑郁。

药物名称:左洛复、彼迈乐,奎硫平、恩瑞康、启维、达力新、富马酸喹硫平片。

药物组成:盐酸舍曲林、富马酸喹硫平。

服用方法:盐酸舍曲林每日 100mg,喹硫平每日 100mg。

疗程:8 周。

盐酸舍曲林联合喹硫平与盐酸舍曲林

指标 1:临床疗效评价指标

治疗 8 周后,盐酸舍曲林联合喹硫平治疗 PSD 临床疗效肯定优于盐酸舍曲林(Z=2.66,P=0.008)(I^2=0%,RR=1.14,95% CI:1.03~1.25)。——1a 级证据

指标 2:抑郁状态评价指标

· HAMD-17

治疗 2 周后,盐酸舍曲林联合喹硫平组 HAMD-17 项评分可能优于盐酸舍曲林组(Z=4.30,P<0.000 1)(I^2=84%,MD=−5.96,95% CI:−8.68~−3.24)。——2a 级证据

治疗 8 周后,盐酸舍曲林联合喹硫平组 HAMD-17 项评分可能优于盐酸舍曲林组(Z=3.24,P=0.001)(I^2=96%,MD=−3.79,95% CI:−6.08~−1.50)。——2a 级证据

二十、盐酸舍曲林联合盐酸氟西汀治疗方案

★推荐意见：

与盐酸舍曲林对比，疗程为4周则弱度不建议盐酸舍曲林联合盐酸氟西汀试用于PSD的治疗。

治疗原则：抗抑郁。

药物名称：左洛复、彼迈乐，百忧解、百优解。

药物组成：盐酸舍曲林、盐酸氟西汀。

服用方法：盐酸舍曲林每日100mg，盐酸氟西汀每日20mg。

疗程：大于4周。

盐酸舍曲林联合氟西汀与盐酸舍曲林

指标1：抑郁状态评价指标

· HAMD-17

治疗4周后，盐酸舍曲林联合盐酸氟西汀组HAMD-17项评分为（12.77 ± 1.54）分，与盐酸舍曲林组（13.09 ± 1.03）分相比，差异无统计学意义（P=0.26）。——2c级证据

指标2：日常生活能力评价指标

· ADL

治疗2周后，盐酸舍曲林联合盐酸氟西汀组ADL评分为（54.3 ± 23.69）分，或许优于盐酸舍曲林组（45.92 ± 4.37）分（P<0.05）。——2c级证据

治疗4周后，盐酸舍曲林联合盐酸氟西汀组ADL评分为（66.49 ± 5.04）分，与盐酸舍曲林组（65.45 ± 6.78）分相比，差异无统计学意义（P>0.05）。——2c级证据

指标3：神经功能缺损症状评价指标

· NIHSS

治疗2周后，盐酸舍曲林联合盐酸氟西汀组NIHSS评分为（10.52 ± 1.57）分，或许优于盐酸舍曲林组（14.39 ± 2.04）分（P<0.05）。——2c级证据

治疗4周后，盐酸舍曲林联合盐酸氟西汀组NIHSS评分为（7.64 ± 1.89）分，与盐酸舍曲林组（8.12 ± 1.04）分相比，差异无统计学意义（P>0.05）。——2c级证据

二十一、盐酸舍曲林联合氟哌噻吨美利曲辛治疗方案

★推荐意见：

与氟哌噻吨美利曲辛对比，疗程为4周则强烈建议盐酸舍曲林联合氟哌噻吨美利曲辛试用于PSD的治疗。

治疗原则：抗抑郁。

药物名称：左洛复、彼迈乐，黛力新。

药物组成：盐酸舍曲林，盐酸氟哌噻吨、盐酸美利曲辛。

服用方法：盐酸舍曲林每日 100mg，氟哌噻吨美利曲辛每日 10.5mg。

疗程：4 周。

盐酸舍曲林联合氟哌噻吨美利曲辛与氟哌噻吨美利曲辛

指标 1：临床疗效评价指标

治疗 4 周后，盐酸舍曲林联合氟哌噻吨美利曲辛治疗 PSD 临床疗效可能优于氟哌噻吨美利曲辛（P=0.001），临床有效率分别为 96.7% 和 74.1%。——2a 级证据

指标 2：抑郁状态评价指标

· HAMD-17

治疗 4 周后，盐酸舍曲林联合氟哌噻吨美利曲辛组 HAMD-17 项评分为（12.53 ± 1.12）分，可能优于氟哌噻吨美利曲辛组（17.61 ± 1.37）分（P<0.01）。——2a 级证据

指标 3：日常生活能力评价指标

· FMA

治疗 4 周后，盐酸舍曲联合氟哌噻吨美利曲辛组 FMA 评分为（64.71 ± 2.39）分，可能优于氟哌噻吨美利曲辛组（51.27 ± 2.18）分（P<0.05）。——2a 级证据

· BI

治疗 4 周后，盐酸舍曲林联合氟哌噻吨美利曲辛组 BI 评分为（51.80 ± 14.31）分，可能优于氟哌噻吨美利曲辛组（78.80 ± 16.82）分（P<0.05）。——2a 级证据

二十二、盐酸舍曲林联合丁苯酞治疗方案

★推荐意见：

与盐酸舍曲林对比，疗程为 8 周则强烈建议盐酸舍曲林联合丁苯酞试用于 PSD 的治疗。

治疗原则：抗抑郁。

药物名称：左洛复、彼迈乐，恩必普。

药物组成：盐酸舍曲林、正丁基苯酞。

服用方法：盐酸舍曲林每日 100mg，丁苯酞每日 200mg。

疗程：8~12 周。

盐酸舍曲林联合丁苯酞与盐酸舍曲林

指标 1：临床疗效评价指标

治疗 8 周后，盐酸舍曲林联合丁苯酞治疗 PSD 临床疗效可能优于盐酸舍曲林（P<0.05），临床有效率分别为 94.67% 和 82.67%。——2a 级证据

指标 2：抑郁状态评价指标

· HAMD-17

治疗 4 周后，盐酸舍曲林联合丁苯酞组 HAMD-17 项评分肯定优于盐酸舍曲林组

（Z=5.34，P<0.000 1）（I^2=7%，MD=-2.53，95% CI：-3.47~-1.60）。——1a 级证据

治疗 8 周后，盐酸舍曲林联合丁苯酞组 HAMD-17 项评分肯定优于盐酸舍曲林组（Z=8.37，P<0.000 1）（I^2=0%，MD=-4.29，95% CI：-5.30~-3.29）。——1a 级证据

治疗 4~8 周后，盐酸舍曲林联合丁苯酞组 HAMD-17 项评分肯定优于盐酸舍曲林组（Z=8.10，P<0.000 1）（I^2=0%，MD=-3.70，95% CI：-4.59~-2.80）。——1a 级证据

指标 3：神经功能缺损症状评价指标

· NIHSS

治疗 4 周后，盐酸舍曲林联合丁苯酞组 NIHSS 评分肯定优于盐酸舍曲林组（Z=2.81，P=0.005）（I^2=6%，MD=-0.93，95% CI：-1.58~-0.28）。——1a 级证据

治疗 8 周后，盐酸舍曲林联合丁苯酞组 NIHSS 评分肯定优于盐酸舍曲林组（Z=8.72，P<0.000 1）（I^2=12%，MD=-2.05，95% CI：-2.51~-1.59）。——1a 级证据

治疗 12 周后，盐酸舍曲林联合丁苯酞组 NIHSS 评分为（8.63 ± 1.27）分，或许优于盐酸舍曲林组（9.67 ± 1.38）分（P<0.05）。——2c 级证据

· CSS

治疗 4 周后，盐酸舍曲林联合丁苯酞组 CSS 评分为（10.73 ± 2.25）分，可能优于盐酸舍曲林组（12.05 ± 2.86）分（P<0.05）。——2a 级证据

治疗 8 周后，盐酸舍曲林联合丁苯酞组 CSS 评分为（4.33 ± 0.61）分，可能优于盐酸舍曲林组（7.24 ± 1.98）分（P<0.05）。——2a 级证据

二十三、西酞普兰 / 艾司西酞普兰联合米氮平片治疗方案

★推荐意见：

（1）与西酞普兰 / 艾司西酞普兰对比，疗程为 8 周则弱度不建议西酞普兰 / 艾司西酞普兰联合米氮平试用于 PSD 的治疗。

（2）与神经内科常规治疗对比，疗程为 4 周、12 周或 24 周则弱度建议西酞普兰 / 艾司西酞普兰联合米氮平试用于 PSD 的治疗。

治疗原则：抗抑郁。

药物名称：西普妙、依地普仑、喜妙普、来士普、立普能，派迪生、瑞美隆、华裕、米尔宁、米氮平片。

药物组成：氢溴酸西酞普兰 / 草酸艾司西酞普兰、米氮平。

服用方法：西酞普兰 / 艾司西酞普兰每日 20mg，米氮平每日 7.5mg。

疗程：4~24 周。

（一）西酞普兰 / 艾司西酞普兰联合米氮平与西酞普兰 / 艾司西酞普兰

指标 1：临床疗效评价指标

治疗 8 周后，西酞普兰 / 艾司西酞普兰联合米氮平治疗 PSD 临床疗效与西酞普兰 / 艾司西酞普兰相比，临床总有效率差异无统计学意义（P=0.15），临床有效率分别为 92.98% 和

80.71%。——2c 级证据

指标 2：抑郁状态评价指标

· HAMD-17

治疗 6 周后，西酞普兰 / 艾司西酞普兰联合米氮平组 HAMD-17 项评分为（6.48 ± 2.15）分，可能优于西酞普兰 / 艾司西酞普兰组（14.37 ± 4.15）分（$P<0.05$）。——2a 级证据

治疗 8 周后，西酞普兰 / 艾司西酞普兰联合米氮平组 HAMD-17 项评分为（9.6 ± 1.3）分，可能优于西酞普兰 / 艾司西酞普兰组（15.8 ± 1.8）分（$P<0.05$）。——2a 级证据

治疗 6~8 周后，西酞普兰 / 艾司西酞普兰联合米氮平组 HAMD-17 项评分可能优于西酞普兰 / 艾司西酞普兰组（Z=10.94，$P<0.000\,01$）（$I^2=80\%$，MD=−7.20，95% CI：−8.50~−5.91）。——2a 级证据

指标 3：日常生活能力评价指标

· BI

治疗 6 周后，西酞普兰 / 艾司西酞普兰联合米氮平组 BI 评分为（61.14 ± 13.26）分，可能优于西酞普兰 / 艾司西酞普兰组（50.83 ± 15.48）分（$P<0.05$）。——2a 级证据

治疗 8 周后，西酞普兰 / 艾司西酞普兰联合米氮平组 BI 评分为（78.5 ± 12.8）分，可能优于西酞普兰 / 艾司西酞普兰组（68.3 ± 11.4）分（$P<0.05$）。——2a 级证据

治疗 6~8 周后，西酞普兰 / 艾司西酞普兰联合米氮平组 BI 评分肯定优于西酞普兰 / 艾司西酞普兰组（Z=5.22，$P<0.000\,01$）（$I^2=0\%$，MD=10.25，95% CI：6.40~14.11）。——1a 级证据

指标 4：神经功能缺损症状评价指标

· SSS

治疗 6 周后，西酞普兰 / 艾司西酞普兰联合药物组 SSS 评分肯定优于西酞普兰 / 艾司西酞普兰组（Z=12.28，$P<0.000\,01$）（$I^2=0\%$，MD=−5.24，95% CI：−6.07~−4.40）。——1a 级证据

（二）西酞普兰 / 艾司西酞普兰联合米氮平与神经内科常规治疗

指标 1：抑郁状态评价指标

· HAMD-17

治疗 4 周后，西酞普兰 / 艾司西酞普兰联合米氮平组 HAMD-17 项评分为（15.4 ± 2.2）分，或许优于神经内科常规治疗组（17.6 ± 1.8）分（$P<0.05$）。——2c 级证据

治疗 12 周后，西酞普兰 / 艾司西酞普兰联合米氮平组 HAMD-17 项评分为（13.3 ± 2.7）分，或许优于神经内科常规治疗组（17.3 ± 2.2）分（$P<0.05$）。——2c 级证据

治疗 24 周后，西酞普兰 / 艾司西酞普兰联合米氮平组 HAMD-17 项评分为（11.4 ± 2.8）分，或许优于神经内科常规治疗组（16.4 ± 1.7）分（$P<0.05$）。——2c 级证据

指标 2:日常生活能力评价指标

· BI

治疗 4 周后,西酞普兰 / 艾司西酞普兰联合米氮平组 BI 评分(74.4 ± 8.5)分,或许优于神经内科常规治疗组(66.6 ± 10.2)分($P<0.05$)。——2c 级证据

治疗 12 周后,西酞普兰 / 艾司西酞普兰联合米氮平组 BI 评分(79.3 ± 7.5)分,或许优于神经内科常规治疗组(69.2 ± 8.3)分($P<0.05$)。——2c 级证据

治疗 24 周后,西酞普兰 / 艾司西酞普兰联合米氮平组 BI 评分(70.4 ± 10.5)分,或许优于神经内科常规治疗组(89.4 ± 11.5)分($P<0.05$)。——2c 级证据

二十四、西酞普兰 / 艾司西酞普兰联合氟哌噻吨美利曲辛治疗方案

★推荐意见:

(1)与西酞普兰 / 艾司西酞普兰对比,疗程为 6 周则弱度建议西酞普兰 / 艾司西酞普兰联合氟哌噻吨美利曲辛试用于 PSD 的治疗。

(2)与氟哌噻吨美利曲辛对比,疗程为 8 周则弱度建议西酞普兰 / 艾司西酞普兰联合氟哌噻吨美利曲辛试用于 PSD 的治疗。

治疗原则:抗抑郁。

药物名称:西普妙、依地普仑、喜妙普、来士普、立普能,黛力新。

药物组成:氢溴酸西酞普兰、草酸艾司西酞普兰,盐酸氟哌噻吨、盐酸美利曲辛。

服用方法:西酞普兰 / 艾司西酞普兰每日 20mg,氟哌噻吨美利曲辛每日 10.5mg。

疗程:6~8 周。

(一)西酞普兰 / 艾司西酞普兰联合氟哌噻吨美利曲辛与西酞普兰 / 艾司西酞普兰

指标 1:临床疗效评价指标

治疗 6 周后,西酞普兰 / 艾司西酞普兰联合氟哌噻吨美利曲辛治疗 PSD 临床疗效或许优于西酞普兰 / 艾司西酞普兰($P=0.003$),临床有效率分别为 92.98% 和 80.71%。——2c 级证据

指标 2:抑郁状态评价指标

· HAMD-17

治疗 2 周后,西酞普兰 / 艾司西酞普兰联合氟哌噻吨美利曲辛组 HAMD-17 项评分为(15.54 ± 3.28)分,或许优于西酞普兰 / 艾司西酞普兰组(17.34 ± 3.01)分($P<0.05$)。——2c 级证据

治疗 4 周后,西酞普兰 / 艾司西酞普兰联合氟哌噻吨美利曲辛组 HAMD-17 项评分为(12.35 ± 2.57)分,或许优于西酞普兰 / 艾司西酞普兰组(15.63 ± 2.86)分($P<0.01$)。——2c

级证据

治疗 6 周后，西酞普兰 / 艾司西酞普兰联合氟哌噻吨美利曲辛组 HAMD-17 项评分为（8.93 ± 3.17）分，或许优于西酞普兰 / 艾司西酞普兰组（12.48 ± 3.45）分（P<0.01）。——2c 级证据

指标 3：神经功能缺损症状评价指标

· NIHSS

治疗 2 周后，西酞普兰 / 艾司西酞普兰联合氟哌噻吨美利曲辛组 NIHSS 评分为（9.39 ± 2.27）分，或许优于西酞普兰 / 艾司西酞普兰组（10.73 ± 2.38）分（P<0.05）。——2c 级证据

治疗 4 周后，西酞普兰 / 艾司西酞普兰联合氟哌噻吨美利曲辛组 NIHSS 评分为（7.31 ± 2.23）分，或许优于西酞普兰 / 艾司西酞普兰组（8.95 ± 2.54）分（P<0.01）。——2c 级证据

治疗 6 周后，西酞普兰 / 艾司西酞普兰联合氟哌噻吨美利曲辛组 NIHSS 评分为（5.95 ± 1.82）分，或许优于西酞普兰 / 艾司西酞普兰组（7.21 ± 1.99）分（P<0.01）。——2c 级证据

（二）西酞普兰 / 艾司西酞普兰联合氟哌噻吨美利曲辛与氟哌噻吨美利曲辛

指标 1：抑郁状态评价指标

· HAMD-17

治疗 8 周后，西酞普兰 / 艾司西酞普兰联合氟哌噻吨美利曲辛组 HAMD-17 项评分为（10.21 ± 2.23）分，或许优于氟哌噻吨美利曲辛组（14.59 ± 3.14）分（P<0.05）。——2c 级证据

指标 2：神经功能缺损症状评价指标

· NIHSS

治疗 8 周后，西酞普兰 / 艾司西酞普兰联合氟哌噻吨美利曲辛组 NIHSS 评分为（7.01 ± 3.13）分，或许优于氟哌噻吨美利曲辛组（10.72 ± 2.23）分（P<0.05）。——2c 级证据

二十五、西酞普兰 / 艾司西酞普兰联合盐酸舍曲林治疗方案

★推荐意见：

与舍曲林对比，疗程为 8 周则强烈不建议西酞普兰 / 艾司西酞普兰联合盐酸舍曲林试用于 PSD 的治疗。

治疗原则：抗抑郁。

药物名称：西普妙、依地普仑、喜妙普、来士普、立普能，左洛复、彼迈东。

药物组成：氢溴酸西酞普兰、草酸艾司西酞普兰，盐酸舍曲林。

服用方法：西酞普兰 / 艾司西酞普兰每日 20mg，盐酸舍曲林每日 50mg。

疗程：大于 8 周。

西酞普兰 / 艾司西酞普兰联合盐酸舍曲林与盐酸舍曲林

指标：临床疗效评价指标

治疗 8 周后，西酞普兰 / 艾司西酞普兰联合盐酸舍曲林治疗 PSD 临床疗效与盐酸舍曲林相比，临床总有效率差异无统计学意义（$P>0.05$），临床有效率分别为 89.80% 和 79.59%。——2a 级证据

二十六、西酞普兰 / 艾司西酞普兰联合盐酸阿米替林治疗方案

★推荐意见：

与盐酸阿米替林对比，疗程为 1 周则弱度不建议西酞普兰 / 艾司西酞普兰联合盐酸阿米替林试用于 PSD 的治疗；疗程为 2 周或 3 周则弱度建议西酞普兰 / 艾司西酞普兰联合盐酸阿米替林试用于 PSD 的治疗。

治疗原则：抗抑郁。

药物名称：西普妙、依地普仑、喜妙普、来士普、立普能，阿密替林、依拉维、氨三环庚素。

药物组成：氢溴酸西酞普兰，草酸艾司西酞普兰，盐酸阿米替林。

服用方法：西酞普兰 / 艾司西酞普兰每日 20mg，盐酸阿米替林每日 75mg。

疗程：2~3 周。

西酞普兰 / 艾司西酞普兰联合盐酸阿米替林与盐酸阿米替林

指标：抑郁状态评价指标

- HAMD-17

治疗 1 周后，西酞普兰 / 艾司西酞普兰联合盐酸阿米替林组 HAMD-17 项评分为（22.32 ± 6.78）分，或许优于盐酸阿米替林组（25.17 ± 5.85）分（$P>0.05$）。——2c 级证据

治疗 2 周后，西酞普兰 / 艾司西酞普兰联合盐酸阿米替林组 HAMD-17 项评分为（18.14 ± 6.77）分，或许优于盐酸阿米替林组（22.34 ± 6.37）分（$P<0.05$）。——2c 级证据

治疗 3 周后，西酞普兰 / 艾司西酞普兰联合盐酸阿米替林组 HAMD-17 项评分为（11.23 ± 7.41）分，或许优于盐酸阿米替林组（19.18 ± 7.73）分（$P<0.01$）。——2c 级证据

二十七、西酞普兰 / 艾司西酞普兰联合奥氮平治疗方案

★推荐意见：

（1）与西酞普兰 / 艾司西酞普兰对比，疗程为 6 周则强烈推荐西酞普兰 / 艾司西酞普兰联合奥氮平应用于 PSD 的治疗。

（2）与神经内科常规治疗对比，疗程为 2 周、4 周或 6 周则弱度建议西酞普兰 / 艾司西酞普兰联合奥氮平试用于 PSD 的治疗。

治疗原则：抗抑郁。

药物名称：西普妙、依地普仑、喜妙普、来士普、立普能，欧兰宁、悉敏、再普乐。

药物组成：氢溴酸西酞普兰、草酸艾司西酞普兰，奥氮平。

服用方法：酞普兰 / 艾司西酞普兰每日 20mg，奥氮平每日 2.5mg。

疗程：2~12 周。

（一）西酞普兰 / 艾司西酞普兰联合奥氮平与西酞普兰 / 艾司西酞普兰

指标 1：临床疗效评价指标

治疗 6 周后，西酞普兰 / 艾司西酞普兰联合奥氮平治疗 PSD 临床疗效肯定优于西酞普兰 / 艾司西酞普兰（$Z=2.79$，$P=0.005$）（$I^2=0\%$，RR=3.60，95% CI：1.46~8.59）。——1a 级证据

指标 2：抑郁状态评价指标

· HAMD-17

治疗 4 周后，西酞普兰 / 艾司西酞普兰联合奥氮平组 HAMD-17 项评分肯定优于西酞普兰 / 艾司西酞普兰组（$Z=8.58$，$P<0.000\ 01$）（$I^2=41\%$，MD=-5.15，95% CI：-6.32~-3.97）。——1a 级证据

治疗 6 周后，西酞普兰 / 艾司西酞普兰联合奥氮平组 HAMD-17 项评分肯定优于西酞普兰 / 艾司西酞普兰组（$Z=3.89$，$P=0.000\ 1$）（$I^2=0\%$，MD=-3.20，95% CI：-4.81~-1.59）。——1a 级证据

治疗 4~6 周后，西酞普兰 / 艾司西酞普兰联合奥氮平组 HAMD-17 项评分肯定优于西酞普兰 / 艾司西酞普兰组（$Z=4.99$，$P<0.000\ 01$）（$I^2=0\%$，MD=-3.21，95% CI：-4.47~-1.95）。——1a 级证据

指标 3：神经功能缺损症状评价指标

· NIHSS

治疗 4 周后，西酞普兰 / 艾司西酞普兰联合奥氮平组 NIHSS 评分（4.5 ± 1.0）分，或许优于西酞普兰 / 艾司西酞普兰组（4.9 ± 0.9）分（$P<0.05$）。——2c 级证据

治疗 8 周后，西酞普兰 / 艾司西酞普兰联合奥氮平组 NIHSS 评分（3.9 ± 0.9）分，或许优于西酞普兰 / 艾司西酞普兰组（4.2 ± 0.8）分（$P<0.05$）。——2c 级证据

治疗 12 周后，西酞普兰 / 艾司西酞普兰联合奥氮平组 NIHSS 评分（3.0 ± 0.5）分，或许优于西酞普兰 / 艾司西酞普兰组（3.8 ± 0.6）分（$P<0.05$）。——2c 级证据

（二）西酞普兰 / 艾司西酞普兰联合奥氮平与神经内科常规治疗

指标 1：抑郁状态评价指标

· HAMD-17

治疗 2 周后，西酞普兰 / 艾司西酞普兰联合奥氮平组 HAMD-17 项评分为（15.40 ± 1.42）分，或许优于神经内科常规治疗组（17.66 ± 1.52）分（$P<0.05$）。——2c 级证据

治疗 4 周后，西酞普兰 / 艾司西酞普兰联合奥氮平组 HAMD-17 项评分为（12.36 ± 1.61）分，或许优于神经内科常规治疗组（17.61 ± 1.16）分（$P<0.05$）。——2c 级证据

治疗 6 周后，西酞普兰 / 艾司西酞普兰联合奥氮平组 HAMD-17 项评分为

（10.55 ± 1.02）分，或许优于神经内科常规治疗组（7.63 ± 1.07）分（P<0.05）。——2c 级证据

指标 2：日常生活能力评价指标

- BI

治疗 2 周后，西酞普兰 / 艾司西酞普兰联合奥氮平组 BI 评分为（74.84 ± 15.43）分，或许优于神经内科常规治疗组（63.79 ± 24.84）分（P<0.05）。——2c 级证据

治疗 4 周后，西酞普兰 / 艾司西酞普兰联合奥氮平组 BI 评分为（81.13 ± 11.63）分，或许优于神经内科常规治疗组（73.13 ± 19.43）分（P<0.05）。——2c 级证据

治疗 6 周后，西酞普兰 / 艾司西酞普兰联合奥氮平组 BI 评分为（84.35 ± 8.39）分，或许优于神经内科常规治疗组（78.64 ± 15.02）分（P<0.05）。——2c 级证据

指标 3：神经功能缺损症状评价指标

- SSS

治疗 2 周后，西酞普兰 / 艾司西酞普兰联合奥氮平组 SSS 评分（11.24 ± 3.39）分，或许优于神经内科常规治疗组（14.25 ± 7.47）分（P<0.05）。——2c 级证据

治疗 4 周后，西酞普兰 / 艾司西酞普兰联合奥氮平组 SSS 评分（7.69 ± 2.32）分，或许优于神经内科常规治疗组（9.68 ± 4.16）分（P<0.05）。——2c 级证据

治疗 6 周后，西酞普兰 / 艾司西酞普兰联合奥氮平组 SSS 评分（6.47 ± 1.69）分，或许优于神经内科常规治疗组（8.33 ± 3.78）分（P<0.05）。——2c 级证据

二十八、西酞普兰 / 艾司西酞普兰联合尼莫地平治疗方案

★推荐意见：

与西酞普兰 / 艾司西酞普兰对比，疗程为 6 周则强烈推荐西酞普兰 / 艾司西酞普兰联合尼莫地平应用于 PSD 的治疗。

治疗原则：抗抑郁。

药物名称：西普妙、依地普仑、喜妙普、来士普、立普能，尼膜同。

药物组成：氢溴酸西酞普兰、草酸艾司西酞普兰，尼莫地平。

服用方法：西酞普兰 / 艾司西酞普兰每日 20mg，尼莫地平每次 30mg，每日 3 次。

疗程：6 周。

西酞普兰 / 艾司西酞普兰联合尼莫地平与西酞普兰 / 艾司西酞普兰

指标 1：临床疗效评价指标

治疗 6 周后，西酞普兰 / 艾司西酞普兰联合尼莫地平治疗 PSD 临床疗效肯定优于西酞普兰 / 艾司西酞普兰（Z=3.25，P=0.001）（I^2=0%，RR=3.18，95% CI：1.58~6.40）。——1a 级证据

指标 2：抑郁状态评价指标

- HAMD-17

治疗 4 周后，西酞普兰 / 艾司西酞普兰联合尼莫地平组 HAMD-17 项评分可能优于西

酞普兰/艾司西酞普兰组（Z=2.26，P=0.02）（I^2=71%，MD=-1.62，95% CI：-3.02~-0.22）。——2a 级证据

治疗 6 周后，西酞普兰/艾司西酞普兰联合尼莫地平组 HAMD-17 项评分可能优于西酞普兰/艾司西酞普兰组（Z=2.13，P=0.03）（I^2=91%，MD=-2.42，95% CI：-4.64~-0.19）。——2a 级证据

二十九、西酞普兰/艾司西酞普兰联合奥扎格雷钠治疗方案

★推荐意见：

与奥扎格雷钠对比，疗程为 6 周则强烈推荐西酞普兰/艾司西酞普兰联合奥扎格雷钠应用于 PSD 的治疗。

治疗原则：抗抑郁。

药物名称：西普妙、依地普仑、喜妙普、来士普、立普能，奥泽格瑞。

药物组成：氢溴酸西酞普兰、草酸艾司西酞普兰，奥扎格雷钠。

服用方法：西酞普兰/艾司西酞普兰每日 20mg，奥扎格雷钠每日 60mg。

疗程：6 周。

西酞普兰/艾司西酞普兰联合奥扎格雷钠与奥扎格雷钠

指标 1：临床疗效评价指标

治疗 6 周后，西酞普兰/艾司西酞普兰联合奥扎格雷钠治疗 PSD 临床疗效肯定优于奥扎格雷钠（Z=3.89，P=0.000 1）（I^2=0%，RR=3.53，95% CI：1.87~6.67）。——1a 级证据

指标 2：抑郁状态评价指标

· HAMD-17

治疗 1 周后，西酞普兰/艾司西酞普兰联合奥扎格雷钠组 HAMD-17 项评分为（18.41 ± 1.41）分，可能优于奥扎格雷钠组（22.61 ± 1.68）分（P<0.05）。——2a 级证据

治疗 4 周后，西酞普兰/艾司西酞普兰联合奥扎格雷钠组 HAMD-17 项评分为（10.46 ± 0.73）分，可能优于奥扎格雷钠组（16.94 ± 0.86）分（P<0.05）。——2a 级证据

治疗 6 周后，西酞普兰/艾司西酞普兰联合奥扎格雷钠组 HAMD-17 项评分为（7.36 ± 0.52）分，可能优于奥扎格雷钠组（9.42 ± 0.65）分（P<0.05）。——2a 级证据

三十、西酞普兰/艾司西酞普兰联合枸橼酸坦度螺酮治疗方案

★推荐意见：

与西酞普兰/艾司西酞普兰对比，疗程为 8 周则强烈推荐西酞普兰/艾司西酞普兰联合枸橼酸坦度螺酮应用于 PSD 的治疗。

治疗原则：抗抑郁。

药物名称：西普妙、依地普仑、喜妙普、来士普、立普能，希德。

药物组成：氢溴酸西酞普兰、草酸艾司西酞普兰，枸橼酸坦度螺酮。

服用方法:西酞普兰 / 艾司西酞普兰每日 20mg,枸橼酸坦度螺酮每日 10mg。

疗程:8 周。

西酞普兰 / 艾司西酞普兰联合枸橼酸坦度螺酮与西酞普兰 / 艾司西酞普兰

指标 1:临床疗效评价指标

治疗 8 周后,西酞普兰 / 艾司西酞普兰联合枸橼酸坦度螺酮治疗 PSD 临床疗效肯定优于西酞普兰 / 艾司西酞普兰(Z=3.38, P=0.000 7)(I^2=0%, RR=5.76, 95% CI: 2.09~15.90)。——1a 级证据

指标 2:抑郁状态评价指标

- HAMD-17

治疗 4 周后,西酞普兰 / 艾司西酞普兰联合枸橼酸坦度螺酮组 HAMD-17 项评分可能优于西酞普兰 / 艾司西酞普兰组(Z=2.22, P=0.03)(I^2=78%, MD=-3.26, 95% CI: -6.14~-0.39)。——2a 级证据

治疗 8 周后,西酞普兰 / 艾司西酞普兰联合枸橼酸坦度螺酮组 HAMD-17 项评分肯定优于西酞普兰 / 艾司西酞普兰组(Z=13.66, P<0.000 01)(I^2=0%, MD=-5.91, 95% CI: -6.76~-5.06)。——1a 级证据

下篇　其他疗法

本篇选取物理疗法、心理疗法、音乐疗法为主要治疗方法，从临床疗效及症状评分角度评价上述疗法的临床优势，并制订合理的推荐治疗方案，供临床参考选用。

物理疗法是指应用自然和人工的物理能量防治疾病的方法。物理疗法包括电、光、水、磁、声、热、按摩、针灸、冷冻等多种形式，随着现代物理学的发展，更多的物理疗法被纳入理疗学的范畴，本篇所讨论的范围不包括针刺疗法。物理疗法对神经系统具有抑制或者兴奋作用，抑制作用可用于镇静、止痛和缓解痉挛，抑制大脑皮层中的病理兴奋灶；而兴奋作用可用于治疗神经麻痹、知觉障碍、肌无力、肌肉萎缩等疾病。

心理疗法又叫精神疗法，与药物及物理治疗不同，心理疗法是医生在与患者交往接触过程中，通过语言来影响患者的心理活动的一种治疗方法，主要包括精神分析、认知行为疗法及情志相胜疗法等。给予 PSD 患者恰当的心理疏导，可帮助其度过心理危险期，排解内心抑郁情绪，调整对疾病的态度，转变对生活的负面认知，激发其对美好生活的向往，在身心良好的状态下进行康复治疗。

音乐治疗是一个系统的干预过程，通过其特有的生理、心理效应，消除患者的心理障碍，有利于康复，被国内外学者广泛地运用于 PSD 的康复治疗和护理。中医的音乐治疗，即以五音调式为基础，结合患者的体质，根据五脏的生理节律和特性辨证施乐。这是音乐治疗与传统中医理论的结合，具有中国地域和文化特色。因此，系统地、有计划地使用音乐治疗手段，对于 PSD 患者的康复具有很好的治疗效果。

研究发现，其他干预措施对抑郁症状也有很多积极影响。如康复训练、非侵入性刺激治疗、侵入性刺激治疗、高压氧治疗、运动疗法、推拿疗法等，也可以将多种治疗方法联合使用。

第五章 物理疗法

第一节 康复训练联合基础治疗方案

★推荐意见：

与基础治疗对比，疗程为 4~6 周则强烈推荐康复训练联合基础治疗试用于 PSD 的治疗。

治疗原则：缓解抑郁情绪。

治疗方法：①病床上进行良肢位摆放；②进行主、被动运动以及肌肉力量训练，顺序为被动运动－助力运动－主动运动；③体位训练，含静态坐位、静态立位以及动态平衡与坐位、立位转换训练；④作业疗法，进行简单的手部运动，如甩臂、圆环旋转手臂等；⑤日常活动训练，进行患者力所能及的日常活动。康复训练通常由康复医师评估后安排康复训练，康复训练在病情稳定后（一般为 72 小时后）开始，在康复室由治疗师辅助训练，每日 1 次，每次 20~45 分钟，其余时间患者自行在康复室训练，治疗师进行指导。

疗程：4~6 周。

康复治疗联合基础治疗与基础治疗

指标：抑郁状态评价指标

- HAMD-17

治疗 4 周后，康复治疗联合基础治疗组 HAMD-17 项评分改善情况很可能优于基础治疗组（$Z=6.93$，$P<0.001$）（$I^2=83\%$，$MD=-5.17$，95% CI：$-5.47\sim-2.50$）。——1b 级证据

治疗 6 周后，康复治疗联合基础治疗组 HAMD-17 项评分改善情况很可能优于基础治疗组（$Z=5.24$，$P<0.001$）（$I^2=85\%$，$MD=-3.99$，95% CI：$-5.47\sim-2.50$）。——1b 级证据

第二节 康复训练联合心理治疗和基础治疗方案

★推荐意见：

与基础治疗对比，疗程为 4 周则强烈推荐康复训练联合心理治疗和基础治疗应用于 PSD 的治疗。

治疗原则：缓解抑郁情绪。

治疗方法：

心理治疗：由专门的心理治疗师与患者沟通，每日 2 次，了解患者的内心想法；共同做好心理疏导，帮助患者树立战胜疾病、克服困难的自信心，使其积极配合治疗。采用认知疗法、

支持疗法等进行心理疏导、积极心理暗示,促进患者保持良好心态。

康复训练:①病床上进行良肢位摆放;②进行主、被动运动以及肌肉力量训练,顺序为被动运动-助力运动-主动运动;③体位训练,含静态坐位、静态立位以及动态平衡与坐位、立位转换训练;④作业疗法,进行简单的手部运动,如甩臂、圆环旋转手臂等;⑤日常活动训练,进行患者力所能及的日常活动。

疗程:4 周。

康复训练联合心理治疗和基础治疗与基础治疗

指标:抑郁状态评价指标

- HAMD-17

治疗 4 周后,康复训练联合心理治疗和基础治疗组 HAMD-17 项评分改善情况很可能优于基础治疗组(Z=5.42,P<0.001)(I^2=92%,MD=-5.54,95% CI:-7.54~-3.53)。——1b 级证据

第三节 rTMS 联合基础治疗方案

★推荐意见:

与基础治疗对比,疗程为 4 周则强烈推荐 rTMS 联合基础治疗应用于 PSD 的治疗。

治疗原则:缓解抑郁情绪。

治疗方法:低频重复磁刺激,患者取仰卧位或半卧位,磁刺激线圈位置选取相对一致,对准左侧前额叶背外侧,距离头皮切面 0.5 厘米,采用 70%~90% 运动阈值强度,低频率磁刺激为 3Hz 以下,最低可至 0.2Hz,每序列 30~50 脉冲,序列间隔 5 秒,每次 30 分钟,每日 1 次。

疗程:4 周。

rTMS 联合基础治疗与基础治疗

指标:抑郁状态评价指标

- HAMD-17

治疗 4 周后, rTMS 联合基础治疗组 HAMD-17 项评分改善情况很可能优于基础治疗组(Z=3.81,P=0.000 01)(I^2=96%,MD=-8.26,95% CI:-12.51~-4.01)。——1b 级证据

第四节 rTMS 联合抗抑郁药物治疗方案

★推荐意见:

与抗抑郁药物对比,疗程为 4 周则强烈推荐 rTMS 联合抗抑郁药物应用于 PSD 的治疗。

治疗原则:抗抑郁。

治疗方法：

rTMS 治疗方案：低频重复磁刺激，患者取仰卧位或半卧位，磁刺激线圈位置选取相对一致，对准左侧前额叶背外侧，距离头皮切面 0.5 厘米，采用 70%~90% 运动阈值强度，低频率磁刺激为 3Hz 以下，最低可至 0.2Hz，每序列 30~50 脉冲，序列间隔 5 秒，每次 30 分钟，每日 1 次。

抗抑郁药物治疗方案：抗抑郁药物的选择为临床常用药物的常用剂量，包括盐酸舍曲林、盐酸帕罗西汀、西酞普兰。

疗程：4 周。

rTMS 联合抗抑郁药物与抗抑郁药物

指标：抑郁状态评价指标

- HAMD-17

治疗 4 周后，抗抑郁药物联合 rTMS 组 HAMD-17 项评分改善情况很可能优于抗抑郁药物组（Z=2.35，P<0.000 01）（I^2=90%，MD=-4.48，95% CI：-8.21~-0.75）。——1b 级证据

第五节　经颅微电流刺激（CES）联合抗抑郁药物治疗方案

★推荐意见：

与抗抑郁药物对比，疗程为 4 周则强烈推荐经颅微电流刺激（CES）联合抗抑郁药物应用于 PSD 的治疗。

治疗原则：抗抑郁。

治疗方法：

经颅微电流刺激（CES）治疗方案：常用治疗仪为美国 EPI 公司生产的安思定微电流刺激仪，治疗时用耳夹电极夹住患者耳垂，患者平卧，刺激频率为 0.5Hz，电流强度为 10~500μA，治疗过程中注意保持电流稳定，防止电流过高，每次持续治疗 60 分钟，每日 1 次。

抗抑郁药物治疗方案：抗抑郁药物的选择为临床常用药物的常用剂量，包括盐酸舍曲林、盐酸帕罗西汀、西酞普兰。

疗程：4 周。

经颅微电流刺激联合抗抑郁药物与抗抑郁药物

指标：抑郁状态评价指标

- HAMD-17

治疗 4 周后，CES 联合抗抑郁药物组 HAMD-17 项评分改善情况很可能优于抗抑郁药物组（Z=4.19，P<0.000 01）（I^2=64%，MD=-3.86，95% CI：-5.66~-2.05）。——1b 级证据

第六节　小脑顶核电刺激联合抗抑郁药物治疗方案

★推荐意见：

与抗抑郁药物对比，疗程为 4 周则强烈推荐小脑顶核电刺激联合抗抑郁药物应用于 PSD 的治疗。

治疗原则：抗抑郁。

治疗方法：

小脑顶核电刺激：采用治疗仪治疗，设备为上海仁和医疗设备公司生产的 CVFT-010M 脑电仿生电刺激仪或 YS-3002C 型电刺激治疗仪，电极放置于两侧乳突区，输出电流有效值 lmA，频率 130%~200%，强度 70%~100%，治疗时患者取卧位或坐位，每次 30 分钟，每日 1 次。

抗抑郁药物治疗方案：抗抑郁药物的选择为临床常用药物的常用剂量，包括盐酸舍曲林、盐酸帕罗西汀、西酞普兰。

疗程：4 周。

小脑顶核电刺激联合抗抑郁药物与抗抑郁药物

指标：抑郁状态评价指标

- HAMD-17

治疗 4 周后，小脑顶核电刺激联合抗抑郁药物组 HAMD-17 项评分改善情况肯定优于抗抑郁药物组（$Z=10.86$，$P<0.000\ 01$）（$I^2=0\%$，$MD=-6.59$，95% CI：$-7.78\sim-5.40$）。——1a 级证据

第七节　高压氧治疗联合基础治疗方案

★推荐意见：

与基础治疗对比，疗程 4~12 周则强烈推荐高压氧治疗联合基础治疗应用于 PSD 的治疗。

治疗原则：缓解抑郁情绪。

治疗方法：采用医用高压氧舱，舱内温度控制在 20~26℃，压力为 0.2MPa。加压时间控制在 20~30 分钟，减压时间 20~30 分钟，进行 2 组 30 分钟吸氧，期间休息 5~10 分钟，舱内氧浓度控制在 23%~25%，每次高压氧治疗共持续 125 分钟，每日 1 次。

疗程：4~12 周。

高压氧治疗联合基础治疗与基础治疗

指标：抑郁状态评价指标

- HAMD-17

治疗 4 周后，高压氧治疗联合基础治疗组 HAMD-17 项评分改善情况很可能优于基础

治疗组（Z=3.40，P=0.000 7）（I^2=81%，MD=-6.60，95% CI：-10.40~-2.79）。——1b 级证据

治疗 12 周后，高压氧治疗联合基础治疗组 HAMD-17 项评分改善情况很可能优于基础治疗组（Z=6.39，P<0.000 1）（I^2=86%，MD=-8.93，95% CI：-11.67~-6.19）。——1b 级证据

第八节 光量子氧透射疗法联合抗抑郁药物治疗方案

★推荐意见：

与抗抑郁药物对比，较强推荐光量子氧透射疗法联合抗抑郁药物应用于 PSD 的治疗。

治疗原则：抗抑郁。

治疗方法：每日口服氯丙咪嗪 50~100mg，并给予每日 1 次的光量子氧透射治疗。

疗程：2 周。

光量子氧透射疗法联合抗抑郁药物与抗抑郁药物

指标：抑郁状态评价指标

· HAMD-17

治疗 2 周后，光量子氧透射疗法联合抗抑郁药物组 HAMD-17 项评分为（6.89 ± 2.14）分，或许优于抗抑郁药物组（15.71 ± 2.75）分（$P<0.05$）——2b 级证据

第九节 氦氖激光血管内照射疗法联合抗抑郁药物治疗方案

★推荐意见：

与抗抑郁药物对比，疗程为 4 周则较强推荐氦氖激光血管内照射疗法联合抗抑郁药物应用于 PSD 的治疗。

治疗原则：抗抑郁。

治疗方法：

抗抑郁药物治疗方案：每日服用盐酸阿米替林 50~70mg；舒血宁（银杏叶提取物）9.6mg，每日 3 次；尼莫地平 30mg，每日 3 次。

氦氖激光血管内照射疗法：仪器选用 DD-3 型 He-Ne 治疗仪，照射部位为肘部表浅大静脉，照射功率为 1.5mW，每次治疗 60 分钟，每日 1 次，每周 3 次。

疗程：4 周。

氦氖激光血管内照射疗法联合抗抑郁药物与抗抑郁药物

指标：抑郁状态评价指标

· HAMD-17

治疗 4 周后，氦氖激光血管内照射疗法联合抗抑郁药物组 HAMD-17 项评分为（6.82 ± 3.23）分，或许优于抗抑郁药物组（12.12 ± 4.92）分（$P<0.05$）。——2b 级证据

第十节　太极拳联合康复训练治疗方案

★推荐意见:

与康复训练对比,疗程为 3 个月则强烈推荐太极拳联合康复训练应用于 PSD 的治疗。

治疗原则:缓解抑郁情绪。

治疗方法:杨氏简化二十四式太极拳、常规康复训练。

疗程:3 个月。

太极拳联合康复训练与康复训练

指标:抑郁状态评价指标

· HAMD-17

治疗 3 个月后,太极拳联合康复训练组 HAMD-17 项评分改善情况肯定优于康复训练组(Z=6.43, P<0.000 01)(I^2=38%, MD=-5.63, 95% CI: -7.34~-3.91)。——1a 级证据

第十一节　水上运动治疗方案

★推荐意见:

与康复训练对比,疗程为 12 周则较强推荐水上运动应用于 PSD 的治疗。

治疗原则:缓解抑郁情绪。

治疗方法:水上运动可在如下泳池开展,泳池面积 25 m × 12.5 m,水温常温,平均水深 1.5 米,室内温度约 27℃。在进行试验项目训练时,还可配合使用哑铃、浮筒等设备。活动包括 5~10 分钟的旱地热身活动; 5~10 分钟胸部等高泳池行走; 5~10 分钟的泳池内不同高度爬升下降行走; 5~10 分钟上肢、下肢的器材锻炼;呼吸练习,水下吹泡泡; 10 分钟游泳; 5 分钟低强度放松运动。每周进行 2 次水上运动治疗,每次 45~60 分钟。

疗程:12 周。

水上运动与康复训练

指标:抑郁状态评价指标

· Beck

治疗 12 周后,水上运动组 Beck 评分为(5.75 ± 1.47)分,或许优于康复训练组(8.47 ± 2.68)分(P<0.05)。——2b 级证据

第十二节　"开天门"推拿疗法联合抗抑郁药物治疗方案

★推荐意见:

与抗抑郁药物治疗对比,疗程为 8 周则较强建议"开天门"推拿治疗联合抗抑郁药物试

用于 PSD 的治疗。

治疗原则:抗抑郁。

治疗方法:

推拿操作手法:患者仰卧,全身放松,头部摆正,闭目养神。推上星,由印堂向上推至上星 36 次;推头维,由印堂向斜上至头维 36 次;抹眉,从攒竹至丝竹空 36 次;梳理太阳经,双手手指交替梳推头额 20 次;叩印堂,中指端弯叩 36 次;叩百会,中指端弯叩 36 次;揉太阳穴,顺、逆时针各 10 次;轻拍头部,双手合掌,从前额拍至左右太阳穴,再到额顶百会穴处,共 3 分钟;收功,按双侧风池及肩井穴各 5~8 次。推拿师应先慢后快,先轻后重,力量逐渐加大,要有节律平稳地进行,每日 2 次。

抗抑郁药物治疗:口服盐酸帕罗西汀,每日 20mg。

疗程:8 周。

"开天门"推拿疗法联合抗抑郁药物与抗抑郁药物

指标:临床疗效评价指标

治疗 8 周后,"开天门"推拿疗法联合抗抑郁药物治疗 PSD 临床总有效率为 70%,或许优于抗抑郁药物治疗的 63.3%($P<0.05$)。——2b 级证据

第十三节　穴位按摩联合情志护理治疗方案

★推荐意见:

与基础治疗对比,疗程为 4 周则强烈推荐穴位按摩联合情志护理应用于 PSD 的治疗。

治疗原则:缓解抑郁情绪。

治疗方法:患者仰卧于硬板床上,上肢取穴合谷、外关、曲池、肩井,下肢取穴足三里、风市、环跳、昆仑、阳陵泉、太冲,背部取穴肝俞、胆俞,按摩的同时配合肘关节、腕关节、肩关节的关节屈曲和正反转动。根据患者的耐受度选择合适的按摩力度,避免在饥饿、紧张、饱食、情绪极度异常的情况下进行按摩。每日 2 次,每个穴位按摩 3 分钟。

疗程:4 周。

穴位按摩联合情志护理与基础治疗

指标:抑郁状态评价指标

- HAMD-17

治疗 4 周后,穴位按摩联合情志护理治疗组 HAMD-17 项评分改善情况可能优于基础治疗组($Z=12.22, P<0.001$)($I^2=78\%$, MD=-9.51, 95% CI:-11.04~-7.99)。——1b 级证据

第六章　心理疗法

第一节　心理治疗联合基础治疗方案

★推荐意见：

与基础治疗对比，疗程为 3 周 ~6 个月则强烈推荐心理治疗联合基础治疗应用于 PSD 的治疗。

治疗原则：缓解抑郁情绪。

治疗方法：由专业的心理治疗师与患者沟通，每日 2 次，了解患者的内心想法；共同做好心理疏导，帮助患者树立战胜疾病、克服困难的自信心，积极配合治疗。采用认知疗法、支持疗法等进行心理疏导和积极心理暗示，使患者保持良好心态。

疗程：3 周 ~6 个月。

心理治疗联合基础治疗与基础治疗

指标：抑郁状态评价指标

· HAMD-17

治疗 2 周后，心理治疗联合基础治疗组 HAMD-17 项评分与基础治疗组差异无统计学意义（Z=0.16，P=0.87）（I^2=93%，MD=1.09，95% CI：-12.30~14.49）。——1b 级证据

治疗 3 周后，心理治疗联合基础治疗组 HAMD-17 项评分很可能优于基础治疗组（Z=2.67，P=0.008）（I^2=96%，MD=-5.14，95% CI：-8.93~-1.36）。——1b 级证据

治疗 4 周后，心理治疗联合基础治疗组 HAMD-17 项评分很可能优于基础治疗组（Z=3.84，P=0.001）（I^2=98%，MD=-3.05，95% CI：-4.61~-1.49）。——1b 级证据

治疗 6 周后，心理治疗联合基础治疗组 HAMD-17 项评分很可能优于基础治疗组（Z=7.29，P<0.001）（I^2=78%，MD=-4.28，95% CI：-5.43~-3.13）。——1b 级证据

治疗 8 周后，心理治疗联合基础治疗组 HAMD-17 项评分很可能优于基础治疗组（Z=5.09，P<0.001）（I^2=97%，MD=-6.07，95% CI：-8.41~-3.73）。——1b 级证据

治疗 12 周后，心理治疗联合基础治疗组 HAMD-17 项评分很可能优于基础治疗组（Z=3.38，P=0.000 7）（I^2=97%，MD=-8.46，95% CI：-13.36~-3.56）。——1b 级证据

治疗 6 个月后，心理治疗联合基础治疗组 HAMD-17 项评分肯定优于基础治疗组（Z=11.64，P<0.001）（I^2=0%，MD=-6.58，95% CI：-7.69~-5.47）。——1a 级证据

· SDS

治疗 4 周后，心理治疗联合基础治疗组 SDS 评分肯定优于基础治疗组（Z=18.13，

$P<0.001$)($I^2=0\%$, MD=−9.71, 95% CI: −10.76~−8.66)。——1a级证据

治疗6周后，心理治疗联合基础治疗组SDS评分与基础治疗组差异无统计学意义($Z=1.96$, $P=0.05$)($I^2=99\%$, MD=−14.55, 95% CI: −29.13~0.04)。——1b级证据

第七章　音乐疗法

第一节　音乐疗法联合基础治疗方案

★推荐意见:

与基础治疗对比,疗程为 4 周则强烈不推荐音乐疗法联合基础治疗应用于 PSD 的治疗。

治疗原则:缓解抑郁情绪。

治疗方法:病房配备专用音乐设施,包括分配至每位患者的音乐播放设备、耳机等,并确保患者对治疗的舒适度及接受度。

实施前准备:与患者及其家属做好充分沟通,取得其信任和配合。了解患者对音乐的态度及音乐喜好类型,并协助患者及家属了解音乐疗法的益处。在音乐治疗师和专业护理人员的指导下,制订缓解抑郁的音乐治疗方案,同时也可结合患者意愿及喜好,制订音乐疗法处方。

实施方法:嘱患者在实施治疗前排空大小便,取舒适体位,体态放松,控制灯光、声音或其他外界干扰因素。音乐开始时嘱患者闭目、少动,音量控制在 50~60dB,结束治疗后休息 3~5 分钟。每日进行 2 次,每次 30 分钟,每周 7 次。

疗程:4 周。

音乐疗法联合基础治疗与基础治疗

指标:抑郁状态评价指标

· HAMD-17

治疗 4 周后,音乐疗法联合基础治疗组 HAMD-17 项评分与基础治疗组差异无统计学意义($Z=1.82$, $P=0.07$)($I^2=80\%$, MD=-2.86, 95% CI: -5.93~0.21)。——1b 级证据

第二节　五行音乐联合基础治疗方案

★推荐意见:

与基础治疗对比,疗程为 4 周则强烈推荐五行音乐联合基础治疗应用于 PSD 的治疗。

作用原则:缓解抑郁情绪。

治疗方法:采用中医五行音乐干预,进行辨证施乐。即根据中医基础理论及五音理论,分别确定每位受试者的证型并通过音乐调式来进行干预。如肝气郁结证,选用角调,调畅平和,助人入眠,有促进体内气机宣发和舒展的作用;肝郁脾虚证,选用宫调,悠扬协和,能促进

全身气机稳定，调节脾胃功能；气郁化火，选用羽调，风格清纯，天垂晶幕而入肾，缓和火气；心神失养，选用徵调，热烈欢快，可通调血脉，养心安神。每次15~30分钟，每日1~2次。

疗程：4周。

基础治疗联合五行音乐与基础治疗

指标：抑郁状态评价指标

- HAMD-17

治疗4周后，五行音乐联合基础治疗组HAMD-17项评分改善情况肯定优于基础治疗组（$Z=4.03$，$P<0.001$）（$I^2=0\%$，$MD=-3.51$，95% CI：$-5.22\sim-1.80$）。——1a级证据

第三节 五行音乐联合抗抑郁药治疗方案

★推荐意见：

与抗抑郁药对比，疗程为4周则强烈推荐五行音乐联合抗抑郁药应用于PSD的治疗。

治疗原则：抗抑郁。

治疗方法：

中医五行音乐疗法：即根据中医基础理论及五音理论，分别确定每位受试者的证型并通过音乐调式来进行干预。如肝气郁结证，选用角调，调畅平和，助人入眠，有促进体内气机宣发和舒展的作用；肝郁脾虚证，选用宫调，悠扬协和，能促进全身气机稳定，调节脾胃功能；气郁化火，选用羽调，风格清纯，天垂晶幕而入肾，缓和火气；心神失养，选用徵调，热烈欢快，可通调血脉，养心安神。每次15~30分钟，每日1~2次。

抗抑郁药物治疗方案：抗抑郁药物的选择为临床常用药物的常用剂量，包括盐酸舍曲林、盐酸帕罗西汀、西酞普兰。

疗程：4周。

五行音乐联合抗抑郁药物与抗抑郁药物

指标：抑郁状态评价指标

- HAMD-17

治疗4周后，五行音乐联合抗抑郁药组HAMD-17项评分很可能优于抗抑郁药组（$Z=2.37$，$P=0.02$）（$I^2=86\%$，$MD=-4.75$，95% CI：$-8.67\sim-0.83$）。——1b级证据

参考文献

[1] 李幼平. 循证医学 [M]. 北京:高等教育出版社,2003.

[2] 杨克虎. 循证医学 [M]. 北京:人民卫生出版社,2007.

[3] 刘建平. 循证中医药临床研究方法 [M]. 北京:人民卫生出版社,2009.

[4] 董碧养. 循证临床实践 [M]. 北京:人民卫生出版社,2008.

[5] 杜元灏. 循证针灸治疗学 [M]. 北京:人民卫生出版社,2014.